李元聪

医案精华

李元聪 张爱娟 主编

全国百佳图书出版单位
中国中医药出版社
·北 京·

图书在版编目（CIP）数据

李元聪医案精华 / 李元聪，张爱娟主编．—北京：
中国中医药出版社，2023.12
ISBN 978－7－5132－8404－2

Ⅰ.①李…　Ⅱ.①李…　②张…　Ⅲ.①口腔科学－中
医临床－经验－中国－现代　Ⅳ.①R276.8

中国国家版本馆 CIP 数据核字（2023）第 177403 号

中国中医药出版社出版
北京经济技术开发区科创十三街 31 号院二区 8 号楼
邮政编码　100176
传真　010－64405721
廊坊市佳艺印务有限公司印刷
各地新华书店经销

开本 710×1000　1/16　印张 16.25　字数 248 千字
2023 年 12 月第 1 版　2023 年 12 月第 1 次印刷
书号　ISBN 978－7－5132－8404－2

定价　65.00 元
网址　www.cptcm.com

服务热线　010－64405510
购书热线　010－89535836
维权打假　010－64405753

微信服务号　zgzyycbs
微商城网址　https://kdt.im/LIdUGr
官方微博　http://e.weibo.com/cptcm
天猫旗舰店网址　https://zgzyycbs.tmall.com

《李元聪医案精华》编委会

主　编

李元聪　张爱娟

副主编

王万春　吴迎涛

编　委

（按姓氏首字母排序）

陈世娟　李武平　伍春华　于习习　张瑞清

主 编 简 介

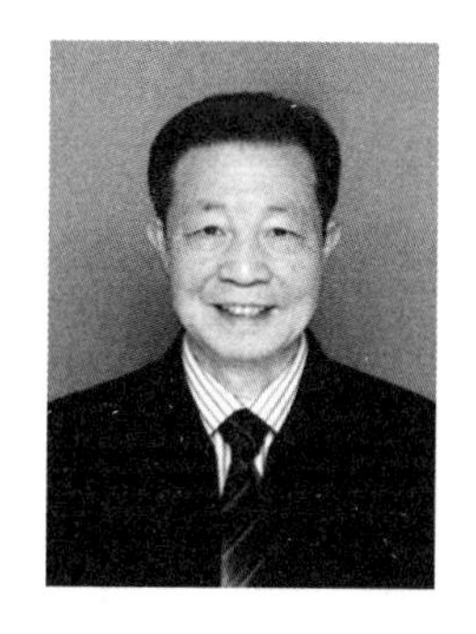

李元聪，湖南中医药大学教授，主任医师，硕士研究生导师，湖南省名中医，湖南省名老中医药专家传承工作室专家，湖南中医药大学口腔医学专业创始人，湖南中医药大学第一附属医院中医口腔科第一任科主任，湖南中医药大学第一附属医院口腔科学术带头人。中华口腔医学会中西医结合专业委员会原副主任，湖南省口腔医学会原名誉会长。国家自然科学基金评审专家，国家药品监督管理局药品评审中心专家，湖南省科技厅科技奖评审专家，湖南中医药科技奖评审专家。

主持国家级科研课题 1 项，省级科研课题 4 项。发表论文 50 余篇。主编著作 6 部，为全国中医药行业高等教育“十一五”“十二五”规划教材《中西医结合口腔科学》主编。2021 年主编《李元聪口腔疾病中医诊疗心得》。

李元聪教授从事口腔医学临床、教学和科研工作 40 余年，潜心研究口腔疾病的中医药防治，尤其对口腔黏膜病，如复发性口腔溃疡、口腔单纯性疱疹、灼口综合征、口腔黏膜下纤维化、慢性盘状红斑狼疮、口腔白斑、白塞病及口腔癌术后等疾病的中医药防治有深入的研究，临床经验丰富。

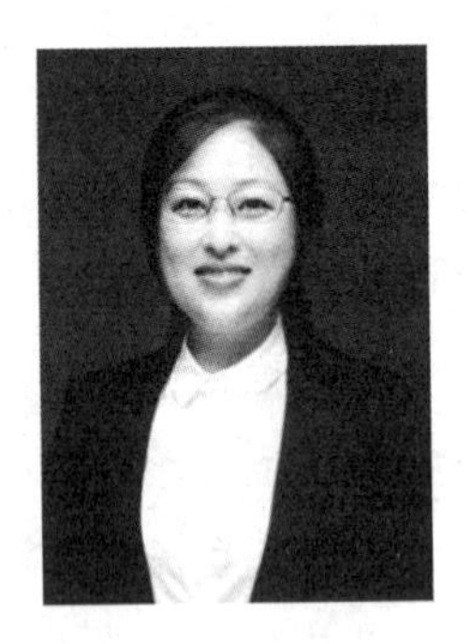

张爱娟，毕业于广州中医药大学，中医学博士，主治医师。青岛市口腔医院中西医结合口腔黏膜科主任；国医馆负责人。

中华中医药学会脾胃病分会第三届委员会青年委员；山东中西医结合学会消化心身专业委员会青年委员；山东省医学伦理学学会半岛区域医学伦理学分会第一届常务理事；山东省疼痛医学会转化医学专业委员会委员；青岛市中医药学会第九届理事会理事；青岛市预防医学会第四届理事会理事；青岛市口腔医学会第五届口腔黏膜专业委员会常务委员；青岛市中医药学会第一届中医药文化专业委员会副主任委员。

曾参与国家自然科学基金课题 1 项，主持市级科研课题 2 项。参与全国名老中医药专家传承工作室建设项目 1 项。师从湖南中医药大学口腔医学专业创始人、口腔科学术带头人、湖南省名中医李元聪教授，系统学习中医药在口腔医学领域的临床应用及预防。青岛市引进类知名中医药专家邝卫红工作室负责人。获得山东省中医药科技进步奖三等奖 1 项（第三位）。在核心期刊发表专业论文 14 篇。作为副主编之一出版《口腔病本草图解》。

张爱娟从事中西医结合口腔临床和科研工作 10 余年，认真研究口腔黏膜疾病的中医药防治，擅长运用疏肝、健脾等方法治疗各种口腔黏膜疾病，尤其是灼口综合征、复发性口腔溃疡、口腔扁平苔藓、唇炎、地图舌、裂纹舌、慢性牙周炎、牙龈炎等。

前言

为了推介李元聪教授中医口腔科临床经验，为更多的口腔科临床医师、中医五官科医师、中医皮肤科医师、中医内科医师、中医外科医师、科研工作者及在校师生等提供可读性、实用性、规范性的范本，在李元聪教授的指导下，我们整理编写了《李元聪医案精华》一书。

本书分为两部分，并附方剂汇编。第一部分包括李元聪教授仁心仁爱、耕耘临床的点滴。第二部分为李元聪教授医案，主要选取1981年3月~2021年12月的医案，并附李元聪教授的临证心得体会。

本书的医案以临床病种分述，每个医案分“案、法、治、方、心得体会”几部分，共涉及病种54种，典型医案192例，方剂100首（其中李元聪教授经验方剂14首），基本覆盖了中医口腔科的常见病、多发病和中医药治疗独具特色与优势的部分疑难病症，展示了著名中西医结合口腔科专家李元聪教授的中医临证思辨特点和用药经验。

为保证资料的可靠性、可信性，所选医案基本保持原貌，心得体会遵循李元聪教授的学术思想及其40余年的临床感悟，有画龙点睛之效。

张爱娟

2023年6月

目 录

CONTENTS

名医介绍

医案精选

名医介绍

一、仁心仁爱　耕耘临床

李元聪教授是湖南中医药大学第一附属医院中医口腔科第一任科主任，知名中西医结合口腔医学专家，在口腔疾病防治尤其是口腔疑难病症方面，积累了丰富的经验，临床疗效显著，提出了独特的中医辨证施治理念，在口腔学术界享有盛誉。1975 年，他从湖南中医学院（现湖南中医药大学）中医专业毕业，进入湖南中医药大学第一附属医院工作。20 世纪 70 年代，他曾前往第四军医大学进修，系统学习口腔内科、颌面外科和修复学专业知识，丰富了口腔学专业理论知识与临床实践，为日后的事业发展奠定了基础。

在临床工作中，李元聪教授不拘一格，“认为无论中医西医，只要理论正确、治疗有效，能为患者解除疾苦，皆可以信任，要坚持走中西医结合道路”。如口腔溃疡类疾病多达数十种，中医药在这一领域拥有极大的应用空间和广泛前景。他在长期的临床实践中，采用中医药治疗这类疾病有着独特的经验和成效，深受患者信赖，来门诊就医的除了本省患者外，还有来自台湾地区、广东、四川、浙江、河北、陕西、重庆等地的患者。如一位刘姓患者，女，65 岁，口腔反复起疱溃烂数月，在外院诊断为口腔溃疡，经多方医治未见好转，后经人介绍来找李元聪教授求治，诊断为天疱疮，中药治疗一段时间后，经多年随访病情稳定，患者非常满意。像这类口腔黏膜病的临床治疗，全国各地大型口腔医院多建议来湖南中医药大学第一附属医院寻求中医药治疗。这类疾病经过中医药治疗后，能克服激素带来的困扰和依赖，获得较好的效果。

在疾病的诊断方面，李元聪教授严谨认真，身体力行，对每一例患者都做到系统的口腔检查。如一位杨姓患者，女，68岁，2014年年底就诊，因舌痛曾多次在国内多家三甲医院诊疗，均诊断为灼口综合征，治疗后不见好转，最后建议来找李元聪教授寻求中医治疗。经再次系统的体格检查，认定并非灼口综合征，而是口底包块作祟，进一步检查后证实为口底恶性肿瘤，经住院手术切除，配合中药治疗，解除了患者疾患，减轻了患者痛苦，家属感谢不已。

在中医药防治口腔肿瘤、肿瘤术后方面，李元聪教授也积累了丰富的经验，临床上取得了满意的疗效。如患者龚某，男，59岁，2011年10月因舌部疼痛、溃烂就诊，在外院诊断为舌癌晚期，由于本人不愿接受手术、化疗，故来找李元聪教授寻求中医药治疗。随后进行了两年多的中医药治疗，终因病情进展，患者于2013年9月去世。又如患者彭某，男，69岁，2021年6月底，因口底肿物伴糜烂疼痛就诊，在外院病理检查诊断为中分化鳞癌，由于本人不愿接受手术治疗，故找李元聪教授寻求中医药治疗。随后进行了一年多的中医药治疗，治疗后口底肿物未见增大，糜烂疼痛缓解，患者一般情况可。可见，中医药是治疗恶性肿瘤的一种有效方法，不仅能延长患者的临床生存期，还可以提高患者的生活质量。而口腔癌术后，中药参与治疗，能有效改善临床症状，收到比较满意的效果。

李元聪教授医术精湛。作为口腔黏膜疾病方面的专家，他能严谨至精，勤勤恳恳，认真对待每一位求治者，对每名前来就诊的患者都认真诊查，坚持对每位患者都以事必躬亲的态度做好口腔专科检查，尽可能做到不遗漏、不草率。例如患者贺某，在国内知名医院诊查后诊断为口腔颌骨恶性肿瘤，精神压力特别大。2015年9月经人介绍找到李元聪教授，通过详细的专业检查后，他告知患者，该口腔病灶为口腔颌骨良性肿瘤的可能性大，后经手术切除并活检，明确为良性肿瘤，后得以治愈。患者痊愈后多次来医院致谢："去知名医院看病，做了那么多检查，从来就没有哪个口腔科医生如此认真细致地给我做口腔检查。"她将李元聪教授视为救命恩人。

除了精湛的医术外，李元聪教授的医德高尚。他对待患者的疾患和病痛感同身受，急患者所急，尽可能去帮助他们。2014年8月，一位来自郴州的舌癌术后患者，在门诊取药时钱包被偷走，她哭泣着返回诊室求助。李元聪教授二话不说，当即借给患者1000元，帮助她拿到药，还资助其返家的车票。该患者顺利返家后寄来感谢信和借款。近年来，有些患者和家属，为表达感激之情，经常发来微信红包，他都一一拒收。2015年年初，外地患者钟某患口腔黏膜下纤维化和口腔白斑病变，经诊治后效果明显，但无奈路途遥远，求医不便，平时只能通过电话联系，靠邮寄中药帮助其维持治疗。该患者在年底复诊时，除了将李元聪教授多次垫付的药费返还，还握着李元聪教授的手激动地说："您不但医术上乘，而且医德高尚，仁心仁爱，是患者的福气。"从医数十年，像这样的例子不在少数。

李元聪教授将毕生献给医学事业，他热爱祖国，服务人民，恪守医德，刻苦钻研，不辞艰辛，执着追求，精益求精，为解除患者病痛、为我国医疗卫生事业的发展添砖加瓦，奋斗终生。

二、李氏口腔　继承创新

李元聪教授从事中医口腔临床、教学、科研工作40余年，专攻口腔疾病的中医药防治。他继承经典，将中医典籍中关于口腔疾患的论述进行系统归纳和总结，同时学习、吸取西医关于口腔疾患的相关理论和方法，深化了口腔疑难病症的理论认识。口腔黏膜病，如复发性口疮、白塞病、口腔扁平苔藓、口腔黏膜下纤维化、舍格伦综合征、灼口综合征、天疱疮等均属临床疑难病症，经过数十年的观察和探索，在中医理论认识上，他一改以往医家火热致病和湿热为患的观念，创新性地提出其发病与人体正气、肝郁气滞相关的见解，且不断在临床实践中得到验证，疗效显著，获得全国同行的认可，中医药院校本科教材亦将其纳入相关章节。此外，对面瘫的研究，他将中医学的风、寒、湿、痰与病毒感染、血管改变及局部水肿紧密联系，为临床辨证治疗提供了指导性意见。又如颞下颌关节紊乱综合征为常见病、多发病，李元聪教授认为其病因与风、寒、湿、热之邪入侵有关，与中医学的气血瘀滞、不通则痛理论相符合。这些都是他通过临床经验的积累和思考得出的认识，深化了中医学对口腔疑难病症的理论认识。

再比如口腔黏膜下纤维化，俗称"槟榔嘴"，是一种慢性、隐匿性、与咀嚼槟榔有关的黏膜疾病，属于癌前病变。1985年，我国首先在湖南省湘潭地区发现这种病例，西医学认为是口腔黏膜纤维组织增生所致，治疗采取激素类药物于口腔黏膜多点注射，疗效往往不尽如人意，且注射时患者比较痛苦。通过临床观察发现，咀嚼槟榔者仅少数人发病，约占1%。于是，他从中医学的角度提出，此病为禀赋不足，邪毒瘀积于局部，致使气滞血瘀，治疗则采用益气养阴、活血化瘀的方法，自主研制了治疗口腔黏膜下纤维化的专用药“丹玄口康含片”，取得了非常好的临床效果。多年来，他致力于口腔黏膜下纤维化的深入研究，并获得国家自然科学基金项目资助，从动物实验到临床试验开展了一系列的研究以证实所提出的观点，并发表多篇有价值的学术论文。这一创新观点得到全国口腔学术界的认可，并将这一结论纳入教材。

同时，李元聪教授还研制了用于临床治疗口疮的纯中药雾化剂、治疗口腔扁平苔藓的“口腔愈疡冲剂”等。

多年来，李元聪教授致力于口腔黏膜疾患的防治研究工作，学术成果得到了全国口腔学术界的认可。2006年，李元聪教授受邀出席海峡两岸中医中药治疗口腔黏膜病专题研讨会，并在会上发言；先后被邀请在西安交通大学口腔医学院、河北省2012年中西医结合学术年会、遵义医学院等院校及学术会议上做专题报告，得到了与会同行的认同，扩大了中西医结合口腔学科及中医药防治口腔病的影响力，为医院赢得了声誉，得到了国内口腔界同行的尊重和推崇。不少从北京、上海等地前来就诊的患者说：去当地知名口腔医院看病，医师诊查完后常常推荐看“槟榔嘴”到湖南去找李元聪教授。

40多年来，李元聪教授主编教材、专著6部，如全国中医药行业高等教育“十一五”“十二五”规划教材《中西医结合口腔科学》，以及《口腔病》《实用五官科学》《李元聪口腔疾病中医诊疗心得》等；主持科研课题多项，其中包括国家自然科学基金项目1项；发表专业论文50余篇；培养硕士研究生多名，为中医口腔学的薪火相传贡献出全部力量。

时光飞逝，李元聪教授已步入古稀之年，回忆过往岁月，他的内心充满着无限的感动和感恩：“首先由衷地感谢我的母校——湖南中医药大学，感谢我的老师、我的同事们。谢谢母校和历届领导栽培了我，给我提供了这么好的学习平台。通过多年的理论学习和临床实践，我逐渐成为了一名优秀的医务工作者。感谢每一位任教老师，是他们引领我走进医学的大门，是他们孜孜不倦、认真耐心的教导，使我掌握了每一门课程。最后要感谢同事们，是他们的陪伴和帮助，才有我今天之成就。”

医案精选

一、龋病二则

龋病是指牙体被蛀蚀，牙齿硬组织在色、形、质等方面均发生变化的一种口腔常见病和多发病。其发病十分广泛，没有区域差异，任何年龄和性别都可发病，我国龋病的发病率在40%～65%之间。龋病不仅破坏牙体外形、破坏咀嚼器官的完整性，还会影响消化功能，使机体健康素质下降。如未得到有效治疗，还会引起牙髓病、根尖周病和颌骨骨髓炎，甚至成为全身疾病的病灶，影响人体健康，造成不良后果。本病属于中医学“齿龋”范畴，俗称“蛀牙”或“虫牙”。隋·巢元方《诸病源候论》是第一部提出“虫牙”的著作。如《诸病源候论·牙齿病诸候·牙齿虫候》曰：“牙齿虫是虫食牙，又食于齿，亦令牙齿疼痛。”《诸病源候论·牙齿病诸候·牙齿痛候》曰：“又有虫食于牙齿，则齿根有孔，虫居其间，又传受余齿，亦绵疼痛。此则针灸不瘥，敷药虫死，乃痛止。”

案1　清热泻火、凉血解毒法治胃肠积热之龋病

李某，男，49岁，工人。1988年11月3日初诊。

主诉：牙痛不适5天。

病史：述5天前进食麻辣食物后出现牙痛不适，遇酸、甜、冷、热疼痛明显，因影响吃饭，故来诊。症见牙齿龋洞，口渴欲饮，口气腐臭，大便秘结。平素喜辛辣厚味食物。

检查：患者痛苦面容，手托患牙痛处。舌红，苔黄，脉滑数。

诊断：龋病。

辨证：胃肠积热。

治法：清热泻火，凉血解毒。

处方：清胃散加减。醋柴胡 10g，山香圆叶 10g，黄连 6g，生地黄 15g，牡丹皮 10g，金银花 10g，广藿香 10g，蒲公英 15g，防风 10g，薏苡仁 15g，大黄 10g（后下），海桐皮 10g，甘草 5g。5 剂，日 1 剂，水煎服。

医嘱：保持口腔卫生；坚持叩齿；饮食宜清淡。

二诊（1988 年 11 月 9 日）：服药后牙痛明显减轻，遇酸、甜、冷、热牙齿仍敏感，大便正常。上方去大黄，5 剂，日 1 剂，水煎服。嘱适量咀嚼茶叶，吐掉茶叶渣。

三诊（1988 年 11 月 16 日）：服药后诸症消失。建议患者对龋坏的牙齿行充填治疗，以防复发。

观察半年，病情稳定。

心得体会

牙病的最早称谓是“龋”。龋病是人类常见、多发病之一，同时又是一种古老疾病，公元前 14 世纪安阳殷墟甲骨文中就有关于龋病的记载。本病的发生与口腔卫生息息相关。《诸病源候论》曰：“食毕当漱口数过，不尔，使人病龋病。”《仁斋直指方》谓：“凡人饮食甘肥不能洁齿，腐臭之气淹渍日久，齿龈有孔虫蚀其间，蚀一齿尽，又度其余。”

手、足阳明经循行于牙齿。素有饮食不节，过食辛辣肥腻，胃肠蕴热，火热循经上熏，攻于口齿，致牙齿龋洞疼痛。《素问·缪刺论》云：“齿龋，刺手阳明，不已，刺其脉入齿中，立已。”这是针刺治疗龋病的方法，也是治疗龋病的最早记录。本例患者热困胃腑，大便秘结，治宜清泄胃热，燥湿杀虫。便秘者，可加大黄、芒硝、黄芩等；燥湿杀虫，可加露蜂房、海桐皮。西医治疗主要采用充填术，即去除龋坏组织，并制备成一定形态的窝洞后，选择适宜的充填材料修复牙体组织缺损。

案 2　滋阴补肾、固齿止痛法治虚火牙痛之龋病

任某，男，45 岁，银行职员。1985 年 9 月 16 日初诊。

主诉：牙齿酸痛不适 1 周。

病史：自述牙齿酸痛不适 1 周，遇冷、热刺激后牙齿酸痛明显，牙齿松动，伴头晕眼花，腰膝酸软。自行到药店购买甲硝唑和阿莫西林口服，效果不明显。因严重影响进食，故来我科要求中医治疗。症见牙齿酸痛不适，遇冷、热刺激疼痛明显，伴头晕、眼花，腰膝酸软。

检查：患者痛苦面容，以手托患牙疼痛处。舌红，少苔，脉细。

诊断：龋病。

辨证：虚火牙痛。

治法：滋阴补肾，固齿止痛。

处方：续断15g，杜仲15g，枸杞子15g，骨碎补15g，牡丹皮10g，黄柏10g，熟地黄10g，生地黄10g，白芷9g，细辛3g，知母10g，玄参10g，甘草5g。5剂，日1剂，水煎服。

医嘱：早晚刷牙，三餐后漱口；定期口腔检查。

二诊（1985年9月21日）：药后牙痛明显减轻，再3剂后，诸症消失。后建议患者对龋坏的牙齿行充填治疗，以防复发。

心得体会

《秘传证治要诀及类方》有"齿蛀，肾虚"的描述，可见龋病的发生亦与肾虚有关。治疗上肾虚骨弱者，治宜滋阴补肾，固齿止痛，李元聪教授自拟补肾固齿方加减。补肾固齿方由知母、黄柏、熟地黄、生地黄、茯苓、泽泻、牡丹皮、骨碎补、补骨脂、藿香、甘草组成，能滋补肝肾，清热化湿，用于肝肾阴虚，虚火上炎而致的虚火牙痛。方中泽泻、骨碎补、补骨脂补肾健齿；知母、黄柏、熟地黄滋阴降火；茯苓、藿香健脾化湿，以减少炎性渗出；生地黄、牡丹皮凉血消肿；甘草调和诸药。中医治疗可减轻深龋的疼痛反应，临床对于个别患者惧怕磨牙或对麻醉药过敏，或身体状况较差不能接受充填治疗时，此方法仍然实用。

二、牙龈炎医案五则

牙龈炎是指发生在牙龈组织的炎症，包括慢性龈缘炎、青春期龈炎、妊娠期龈炎、急性坏死性龈炎、增生性龈炎等多种类型。其中最为多见的是慢性龈缘炎，又称为边缘性龈炎或单纯性龈炎。其临床特征是刷牙或咬硬物时牙龈出血。病损主要位于游离龈和龈乳头。发病极为广泛，几乎每个成年人在其一生中都可能发生程度不等的牙龈炎症。本病经适当和及时的治疗，多能痊愈。本病属中医学“龈衄”或“齿衄”范畴。

案1　清胃泄热、消肿止衄法治胃腑积热之牙龈炎

王某，男，35岁，公务员。1997年6月5日初诊。

主诉：牙龈反复出血两个月，加重1天。

病史：自述两个月前开始牙龈出血，且每次出血量较多，色鲜红，伴明显口臭、口干、大便稍干等。曾在西医医院就诊，被诊为牙龈炎，行口腔洁治、消炎等治疗，前期疗效较好，后又反复发作。1天前喝酒后突然症状加重，出血量多，自行服用止血药后得到缓解。今来我科寻求中医治疗。症见牙龈肿痛，口干多饮，口臭，大便秘结。

检查：症见牙龈红肿肥大，点彩消失，龈沟深约3mm，探之出血，量较多，色鲜红，少许牙石，牙齿不松动。舌质红，苔黄腻，脉洪数。

诊断：牙龈炎。

辨证：胃腑积热。

治法：清胃泄热，消肿止衄。

处方：清胃散加减。黄连5g，生地黄15g，当归10g，升麻5g，牡丹皮10g，淡竹叶5g，金银花15g，蒲公英10g，生石膏15g（先煎），栀子10g，藿香10g，侧柏叶9g，甘草6g。7剂，日1剂，水煎服。

医嘱：戒酒；保持大便通畅；按摩牙龈。

二诊（1997年6月13日）：药后牙龈出血、牙龈肿痛、口干、口臭、大便秘结等诸症明显减轻，但仍时而出现牙龈出血和牙龈肿痛。原方去生石膏、栀子，加白术10g，石斛10g，麦门冬10g，茯苓10g。再服5剂。当日行牙齿洁治术。

三诊（1997年6月19日）：服用上方5剂后，未再有出血现象，诸症消失。

随访1年，未再复发。

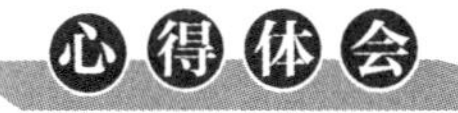

牙龈炎发病极为广泛，西医学认为主要是由于口腔不洁，菌斑和牙结

石在牙龈局部堆积而形成。《证治准绳》曰："有齿间出血者，有阳明之支，风热之邪入牙龈，血热妄行，搏于血，故血出也。"中医学认为，手足阳明经络于上下牙龈，胃火炽盛，血热妄行是其主要发病原因。此例患者饮酒，大便秘结，导致胃腑积热，故见口干、口臭之症；胃火炽盛，血热妄行，故每次出血量较多，色鲜红。治疗当清胃泄热，消肿止衄。方用清胃散加减。方中黄连苦寒泻火，直折胃腑之热，并加石膏，共奏清胃泄热之功；升麻一方面清热解毒，另一方面宣达郁遏之伏火；生地黄凉血滋阴；牡丹皮凉血清热；当归养血活血，助消肿止痛。诸药合用，共奏清胃泄热、消肿止衄之效。

本病可局部结合龈上洁治术，彻底清除菌斑、软垢和牙石，并进行抛光。术后用3%过氧化氢溶液冲洗龈沟，涂上2%碘甘油。一般经及时、正确的中西医结合治疗，即可痊愈。

案2　养阴清胃止衄法治胃阴虚之牙龈炎

赵某，男，48岁，干部。1995年11月13日初诊。

主诉：牙龈出血3月余。

病史：自述3个多月前无明显诱因出现牙龈出血，近日熬夜后尤其明显，故来诊。症见血从牙龈渗出，纳少，易饥，口干欲饮，但饮入不多，小便短少，大便干结，睡眠差。有饮酒史、吸烟史。

检查：牙龈渗血，伴微红肿。口腔卫生可。舌质红，少苔，脉细数。

诊断：牙龈炎。

辨证：胃阴虚。

治法：养阴清胃止衄。

处方：玉女煎合甘露饮加减。生地黄15g，生石膏10g，麦门冬10g，石斛10g，知母10g，白芷10g，黄连3g，黄芩10g，淡竹叶5g，荆芥炭10g，百合10g，柏子仁10g，火麻仁10g，川牛膝10g，甘草6g。7剂，日1剂，水煎服。

医嘱：尽量不要熬夜；忌烟酒。

二诊（1995年11月20日）：药后牙龈渗血、红肿、大便干结等症减轻，睡眠改善不明显。上方加丹参10g，合欢皮10g，灵芝10g。7剂，日1剂，水煎服。

三诊（1995年11月29日）：用药后未再有出血现象，诸症消失。嘱继服石斛糜1个月，以巩固疗效。

心得体会

《景岳全书》始有“齿衄”之名，“血从齿缝牙龈中出者，名为齿衄”。《外科大成·卷三》云：“胃中虚火，口燥龈糜，其脉细数，血不足者，宜甘露饮，加蒲黄以止衄，玉女煎引胃火以下行，兼滋其阴。”胃经虚火上炎，熏灼齿龈，可令络伤血出。方选玉女煎合甘露饮加减。玉女煎主治胃热阴虚证；甘露饮出自《普济方·卷三九五》，主治痘疮，热毒攻牙，口肿。诸药合用，共奏养阴清胃止衄之功。

案3　补脾益气、摄血止衄法治脾气虚弱之牙龈炎

范某，男，27岁，文员。1998年4月22日初诊。

主诉：牙龈频繁出血半年。

病史：自述半年前开始牙龈频繁出血，尤其刷牙和吃水果时更甚，每次出血量不多，渗血绵绵，一般半小时后逐渐血止。曾在当地医院口腔科就诊，被诊为“牙龈炎”，经洁牙、消炎和口服维生素C等治疗后症状缓解，但过一段时间依旧如此，反反复复，牙龈出血未能得到根本好转，遂来我科要求中医治疗。症见牙龈少许出血，头晕眼花，少气懒言，多梦易惊醒，纳差，便溏。

检查：牙龈淡红不肿，牙龈渗血，量少而绵绵不止，口腔卫生状况尚可，形体消瘦，双目无神，面色萎黄。舌淡红，苔薄白，脉细弱。

诊断：牙龈炎。

辨证：脾气虚弱。

治法：补脾益气，摄血止衄。

处方：补中益气汤加减。黄芪15g，白术10g，当归10g，升麻5g，柴胡10g，茯苓10g，山药10g，生地黄15g，石斛10g，白芍15g，黄连6g，藕节炭6g，荷叶炭6g，甘草6g。7剂，日1剂，水煎服。

医嘱：养成良好的口腔卫生习惯；早晚刷牙，饭后漱口。

二诊（1998年4月29日）：自述服药后牙龈出血减少，精神面貌有明显改善，食量有所增加，睡眠明显好转，大便成形。上方去升麻、荷叶

炭，再服7剂，日1剂，水煎服。

三诊（1998年5月8日）：服上方后未再有出血现象，诸症消失。嘱平时多运动，定期洁牙。

随访1年，病情稳定。

心得体会

脾气虚弱，统摄无权，血不循经，则牙龈血出。症见牙龈渗血，反复发作不已，口唇色淡，面色萎黄，头昏眼花，少气懒言，舌淡而嫩，脉细弱。治宜补脾益气，摄血止衄。方中黄芪、柴胡、升麻同用，为补气升阳的基本结构，诸药合用，使得气虚得补。

案4　滋阴补肾、降火止衄法治肾阴亏损之牙龈炎

刘某，男，55岁，企业高管。2002年11月13日初诊。

主诉：牙龈反复出血1年。

病史：自述牙龈反复出血1年，出血量不多，色淡红，曾在西医医院做血常规和凝血功能检查，均正常，并行牙周基础治疗，疗效欠佳。今来我科寻求中医治疗。症见牙龈微红微肿，牙龈渗血，量少色淡，伴腰膝酸软，五心烦热，夜尿多。

检查：牙龈微红微肿，牙龈渗血，量少色淡。舌质红，少苔，脉细数。

诊断：牙龈炎。

辨证：肾阴亏损。

治法：滋阴补肾，降火止衄。

处方：知柏地黄汤加减。生地黄10g，知母10g，黄柏10g，山茱萸10g，牡丹皮10g，山药10g，茯苓10g，泽泻10g，牛膝10g，藕节炭10g，醋龟甲15g（先煎），煅龙骨15g（先煎），甘草6g。7剂，日1剂，水煎服。

医嘱：按摩牙龈，叩齿啄齿，漱唾咽津。

二诊（2002年11月21日）：药后诸症明显减轻，但仍有少许牙龈出血。上方加荆芥炭10g，7剂，日1剂，水煎服。

三诊（2002年11月29日）：服用上方7剂后，未再有出血现象，诸症消失。嘱继服六味地黄丸1个月，以巩固疗效。

心得体会

《辨证录·卷三》云："人有牙齿疼痛，至夜而甚，呻吟不卧者，以肾火上冲之故也，然肾火上冲，非实火也。"《医宗金鉴·卷六十五》云："若肾经虚者，血则点滴而出，牙亦微痛，口不臭而牙动，或落者，治宜滋肾。"肾阴不足，水不制火，虚火上炎，灼烁牙龈而出血。症见牙龈渗血绵绵，量少色淡，或睡时出血，醒则血止，或牙龈萎缩潮红，牙齿疏豁松动，口燥咽干，头昏耳鸣，腰膝酸软，舌红，苔少，脉细数。治宜滋阴补肾、降火止衄。方选知柏地黄汤加减。

案5　疏风清热、解毒止衄法治风热外袭之牙龈炎

张某，男，26岁，职员。1990年4月13日初诊。

主诉：牙龈出血两周。

病史：述两周前进食羊肉火锅、饮酒后出现牙龈出血，出血量不多，未予重视。近1周加班熬夜后，牙龈出血明显，故来我科就诊。症见牙龈出血，牙龈红肿，发热，恶寒，口渴，大便干结。平素喜肉食厚味。

检查：牙龈红肿，牙龈渗血，色深红。舌红，苔薄黄，脉浮数。

诊断：牙龈炎。

辨证：风热外袭。

治法：疏风清热，解毒止衄。

处方：银翘散合五味消毒饮加减。连翘10g，金银花15g，桔梗10g，薄荷5g（后下），竹叶10g，甘草6g，荆芥10g，淡豆豉10g，牛蒡子10g，野菊花10g，蒲公英10g，白茅根15g。7剂，日1剂，水煎服。

医嘱：宜清淡饮食；注意口腔卫生；不要熬夜。

二诊（1990年4月21日）：药后诸症明显减轻，但仍有少许牙龈出血。上方加荆芥炭10g，7剂，日1剂，水煎服。

三诊（1990年4月30日）：服上方后，未再有出血现象，诸症消失。

随访半年，未再复发。

心得体会

《证治准绳·齿部》云："有齿间血出者，由阳明之支，有风热之邪入齿龈，搏于血，故血出也。”本案系风热外袭所致，症见牙龈出血，牙龈红肿，发热，恶寒，口渴，舌红，苔白干，脉浮数，故治宜疏风清热、解毒止衄。选用银翘散合五味消毒饮加减。

三、牙周炎医案三则

牙周炎包括成人牙周炎、青春前期牙周炎、青少年牙周炎、快速进展性牙周炎和伴有全身疾病的牙周炎五种。其中以成人牙周炎较为多见，多由慢性牙龈炎发展而来。通常表现为牙龈、牙周膜、牙槽骨及牙骨质的慢性进行性破坏。其主要特征是牙龈炎症、牙周袋形成、牙周袋溢脓、牙槽骨吸收和牙齿松动，疾病发展结果最终导致牙齿脱落。本病属中医学“牙宣”“齿动”“牙漏”等范畴。

案1　滋阴补肾、益髓固本法治肾阴亏损之牙周炎

黄某，女，49岁，干部。2002年10月25日初诊。

主诉：牙龈时常出血1个月。

病史：述近1个月来牙龈时常出血，尤刷牙时为甚，牙齿咀嚼无力，兼头晕目眩、耳鸣、五心烦热。曾用西药治疗，疗效欠佳。遂来我科要求中医治疗。症见牙龈轻微红肿，五心烦热，纳眠可，大小便正常。

检查：牙龈轻微红肿，根分叉外露，牙周袋深约4mm，探之出血，量不多，色淡红，轻压有少许脓液溢出，少量牙石，牙齿轻微松动。舌红，少苔，脉细数。

诊断：牙周炎。

辨证：肾阴亏虚。

治法：滋阴补肾，益髓固本。

处方：知柏地黄汤加减。生地黄15g，黄柏10g，黄连5g，麦门冬10g，荆芥炭10g，知母10g，山茱萸10g，山药10g，茯苓10g，金银花10g，骨碎补10g，泽泻10g，牡丹皮10g，牛膝10g，白术10g，藿香10g，甘草6g。10剂，日1剂，水煎服。

医嘱：保持口腔卫生，坚持叩齿，以舌头或清洁后的指腹按摩牙龈。

二诊（2002年11月5日）：服药后诸症减轻。上方去黄连、泽泻、藿香，10剂，日1剂，水煎服。

三诊（2002年11月16日）：服完上方后，诸症消失。嘱服用六味地黄丸1个月，巩固疗效。

心得体会

牙周病发生的外在因素是牙周致病菌的存在，而全身易感因素包括遗传因素、内分泌紊乱、免疫功能缺陷、某些系统疾病和精神压力等是其发病的基本前提。只有在内外因素共同作用下才会导致本病的发生。《景岳全书·齿牙》记载："齿牙之病有三症，一曰火，二曰虫，三曰肾虚。凡火病者，必病在牙床肌肉间。"从临床观察，本病病因与肾、（脾）胃等脏腑密切相关。临床上，多从胃实、肾虚两方面辨证论治。

《任斋直指方·齿论》谓："齿者，骨之所终，髓之所养，肾实主之。故肾衰则齿豁，精盛则齿坚。"齿乃骨之余，为肾之所主。肾精充沛，则牙齿坚固。若肾精亏虚，不能上濡于齿，加之阴虚火旺，虚火上炎于龈肉，致骨质萎软，齿龈退缩而成本病。肾阴亏损型的辨证要点：牙龈微红肿，齿牙疏豁、动摇，咀嚼无力，冷热酸痛，龈肉萎缩，齿根外露，牙周袋深，袋内溢脓、渗血。可伴头晕目眩，耳鸣，腰膝酸软，五心烦热，溲黄便燥，舌红，苔少，脉细数。本例患者，女性，49岁，更年期前后，症见牙龈轻微红肿、五心烦热，辨证属于肾虚型。肾精不能上濡牙骨龈肉，加之阴虚火旺，虚火上炎于龈肉，致骨质萎软，齿龈萎缩而发病。治当补肾固齿，肾精充沛，则牙齿坚固。方以知柏地黄汤加减，滋阴补肾，益髓固本。

案2　清胃泻火、消肿止痛法治脾胃湿热之牙周炎

刘某，女，35岁，工人。1999年6月9日初诊。

主诉：上颌门牙区牙龈肿胀3天。

病史：述3天前感冒后上颌门牙区腭侧牙龈肿胀，疼痛难忍，兼口干、口渴、口臭。曾自行服用黄连上清片、牛黄解毒片等治疗，均无效，遂来我科治疗。症见上颌门牙区牙龈肿痛，影响进食，伴口干、口渴、口臭，大便秘结，尿黄。

检查：上颌中切牙腭侧近切牙乳头处红肿、色鲜红、表面光亮，压痛

明显，未见明显化脓迹象，牙齿未见松动。舌红，苔黄厚，脉数。

诊断：牙周炎。

辨证：脾胃湿热。

治法：清胃泻火，消肿止痛。

处方：清胃汤加减。生石膏15g，生地黄15g，黄芩10g，黄连6g，牡丹皮10g，升麻5g，金银花10g，蒲公英10g，牛蒡子10g，藿香10g，甘草6g。5剂，日1剂，水煎服。

医嘱：保持口腔卫生，坚持叩齿，以舌头或清洁后的指腹按摩牙龈。

二诊（1999年6月14日）：服药后切牙乳头处红肿基本消退，尚有轻微疼痛。上方去生石膏、升麻，加玄参12g，麦门冬10g，服用5剂后病愈。

心得体会

《针灸逢源·齿牙病》曰："牙床肿痛，齿痛动摇，或黑烂脱落，世人皆作肾虚治，殊不知此属阳明经湿热症也。盖齿虽属肾，而生于牙床，上下床属阳明、大肠与胃，犹木生于土也。肠胃伤于美酒厚味、膏粱甘滑之物，以致湿热上攻，则牙床不清，而为肿为痛，或出血，或生虫，由是齿不得安，而动摇、黑烂脱落也，治宜泻阳明之湿热，则牙床清而齿固矣。"胃火型牙周炎病程短，龈肉肿痛，齿缝渗血或溢脓，口臭便干，舌红，少津，脉多洪大。其缘于嗜食膏粱厚味，或饮酒嗜辛，辛热损伤脾胃，致脾胃积热，其热循经上蒸齿龈，复感风邪，致气血滞留，化热化火，伤龈损络所致。脾胃湿热型的辨证要点：牙龈红肿疼痛，有深牙周袋，牙周袋溢脓，牙龈出血。伴口干、口渴喜饮，胃内嘈杂易饥，口臭，尿黄，大便秘结，舌苔黄厚，脉数。方以清胃汤加减，诸药合用，共奏清胃泻火、消肿止痛之功。

案3　补益气血、养龈健齿法治气血不足之牙周炎

郭某，女，62岁，退休工人。1999年10月15日初诊。

主诉：牙龈出血3个月。

病史：述3个月来牙龈出血，牙齿松动，咀嚼无力，兼失眠多梦。曾在本院神经内科多次门诊治疗，疗效欠佳，遂来我科治疗。症见齿龈萎缩、淡白，牙根宣露，牙齿松动，龈缝间少量脓血溢出，咀嚼无力，刷牙出血，伴失眠多梦。二便正常。

检查：面色无华，齿龈萎缩、淡白，牙根宣露，牙齿松动，龈缝间少量脓血溢出。舌质淡，苔薄白，脉沉细。

诊断：牙周炎。

辨证：气血不足。

治法：补益气血，养龈健齿。

处方：八珍汤加减。玄参 15g，熟地黄 10g，生地黄 15g，白术 10g，茯苓 10g，当归 10g，黄芪 15g，白芍 10g，金银花 15g，黄精 10g，骨碎补 15g，柏子仁 15g，合欢皮 10g，藿香 10g，灵芝 10g，甘草 6g。10 剂，日 1 剂，水煎服。

医嘱：保持口腔卫生，坚持叩齿，以舌头或清洁后的指腹按摩牙龈。

二诊（1999 年 10 月 27 日）：服药后诸症减轻，睡眠改善。上方去柏子仁、合欢皮，10 剂，日 1 剂，水煎服。

三诊（1999 年 11 月 8 日）：服完上方后诸症消失。

观察半年，病情稳定。

心得体会

本病乃素体虚弱，或久病耗伤，气血不足，不能上输精微于齿龈，龈肉失养所致。气血不足型的辨证要点：齿龈萎缩、淡白，牙根宣露，牙齿松动，龈缝间偶有少量脓血溢出，咀嚼无力，伴面色无华，失眠多梦，舌质淡，苔薄白，脉沉细。

本例患者为久病耗伤，气血不足，不能上输精微于齿龈，龈肉失养所致。故症见齿龈萎缩、淡白，牙根宣露，牙齿松动，龈缝间有少量脓血溢出，咀嚼无力，面色无华，失眠多梦。舌质淡，苔薄白，脉沉细。治以补益气血，养龈健齿。方选八珍汤加减，气血双补。

四、牙本质过敏症医案二则

牙本质过敏症又称“过敏性牙本质”，是指牙齿在生理范围内受到机械、化学、温度、渗透压等刺激时出现的一种酸痛不适的症状。《本草纲目·粉锡》云："食梅牙齼，韶粉揩之。"牙齼指因恣食酸味，致使牙齿酸痛感者，类似今之牙本质过敏症。其特点是当刺激作用于牙齿时迅速出现酸痛不适感，持续时间短暂，疼痛尖锐，刺激去除后症状消失。本病属中医学"齿齼"范畴。

案1　滋阴补肾、益髓健齿法治肾虚髓弱之牙本质过敏症

于某，男，56岁，司机。2007年8月5日初诊。

主诉：牙齿经常性酸痛半年。

病史：自述近半年来进冷热酸甜食物时牙齿经常性酸痛不适、咀嚼无力，伴头晕眼花、夜尿频多。有多年咀嚼槟榔史。曾去湘雅医院口腔科诊治，诊断为牙本质过敏症，予脱敏治疗，疗效欠佳，遂今来我科要求中医治疗。症见牙齿酸痛不适，咀嚼无力，伴头晕眼花，夜尿频多。有吸烟史、饮酒史。

检查：患者牙龈萎缩，根分叉外露，后牙咬合面呈刀削样磨损，其上可见髓腔形态，探诊有酸痛感，右下中切牙缺失，全口少量牙石，牙齿轻微松动。舌淡，苔白，脉虚细数。

诊断：牙本质过敏症。

辨证：肾虚髓弱。

治法：滋阴补肾，益髓健齿。

处方：知柏地黄汤加减。黄柏10g，知母10g，山茱萸8g，山药10g，茯苓10g，泽泻10g，牡丹皮10g，枸杞子10g，女贞子10g，防风10g，没食子10g，醋龟甲15g（先煎），煅龙骨15g（先煎），甘草6g。10剂，日1剂，水煎服。

医嘱：忌烟酒、槟榔。

二诊（2007年8月16日）：药后头晕眼花、夜尿频多诸症减轻，牙齿酸痛仍在。上方去没食子、煅龙骨，加骨碎补15g，菟丝子10g。10剂，日1剂，水煎服。

三诊（2007年8月27日）：药后牙齿酸痛基本消失，但牙齿仍有轻微松动。嘱服用知柏地黄丸1个月，巩固疗效。

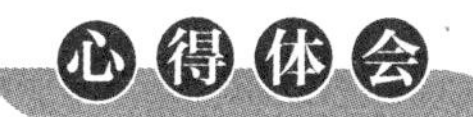

牙本质过敏症发病缓慢，病程较长，中老年人多见。《诸病源候论·卷二十九》曰："齿齼，齿伤酢也。齿者，骨之所终，髓之所养，髓弱骨虚，风气客之，则齼。"肾主骨，齿为骨之余。若先天不足，或房事不节，耗伤阴精，或热入血分，真阴被劫，或他脏阴伤，穷必及肾，使阴精劫伤而致肾精亏损，髓弱骨虚，牙齿不坚，则牙体易被磨耗、酸蚀、缺损而致本病。此型的辨证要点：牙齿酸弱，遇冷热均不适，甚至疼痛，咀嚼无力，舌淡红，苔少，脉虚细数。"齿者，骨之所终，髓之所养，肾实主之。"治当滋阴补肾，益髓健齿。

案2　滋肾养阴、养血柔肝法治肝肾阴虚之牙本质过敏

刘某，女，60岁，退休职员。2002年4月12日初诊。

主诉：牙齿酸痛不适1年，加重1周。

病史：述1年来牙齿酸痛不适间断发作，咀嚼茶叶后，时有缓解。1周前开始牙齿酸痛加重，遂来我科治疗。症见牙齿酸软，咀嚼无力，腰膝酸软，头晕耳鸣，五心烦热，失眠健忘，大便秘结。

检查：患者形体偏瘦，牙齿无松动，探之酸痛，余（-）。舌稍红，苔薄黄，脉弦细数。

诊断：牙本质过敏症。

辨证：肝肾阴虚。

治法：滋肾养阴，养血柔肝。

处方：杞菊地黄汤加减。生地黄15g，熟地黄15g，枸杞子10g，菊花10g，茯苓10g，山茱萸10g，山药10g，炒白术10g，牡丹皮10g，当归10g，白芍15g，柏子仁10g，煅牡蛎30g（先煎）。10剂，日1剂，水煎服。

医嘱：调整情绪状态，养护脾胃。

二诊（2002年4月22日）：服药后牙酸痛明显减轻，大便正常，睡眠改善不明显。上方加百合10g，合欢皮10g。10剂，日1剂，水煎服。

三诊（2022年5月6日）：服完上方后，诸症基本消失。嘱服杞菊地黄丸半个月，以巩固疗效。

观察半年，病情稳定。

心得体会

牙本质过敏症不是一种疾病，而是多种疾病均可产生的症状，常与多种牙体疾病并存，现有文献报道男女无差别。凡是使牙本质暴露在口腔内，直接接受外界刺激的各种牙体组织病均可出现此症状，如中龋、深龋、过度磨损、楔状缺损、牙隐裂、窝洞充填不密合，以及由于牙周萎缩和牙周治疗过度，如龈下刮治、根面平整，而形成的牙本质暴露等。但并不是所有牙本质暴露的牙都出现过敏症状，是否出现还与牙本质暴露的时间长短和修复性牙本质形成的快慢有关。

对于本病，迄今为止还没有十分理想的治疗方法。而针对全身因素治疗是不可忽视的。本病为先天禀赋不足，加之绝经精血亏虚，无力上承于齿，肝肾阴亏，故见形体消瘦、牙齿咀嚼酸软无力、腰膝酸软、失眠健忘；肝肾阴亏不能制约肝阳，肝阳化火上亢，则头晕耳鸣、手足心热；舌红、苔黄、脉细数皆为阴虚内热之象。治以益肾养阴，养血柔肝，方选杞菊地黄丸加减。

五、根尖周病医案三则

根尖周病是发生在牙根尖周围组织的炎性疾病，多由牙髓病发展而来，亦可由不当外力刺激或医源性因素，如牙齿治疗过程中根管器械或药物超出根尖孔所致。临床上根据牙齿咬合疼痛、牙龈反复肿胀或流脓等表现，分为急性根尖周炎和慢性根尖周炎两种。本病属中医学“牙痈”范畴，慢性者称为“牙漏”“齿瘘”等。

案1　疏风清热、解毒排脓法治风热外袭之急性根尖周炎

黄某，男，52岁，农民。2016年8月10日初诊。

主诉：左下后牙疼痛1周。

病史：述1周前参加婚宴，席间饮酒较多，之后出现左下后牙疼痛不适，牙龈处鼓起一小疱，浮肿疼痛，不能咀嚼，故来诊。症见发热恶寒交错，龈缘糜烂，易出血，流涎黏稠，患处得凉则痛减，口渴，小便色黄，大便秘结。高血压病史10余年。

检查：36远中殆面龋坏，探诊（+），叩诊（+），冷热刺激（-），其根可见一直径约5mm的小疱，探诊质软，戳破见脓液溢出。颌下有硬结，触痛。X线片未见明显异常。舌尖红，苔薄黄，脉浮数。

诊断：急性根尖周炎。

辨证：风热外袭。

治法：疏风清热，解毒排脓。

处方：牛蒡解肌汤加减。牛蒡子10g，薄荷5g（后下），荆芥10g，连翘10g，栀子10g，牡丹皮10g，石斛10g，玄参10g，夏枯草10g，金银花15g，赤芍10g，桑白皮10g，石斛10g，大黄10g，甘草6g。7剂，日1剂，水煎服。

医嘱：进食易消化食物，忌粗硬，忌酒，以免加重病情。

二诊（2016年8月17日）：服药后牙痛明显减轻，其余症状改善，大便稍干。上方去大黄，加火麻仁10g。7剂，日1剂，水煎服。

三诊（2016年8月25日）：服完上方后，牙痛消失。守上方，7剂。

随访半年，病情稳定。

心得体会

风热之邪客于牙龈，故见齿龈红肿疼痛；热灼肌膜，伤及血络，则龈缘糜烂，易出血；正邪相搏，故见寒热交错；口渴、舌质红、苔薄黄、脉浮数皆为风热表证之象。治宜疏风清热，解毒排脓。方中荆芥、薄荷疏风解表；金银花、连翘、玄参、桑白皮、牛蒡子、甘草清热解毒泻火；牡丹皮、赤芍、夏枯草消肿散结。全方共奏疏风清热、解毒排脓之功。

案2　清热泻火、解毒排脓法治胃火上攻之急性根尖周炎

唐某，女，48岁，工人。2015年12月7日初诊。

主诉：双侧下后牙疼痛10天。

病史：患者述10日前进食羊肉火锅后，双侧下后牙出现疼痛，并有牙龈肿痛，牙龈处各肿起一小疱。今来我院就诊，要求中药治疗。症见双侧下后牙疼痛，牙龈处各肿起一小疱，伴口渴喜冷饮，口臭，大便秘结。

检查：36、46殆龋坏，探诊（±），叩诊（+），冷热刺激（-），其根可见一直径约4mm的小疱，探诊质软，戳破见脓液溢出。X线片未见明

显异常。舌质红，苔黄，脉滑数。

诊断：急性根尖周炎。

辨证：胃火上攻。

治法：清热泻火，解毒排脓。

处方：清胃散合仙方活命饮加减。升麻10g，黄连5g，当归10g，生地黄15g，牡丹皮10g，白芷10g，生石膏15g，金银花15g，连翘10g，大黄10g，淡竹叶5g，赤芍10g，甘草5g，皂角刺10g。7剂，日1剂，水煎服。

医嘱：保持口腔卫生，坚持叩齿，定期进行口腔检查。

二诊（2015年12月14日）：服药后牙龈小疱缩小，未见脓液溢出，便秘、口臭有所缓解。原方去生石膏、大黄、皂角刺，加生黄芪15g，麦门冬10g。7剂，日1剂，水煎服。

三诊（2015年12月21日）：服药后牙齿疼痛消失。原方去升麻、白芷，继服7剂。

观察半年，未见复发。

心得体会

根尖周病多为牙髓疾病未治疗或治疗不到位而致，或由于急性外伤、医源性损伤等造成急慢性炎症。临床主要采用根管治疗，预后较好。本病辨证施治应分为急性和慢性两类，急性期多属胃火上攻证，应治以清热泻火，解毒排脓；慢性炎症患者，多属正虚邪恋，或肾阴亏虚，虚火上炎证，应治以补虚为主，兼以托里解毒或滋阴降火。

本例患者双侧下后牙疼痛，牙龈处各肿起一小疱，伴口渴喜冷饮，口臭，大便秘结，辨证属于胃火上攻型，为阳明经热毒内蕴，上蒸于口腔所致。急性根尖周病，通常表现为牙龈充血水肿，局限一处，患牙有胀痛感和浮动伸长感，早期咬紧痛牙时胀痛反而减轻，继之症状渐重，2～3天后肿痛区缩小，局部温度升高。治则为清热泻火，解毒排脓，方选清胃散合仙方活命饮加减。此类患者尽量采用西医治疗，建议行根管治疗，或在治疗过程中辅以中药，改善症状。

案3　补益气血、托里排脓法治正虚邪实之慢性根尖周炎

张某，女，56岁，农民。2019年10月15日初诊。

主诉：左下后牙疼痛8月余。

病史：自2019年春节后开始出现左下后牙疼痛，自行服用布洛芬、人工牛黄甲硝唑后好转。数日后出现左下牙齿酸软无力感，影响咀嚼，于外院就诊，诊断为“36慢性根尖周炎”，建议根管治疗，患者拒绝，遂来我院就诊。症见左下后牙疼痛，伴神疲乏力，食少纳差，声低气短。

检查：口腔卫生差，牙垢较多，全口牙不同程度松动。36淯深龋洞，探诊（-），叩诊（+），松动度Ⅱ°，冷热刺激（-），其根方牙龈见一窦道，有脓汁外溢。X线片示36根尖区有一小范围边界清晰的低密度影。舌质淡，苔薄白，脉细无力。

诊断：慢性根尖周炎。

辨证：正虚邪实。

治法：补益气血，托里排脓。

处方：托里消毒散加减。黄芪15g，白术10g，茯苓10g，当归10g，赤芍10g，石斛10g，麦门冬10g，金银花15g，蒲公英10g，白芷10g，皂角刺10g，桔梗10g，淡竹叶5g，甘草5g。7剂，日1剂，水煎服。

医嘱：保持口腔卫生，坚持叩齿，定期进行口腔检查。

二诊（2019年10月22日）：服药后牙齿无力感明显好转，窦道溢脓减少，神疲乏力、纳差改善。上方去赤芍、皂角刺，加藿香10g，薏苡仁15g。7剂，日1剂，水煎服。

三诊（2019年10月29日）：服药后症状基本消失，改口服知柏地黄丸1个月，滋阴补肾降火，巩固疗效。

观察半年，病情稳定。

心得体会

《太平圣惠方》记载：“夫手阳明支脉入于齿，风邪客于经脉，流滞齿根肿，脓汁出，愈后更发，谓之齿漏疳也。”慢性根尖周炎患者一般无自觉症状，多有牙髓炎病史，牙齿松动酸软，咀嚼无力。牙根尖处黏膜可见瘘管，按压可有脓汁溢出。X线片根尖区或见骨质破坏，或伴神疲乏力，食少纳差，舌质淡，苔白，脉弦细。本病多属正虚邪恋，或肾阴亏虚，虚火上炎，治以补虚为主，兼以托里解毒或滋阴降火。

该病的转归及预后，与致病因素及治疗方法关系甚大。如因风热邪毒侵袭，或脾胃火盛而致者，早期治法应分别运用疏风清热，或清泻胃火之法，使邪毒消亡于未成脓阶段，如此多可获得满意疗效。如早期牙痛控制不力，出现化脓之象，若能及时应用托毒外出之法，即可避免肿硬不溃，或溃口不收。如病因为龋齿秽毒结聚牙龈而成，则在控制病情后要彻底治疗龋齿，对无法保留的龋齿应予拔除。

六、复发性阿弗他溃疡医案十则

复发性阿弗他溃疡又称复发性阿弗他口炎、复发性口腔溃疡，是最常见的口腔黏膜溃疡类疾病。本病具有周期性、复发性、自限性特征，溃疡灼痛明显。溃疡多为圆形或椭圆形，边缘整齐，周围有窄的红晕，可发生于口腔黏膜任何部位，发病不受年龄、性别限制，女性患病率一般高于男性。本病属中医学“口疮”“口疳”“口破”“口疡”等范畴。

案1　清心泻火法治心火上炎之复发性阿弗他溃疡

张某，女，25岁，在职白领。2010年4月7日初诊。

主诉：口腔溃疡反复发作两年余。

病史：述自2008年年初开始口、舌溃疡，每次发生与月经周期无关，自行服用维生素B族，效果不明显。近半年发作频繁，间歇期较短，心烦失眠，小便黄，偶有便秘，遂来我处就诊求治。症见舌尖见多个粟米大小溃疡，伴心烦失眠，小便黄，偶有便秘。眼部、外阴部无溃疡。

检查：口内卫生状况可，舌尖见多个粟米大小溃疡，色黄，周围略充血。舌红，苔薄黄，脉数。

诊断：复发性阿弗他溃疡。

辨证：心火上炎。

治法：清心泻火。

处方：泻心导赤散加减。生地黄15g，黄连5g，茯苓10g，淡竹叶5g，甘草5g，酸枣仁15g，大青叶10g，木通10g，莲子心5g，金银花15g，黄芩10g，郁金10g。10剂，日1剂，水煎服。

医嘱：保持好心情，改善睡眠。

二诊（2010年4月19日）：服药后溃疡数目减少，心烦失眠明显改善，原方去黄芩、木通，加玄参10g。10剂，日1剂，水煎服。

三诊（2010年4月29日）：经治疗后口内无明显溃疡，伴随症状消失。

观察半年，未见复发。

心得体会

本例患者舌尖见多个粟米大小溃疡，伴心烦失眠，小便黄，辨证属于心火上炎型。此类溃疡多位于舌尖、舌前部或舌侧缘，数目较多，面积较小，局部红肿疼痛明显，伴口干口渴，心中烦热，小便黄赤，舌尖红，苔薄黄，脉略数。治以苦寒，方选泻心导赤散加减，故收到好的治疗效果。

案2　清心泻火、滋养胃阴法治心火上炎之复发性阿弗他溃疡

贺某，男，44岁，职员。2021年6月21日初诊。

主诉：口腔溃疡反复发作8年余，再发5天。

病史：口内反复长溃疡8年余，位置有变化，曾诊断为复发性口腔溃疡。这次口内溃疡已有5天，疼痛明显，影响进食，故来院就诊。症见舌尖及上唇各有1个溃疡，心烦，睡眠差，小便黄赤。眼部、生殖器部位无溃疡。

检查：口腔卫生差。舌尖及上唇各有1个直径约3mm大小溃疡。舌红，舌背见舌苔呈“地图状”，薄黄，脉数。

诊断：复发性阿弗他溃疡；地图舌。

辨证：心火上炎。

治法：清心泻火，滋养胃阴。

处方：泻心导赤散合沙参麦冬汤加减。生地黄15g，黄连3g，茯苓10g，淡竹叶5g，甘草5g，炒酸枣仁10g，木通10g，莲子心5g，金银花15g，郁金10g，百合10g，麦门冬10g，玉竹10g。15剂，日1剂，水煎服。

医嘱：调畅情绪，改善睡眠。

二诊（2021年7月8日）：服药后溃疡愈合，心烦及睡眠差减轻。守方15剂，日1剂，水煎服。

观察半年，未见复发。

心得体会

本例患者舌尖及上唇各有1个溃疡，心烦，睡眠差，小便黄赤，辨证属于心火上炎型。同时，此例患者伴有“地图舌”，故又存在胃阴不足的情况。治以是清心泻火，滋养胃阴，方选泻心导赤散加滋养胃阴之麦门冬、百合、玉竹等。临证时遇到兼症，应仔细斟酌，选加用药。

案3　清热泻火、凉血解毒法治胃肠积热之复发性阿弗他溃疡

刘某，女，40岁，农民。2002年8月7日初诊。

主诉：口内反复长溃疡6月余。

病史：口内反复长溃疡6个多月，曾于当地卫生院就诊，诊断为复发性口腔溃疡，给予口服消炎药治疗（药物不详），效果欠佳。近两个月发作时疼痛，影响进食，伴口干，家人觉其口臭明显，故今于我处就诊。症见下唇内侧黏膜见3个黄豆大小溃疡，疼痛明显，伴小便黄，大便干结。眼部、外阴部无溃疡。口内溃疡与月经周期无关。

检查：口内卫生欠佳，闻及口内异味，下唇内侧黏膜见3个黄豆大小溃疡，凹陷，色黄，周围红肿。舌红绛，苔黄腻，脉滑数。

诊断：复发性阿弗他溃疡。

辨证：胃肠积热。

治法：清热泻火，凉血解毒。

处方：清胃散合凉膈散加减。生地黄15g，黄连5g，升麻10g，生石膏15g，牡丹皮10g，当归10g，栀子10g，茯苓10g，大黄10g，藿香10g，甘草5g。10剂，日1剂，水煎服。

医嘱：早晚刷牙，三餐后漱口，保持口腔清洁卫生。

二诊（2002年8月17日）：口内溃疡明显减少，口内异味缓解，小便可，大便次数较多。原方去升麻、大黄、生石膏，加玄参10g。10剂，日1剂，水煎服。

三诊（2002年8月28日）：服药后诸症消除。

观察半年，未见复发。

心得体会

本例患者下唇内侧黏膜见3个黄豆大小溃疡，伴小便黄，大便干结，辨证属于胃肠积热型。此类溃疡多位于唇、颊、口底部位，基底深黄色，周围充血范围较大，伴口干口臭，大便秘结，小便黄赤，舌红绛，苔黄腻，脉滑数。治以苦寒，方选清胃散合凉膈散加减。常用药物有生石膏、知母、黄芩、黄连、栀子、竹叶、生地黄、升麻、天花粉、怀牛膝、大黄等。

案4　清热凉血解毒法治胃肠积热之复发性阿弗他溃疡

李某，男，42岁，职员。2021年7月12日初诊。

主诉：口腔溃疡反复发作20余年，再发两天。

病史：口内反复长溃疡20余年，稍进食“补品”即出现咽痛，口腔长时期溃疡。曾诊断为复发性口腔溃疡，用中药后可缓解。这次口内溃疡两天，较大，疼痛明显，影响进食，故来院就诊。症见右侧下唇有1个大溃疡，伴难入睡，易醒，纳可，小便正常，大便干结。眼部、生殖器部位无溃疡。

检查：口腔卫生可。右侧下唇见1个“弹坑样”溃疡，直径约9mm×9mm，边缘不齐。舌尖红，苔黄，脉濡数。

诊断：复发性阿弗他溃疡。

辨证：胃肠积热。

治法：清热凉血解毒。

处方：清胃散合银翘散加减。柴胡10g，生地黄15g，黄连3g，牡丹皮10g，炒鸡内金10g，炒麦芽10g，蒲公英10g，野菊花10g，茯苓10g，淡竹叶5g，炒酸枣仁10g，荆芥10g，灵芝10g，百合10g，连翘10g，桑叶10g，金银花10g，薏苡仁15g，甘草5g。15剂，日1剂，水煎服。

医嘱：饮食清淡。

二诊（2021年7月28日）：用药后溃疡愈合。

观察半年，未见复发。

心得体会

本例患者右侧下唇见1个“弹坑样”溃疡，直径约9mm，边缘不齐，伴难入睡，易醒，大便干结，辨证属于胃肠积热型。虽然与病案3皆属于胃肠积热型，但本例的西医类型属于重型口腔溃疡。治法为清热凉血解毒，方选清胃散合银翘散加减。另外，此型溃疡又深又大，所以治疗上除了中药内服外，部分患者尚需局部用药。

案5　清热化湿、凉血解毒法治胃肠积热之复发性阿弗他溃疡

毛某，男，8岁，学生。2020年12月31日初诊。

主诉：口内溃疡反复发作5年余。

病史：患者母亲代述，孩子口内反复长溃疡5年余，此起彼伏，故来诊。症见舌尖处见两个小溃疡，影响进食，小便正常，大便2～3天/次，干结。平素喜肉食。眼部、生殖器部位无溃疡。孩子父亲有口腔溃疡病史。

检查：口腔卫生可。门牙上有色素沉着。舌尖处见两个米粒大小溃疡，疼痛明显。舌尖红，苔黄稍腻，脉滑数。

诊断：复发性阿弗他溃疡。

辨证：胃肠积热。

治法：清热化湿，凉血解毒。

处方：清胃散加减。柴胡5g，白及5g，生地黄10g，黄连3g，牡丹皮5g，炒鸡内金5g，炒麦芽10g，淡竹叶5g，荆芥5g，灵芝5g，桑叶5g，连翘10g，金银花10g，广藿香5g，土茯苓5g，薏苡仁10g，甘草3g。15剂，日1剂，水煎服。

医嘱：适量进食新鲜蔬菜和水果。

二诊（2021年1月16日）：用药后溃疡愈合。

观察半年，未见复发。

心得体会

本例患者8岁男孩，舌尖处见两个米粒大小溃疡，疼痛明显，伴大便干结，平素喜肉食。辨证属于胃肠积热型。虽然与病案3、4皆属于胃肠积热型，但本例患者为儿童，用药方面要注意。治法为清热化湿、凉血解毒，方选清胃散加减，方中用白及促进溃疡愈合。药量按照儿童用量，中病即止，不宜久服。

案6　疏肝理气、泻火解毒法治肝郁化火之复发性阿弗他溃疡

张某，女，36岁，房地产销售员。2010年3月10日初诊。

主诉：口内长溃疡5天。

病史：口内溃疡5天，疼痛明显。平时每次发作都在月经前后，工作压力较大，经常失眠，多梦，未行特殊处理。今来我院要求中医药治疗。症见双侧舌缘数个散在粟米大小溃疡，心烦易怒，睡眠差，多梦，口苦咽干，二便正常。眼部、外阴部无溃疡。

检查：患者口腔内黏膜广泛发红，双侧舌缘见数个散在粟米大小溃疡，周围黏膜充血发红，咽后壁略充血。舌尖略红，苔薄黄，脉弦数。

诊断：复发性阿弗他溃疡。

辨证：肝郁化火。

治法：疏肝理气，泻火解毒。

处方：丹栀逍遥散加减。柴胡15g，郁金10g，黄芩10g，白芍10g，白术10g，茯苓10g，牡丹皮10g，栀子10g，桔梗10g，金银花10g，甘草5g，薏苡仁10g。10剂，日1剂，水煎服。

医嘱：保持好心情。

二诊（2010年3月22日）：服药后症状有所好转，咽部无明显不适，口内仍有一小溃疡。原方去桔梗、栀子，加柏子仁10g，合欢皮10g。10剂，日1剂，水煎服。

三诊（2010年4月1日）：服药后口内无明显溃疡。

观察1年，未见复发。

心得体会

本例患者每次发作都在月经前后，双侧舌缘见数个散在粟米大小溃疡，工作压力较大，经常失眠，多梦，辨证属于肝郁化火型。此类溃疡数目大小不一，周围黏膜充血发红，常随情绪改变或月经周期而发作或加重。可伴有胸胁胀闷，心烦易怒，口苦咽干，失眠不寐，舌尖红或略红，舌苔薄黄，脉弦数。治以疏肝理气、泻火解毒。方选丹栀逍遥散加减。临证时除了辨清寒热、虚实，还要注意情志因素对口腔溃疡的影响。

案7　清肝泻火、理气凉血法治肝郁蕴热之复发性阿弗他溃疡

毛某，女，37岁，职员。2019年7月6日初诊。

主诉：口腔溃疡反复发作1月余。

病史：自述口腔溃疡反复发作1月余，此起彼伏，疼痛明显，未行特殊治疗。症见舌缘两侧有4个小溃疡，情志不畅，胸胁胀闷，心烦易怒，口苦，睡眠质量差。月经先期，有血块，无痛经。眼部、外阴部无溃疡。

检查：患者舌缘两侧见4个圆形小溃疡，米粒大小。舌暗红，苔黄腻，脉弦数。

诊断：复发性阿弗他溃疡。

辨证：肝郁蕴热。

治法：清肝泻火，理气凉血。

处方：龙胆泻肝汤加减。龙胆草10g，当归10g，黄芩10g，生地黄15g，车前草10g，栀子10g，泽泻10g，通草10g，柴胡10g，甘草5g，夏枯草10g，白芍15g，郁金10g。15剂，日1剂，水煎服。

医嘱：少吃鸡肉、牛羊肉、狗肉等。注意心情开朗、豁达乐观。

二诊（2019年7月22日）：用药后溃疡愈合。

观察半年，未见复发。

心得体会

本例患者溃疡位于舌缘两侧，思虑过多，郁结化火，火热炎上，故口舌生疮，口苦。肝气郁结，失于疏泄，气机不畅，故胸胁胀闷，心烦易怒，睡眠质量差。气为血帅，故气滞则血瘀，可见月经中有血块。辨证属于肝郁蕴热型。治法宜清肝泻火、理气凉血。方选龙胆泻肝汤加减。这类患者需要心理疏导，告诉患者保持心情舒畅。

案8　滋阴补肾、降火敛疮法治阴虚火旺之复发性阿弗他溃疡

刘某，女，58岁，工人。2013年5月20日初诊。

主诉：口腔溃疡反复发作10余年。

病史：口内反复长溃疡10余年，未行特殊治疗。近半年溃疡发作次数增多，此起彼伏，疼痛明显，伴腰膝酸软，头晕，口燥咽干，手足心发烫。已绝经。眼部、外阴部无溃疡。否认高血压、糖尿病等系统疾病。

检查：患者口腔卫生状况稍差，舌缘见多个绿豆大小溃疡，略凹陷，呈灰黄色，周围见轻微红晕，触之轻微疼痛，口内唾液分泌量较少。舌红，苔薄黄，脉细数。

诊断：复发性阿弗他溃疡。

辨证：阴虚火旺。

治法：滋阴补肾，降火敛疮。

处方：知柏地黄汤加减。熟地黄 10g，山茱萸 10g，山药 10g，泽泻 10g，牡丹皮 10g，茯苓 10g，盐知母 10g，黄柏 10g，麦门冬 10g，金银花 10g，黄连 5g。10 剂，日 1 剂，水煎服。

医嘱：保持口腔清洁卫生。

二诊（2013 年 6 月 1 日）：服药后头晕、口燥咽干等症状较前明显好转，口内无明显溃疡。守原方 10 剂，日 1 剂，水煎服。

三诊（2013 年 6 月 13 日）：服药后诸症状消失，嘱其口服知柏地黄丸 1 个月，巩固疗效。

观察 1 年，未见复发。

心得体会

本例患者，女性，58 岁，反复长溃疡 10 余年，现舌缘见多个绿豆大小溃疡，伴腰膝酸软，头晕，口燥咽干，手足心发烫，辨证属于阴虚火旺型，与更年期相关。此类溃疡数目少，分散，边缘清楚，基底平坦，呈灰黄色，周围绕以狭窄红晕，有轻度灼痛。常伴有头晕目眩，五心烦热，口干咽燥，唇赤颧红，舌红，少苔，脉细数。治以滋阴补肾、降火敛疮，方选知柏地黄汤加减。

案 9　益气健脾、清热祛湿法治脾虚湿困之复发性阿弗他溃疡

周某，女，41 岁，职员。2018 年 7 月 4 日初诊。

主诉：口腔溃疡反复发作 3 年余，再发两天。

病史：口内反复长溃疡 3 年余，位置变化，曾诊断为复发性口腔溃疡。溃疡疼痛明显，影响进食，故来院就诊。症见右侧上唇内及左侧下唇内各有 1 个溃疡，伴口淡乏味，口黏，纳差，小便正常，大便溏薄。月经常后期，经量少，色淡，无痛经。平素喜生冷食物。眼部、外阴部无溃疡。有慢性胃炎病史。

检查：患者口腔卫生稍差，口中异味明显。右侧上唇内及左侧下唇内各见1个圆形溃疡，直径约4mm。舌体胖嫩，质淡，舌苔白腻稍滑，脉沉缓。

诊断：复发性阿弗他溃疡。

辨证：脾虚湿困。

治法：益气健脾，清热祛湿。

处方：参苓白术散加减。黄芪10g，茯苓10g，黄连3g，生地黄15g，牡丹皮10g，郁金10g，麸炒白术10g，山药10g，佩兰10g，防风10g，车前草10g，炒鸡内金10g，薏苡仁15g，甘草5g。15剂，日1剂，水煎服。

医嘱：三餐定时定量，注意养护脾胃。

二诊（2018年7月20日）：服药后症状较前减轻。守上方10剂，日1剂，水煎服。

观察半年，未见复发。

心得体会

此例口腔溃疡患者有慢性胃炎病史，平素喜食生冷食物，故脾阳不振，寒湿停滞，症见口淡乏味，口黏，纳差，大便溏薄。湿邪郁久化热，上蒸于口，则发口疮。辨证属于脾虚湿困型。治以益气健脾、清热祛湿，方选参苓白术散加减。嘱平时少吃生冷食物，注意养护脾胃，减少本病的发生。

案10 温补脾肾、引火归原法治脾肾阳虚之复发性阿弗他溃疡

杨某，男，65岁，退休干部。2015年9月2日初诊。

主诉：口内反复长溃疡1年余。

病史：口内反复溃疡1年余，未曾在外院就诊或服药，发作时疼痛，影响进食，在家带小孩，较为劳累，经常腰痛腿冷，小便较多。眼部、外阴部无溃疡。

检查：患者舌尖见两个黄豆大小溃疡，触之轻微疼痛，下唇内侧黏膜见一粟米大小溃疡。舌质淡，苔白，脉沉弱无力。

诊断：复发性阿弗他溃疡。

辨证：脾肾阳虚。

治法：温补脾肾，引火归原。

处方：附桂八味丸加减。熟地黄15g，山茱萸10g，牡丹皮10g，山药10g，茯苓10g，泽泻10g，熟附片10g（先煎），肉桂3g，黄柏10g，生地黄15g，金银花15g。10剂，日1剂，水煎服。

医嘱：注意休息，养护脾胃。

二诊（2015年9月12日）：服药后症状较前减轻，偶有口干。上方去熟附片、肉桂，加麦门冬10g，石斛10g。10剂，日1剂，水煎服。

三诊（2015年9月23日）：服药后诸症消失。

观察半年，未见复发。

心得体会

本例患者，65岁，男性，反复长溃疡1年余，现舌尖见两个黄豆大小溃疡，下唇内侧黏膜见一粟米大小溃疡，伴经常腰痛腿冷，小便较多，辨证属于脾肾阳虚型。此类溃疡量少，分散，表面紫暗，四周苍白，疼痛轻微，或仅在进食时疼痛，遇劳即发。可伴有面色无华，形寒肢冷，下利清谷，少腹冷痛，小便多，舌质淡，苔白，脉沉弱无力。治以温补脾肾、引火归原，方选附桂八味丸加减。

总之，复发性阿弗他溃疡发病存在明显的个体差异，与遗传、免疫、环境等因素相关，病因尚不十分明确。中医学认为，本病与各脏腑、阴阳、气血、寒热、虚实均有关。脾开窍于口，上唇属脾，下唇属肾，舌为心之苗，心开窍于舌，舌尖属心肺，舌背中央属脾胃，边缘属肝胆，舌根属肾，腮、颊、牙龈属胃，故口疮可发生于口腔黏膜任何部位。口疮病因复杂，治疗方法多样，方药也极其丰富。

本病发生以火为主，或为实火，或为虚火。实火有心火、脾胃伏火、肝火及风热之邪；虚火有肝肾阴虚，虚火上炎，选加用药时少用补气类、补阳类药物，以免诱发和加重病情。由于火热为患，故清热解毒药贯穿始终。

除内服中药，选择中药煎汤含漱也不失为一种好的方法。取金银花、淡竹叶、白芷、薄荷各适量，煎汤含漱，有清热消肿、止痛化浊之功效；

取黄柏、菊花、桑叶、藿香各适量，煎汤含漱，有清热解毒、祛风燥湿之功效。医嘱方面，告诫患者要保持良好的心态，保证足够睡眠，平时少吃鸡肉、牛肉、羊肉、狗肉及生冷食物等。

七、口腔单纯性疱疹医案四则

口腔单纯性疱疹是由单纯疱疹病毒引起的急性口腔黏膜及口周皮肤以疱疹为主的感染性疾病。本病有自限性，可复发，是口腔临床上最常见的病毒感染性疾病。流行病学资料表明，30%～90%的居民血清中有抗单纯疱疹病毒抗体，说明曾发生过或正在发生单纯疱疹病毒感染。一般认为，人类是单纯疱疹病毒唯一的自然宿主，口腔、皮肤、眼、阴部、神经系统是易感染部位。临床上根据是否首次感染分为原发性疱疹性口炎和复发性疱疹性口炎两大类。前者以口腔黏膜充血、水疱、浅表性溃疡为临床特征，多发于儿童；后者是因潜伏于体内的病毒，在感冒、发烧、疲劳等条件下发生的复发性损害，以口唇及口周成簇小水疱、溃破、渗出、结痂为临床特征，多发于成年人。本病属中医学“口舌生疮”“热毒口疮”等范畴。

案1　疏风清热法治风热侵袭之口腔单纯性疱疹

李某，女，5岁。1995年6月10日初诊。

主诉：母亲代述，患儿口内发生小水疱两日。

病史：两日前患儿出现发热症状，夜间易惊醒啼哭，胃口差，随之口内起疱，溃烂，今来我处就诊。症见患儿口底、前庭沟处有散在、成簇小水疱，轻微发热，纳差，大便及小便正常。

检查：口底、前庭沟处见散在、成簇小水疱。舌尖红，苔薄黄，脉浮数有力。

诊断：口腔单纯性疱疹。

辨证：风热侵袭。

治法：疏风清热。

处方：银翘散加减。金银花10g，连翘10g，薄荷3g（后下），淡竹叶3g，荆芥10g，牛蒡子10g，大青叶10g，藿香5g，炒麦芽5g，牡丹皮5g，黄芩5g，板蓝根10g，生地黄5g，甘草3g。5剂，日1剂，水煎服。

医嘱：保持患儿口腔清洁卫生。

二诊（1995年6月16日）：服药后口内成簇小疱消失，仍不想吃东西。上方去黄芩、大青叶，加炒白术5g，炒鸡内金5g。5剂，日1剂，水煎服。

三诊（1995年6月21日）：服药后病愈。

观察半年，未见复发。

心得体会

《圣济总录》曰：“热疮本于热盛，风气因而乘之，故特谓之热疮。”本例患者治以疏风清热，方选银翘散加减。方中金银花、连翘芳香清解，既轻宣透表，又清热解毒，重用为君。薄荷、牛蒡子辛凉宣散，疏散风热，清利头目；荆芥辛而微温，透邪外出，辛而不烈，温而不燥，配伍在辛凉药中，可增强透表之力，为臣药。甘草调和诸药。诸药合用，既外散风热，又解毒辟秽，从而构成清疏兼顾、以疏为主之剂，为“辛凉平剂”。

案2　清心泻脾、利湿导热法治心脾积热之口腔单纯性疱疹

叶某，男，2岁。1990年7月9日初诊。

主诉：患儿口内发生小水疱4日。

病史：母亲代述，患儿口腔黏膜及牙龈红肿，并出现散在小水疱，4日前患儿有发热症状，最高体温37.8℃，夜间易惊醒啼哭，纳差，随之来我处就诊。症见患儿口腔黏膜及牙龈红肿，并出现散在小水疱，口唇的水疱有的破溃形成糜烂，有渗出，有的结痂，轻微发热，口痛拒食，口臭，涎多，大便干结，小便黄赤。

检查：口腔黏膜及牙龈红肿，并出现散在小水疱，口唇的水疱有的破溃形成糜烂，有渗出，有的结痂。舌质红，苔黄，脉洪数。

诊断：口腔单纯性疱疹。

辨证：心脾积热。

治法：清心泻脾，利湿导热。

处方：导赤散合白虎汤加减。生地黄6g，通草3g，淡竹叶3g，甘草3g，生石膏9g（先煎），知母3g，玄参5g，麦门冬5g，青蒿3g，板蓝根

5g，芦根5g，金银花5g，连翘5g，佩兰5g，黄连2g。5剂，日1剂，水煎服。

医嘱：保持患儿口腔内清洁。

二诊（1990年7月15日）：患儿母亲代述，服药后大便稀薄，日2～4次，无黏液及脓血，无发热，口内情况明显好转。口唇皮肤见结痂，无明显渗出，舌部无明显溃疡或水疱，舌红，苔黄稍腻，脉数。上方去通草、淡竹叶、板蓝根，加广藿香5g。5剂，日1剂，水煎服。

三诊（1990年7月21日）：服药后病愈。

观察半年，未见复发。

心得体会

本病以6岁以下小儿多见，特别是6个月至两岁的婴幼儿更多见。因为婴儿出生后，由于来自母体的被动免疫，其体内具有对抗单纯疱疹病毒的抗体，4～6个月后即自行消失，而在两岁前不会出现明显的抗体效价。本例患儿素禀火热之体，致使脾胃积热，其热循阳明经上蒸牙龈、口唇，导致该处红肿疼痛，溃烂生疮。《疡医大全》：“口疮者，心脾蕴热也。小儿阴气未生，阳气偏盛，又因将养过温，心脾积热，熏蒸于上而成疮。治宜泻心化毒，清凉为主。”《圣济总录》：“口疮者，由心脾有热，气冲上焦，熏发口舌，故作疮也。”方以钱乙《小儿药证直诀》导赤散为基础，加味成方。方中生地黄凉血养阴，以制心火；淡竹叶、通草清泻心与小肠、利尿导热，治口舌生疮，小便赤涩；生甘草清热解毒。《医宗金鉴·删补名医方论》曰：“此则水虚火不实者宜之，以利水而不伤阴，泻火而不伐胃也。若心经实热，须加黄连、竹叶，甚者更加大黄，亦釜底抽薪之法也。”故方中用黄连清热泻火。然心经实热则力有所不及，故方中加入清热凉血的青蒿与凉血养阴的玄参，以助生地黄，玄参还能降火解毒；其次加入生石膏、知母，既可清实热、泻胃火，治胃火上炎的牙龈肿痛，又可协同生地黄、玄参等气血两清、养阴生津；加凉心血、清胃热、解毒利咽的板蓝根，既善清热解毒，又善疏散风热的金银花和连翘，更增强了上述两组主药之效力，又能协助玄参治疗口腔之肿痛；麦门冬既可养阴清热、生津止渴，又能加强生地黄、玄参之功；芦根一方面善清热生津，另一方面又通导淋涩而增进通草、淡竹叶导赤之功；佩兰芳香化湿，醒脾开胃，且有发表解暑的功效。诸药合用，共奏清心泻脾、利湿导热之功。

案3　清热利湿、健脾化浊法治脾胃湿热之口腔单纯性疱疹

周某，女，56岁，务农。2016年3月10日初诊。

主诉：口舌溃烂3日。

病史：自述口舌溃烂3日。3天前感冒发烧后出现口舌溃烂，唇部周围皮肤有小水疱，破溃后见黄色渗出液体，未自行服药，今来诊。症见唇红部口周皮肤有散在小水疱，有黄色液体渗出，能闻及口臭，纳差，小便黄，大便偏稀。

检查：唇红部口周皮肤可见散在小水疱，有黄色液体渗出，闻及口内异味，舌部见数个小水疱，周围略充血。舌红，苔黄腻，脉滑数。

诊断：口腔单纯性疱疹。

辨证：脾胃湿热。

治法：清热利湿，健脾化浊。

处方：泻黄散合导赤散加减。生地黄15g，木通10g，淡竹叶5g，甘草5g，广藿香10g，山药10g，防风10g，大青叶10g，板蓝根10g，白术10g，金银花15g，薏苡仁15g。10剂，日1剂，水煎服。

医嘱：注意调护脾胃，保持口腔清洁。

二诊（2016年3月21日）：患者述服药后大小便较前正常，口内情况明显好转。口周皮肤见结痂，无明显渗出，舌部无明显溃疡或水疱，舌红，苔黄，脉数。上方去木通、淡竹叶、大青叶。10剂，日1剂，水煎服。

三诊（2016年4月1日）：服药后病愈。

观察1年，未见复发。

心得体会

本例患者脾胃虚弱，运化失常，水湿内生，郁而化热，下注膀胱，膀胱湿热，下焦不利，上溢脾经，湿与热瘀，郁久则化热，热气熏蒸胃口，以致满口糜烂生疮。正如《医宗金鉴》所说：“膀胱湿水溢脾经，湿与热瘀熏胃口，满口糜烂色红疼。”《医方考》云：“膀胱者，水道之所出；小肠者，清浊泌别之区也。膀胱移热于小肠，则清浊不能泌别，湿热不去，势必上蒸，故令口中糜烂而疮。”可见脾经湿困，膀胱湿热上蒸，也能诱发口腔起疱、溃烂。治以清热利湿，健脾化浊，方选泻黄散合导赤散加减。

案4　滋阴降火、凉血解毒法治阴虚火旺之口腔单纯性疱疹

席某，男，40岁，工人。1989年10月14日初诊。

主诉：口内、唇部反复起疱3个月。

病史：自述口内、唇部反复起疱3个月。两年前的1次感冒后口内、唇部开始起疱，自行服用消炎药（药物不详），病情好转。近3个月口唇部反复起疱，愈合较慢，未经特殊治疗，今来诊。症见下唇内侧黏膜有散在数个小水疱，疼痛不适，伴口渴，咽干，失眠多梦，易疲劳，大便稍干，小便正常。

检查：患者颜面部对称，无明显张口受限，下唇唇红部见一黄豆大小痂皮，无明显渗出，下唇内侧黏膜见散在数个小水疱，咽后壁充血。舌质红，舌薄白，脉细数。

诊断：口腔单纯性疱疹。

辨证：阴虚火旺。

治法：滋阴降火，凉血解毒。

处方：知柏地黄汤加减。盐知母10g，黄柏10g，熟地黄15g，山茱萸10g，生地黄15g，金银花15g，大青叶10g，板蓝根10g，牡丹皮10g，桔梗10g，麦门冬10g，山药10g，茯苓10g，甘草5g。10剂，日1剂，水煎服。

医嘱：适量进食新鲜蔬菜和水果，保持大便通畅。

二诊（1989年10月25日）：服药后症状明显好转，唇部水疱已结痂脱落，无明显渗出，未见新的水疱形成。上方去大青叶、板蓝根。10剂，日1剂，水煎服。

三诊（1989年11月8日）：服药后病愈。

观察半年，未见复发。

心得体会

口腔疱疹多见于成年人，因感染部位在口唇或接近口唇处，故又称复发性唇疱疹。中医学称“热疮”或“热气疮”。热疮之名，最早记载见于南北朝《刘涓子鬼遗方》，并主张用生地黄膏、黄连膏等治热疮。隋·巢元方《诸病源候论·热疮候》说：“诸阳气在表，阳气盛则表热，因运动劳役，腠理则虚而开，为风邪所客，风热相搏，留于皮肤则生疮。初作瘭浆，黄汁出，风多则痒，热多则痛，血气乘之，则多脓血，故名热疮之。”本病易于复发，每次发作约1周许痊愈。

复发的诱因包括情绪因素、重病、暴晒、外伤、疲劳、感冒发热等。中医学认为与外邪侵袭、脾胃湿热、阴虚火旺等有关。现代谓之其发病与否与机体免疫功能有关，即体虚湿毒之气内染是产生该病的关键所在，疏风清热、利湿解毒的同时注意补虚。

八、口腔念珠菌病医案四则

口腔念珠菌病是由念珠菌的某些种群引起的原发或继发感染。念珠菌是一种常见的条件致病菌，属于酵母样真菌。引起人类念珠菌病的主要是白色念珠菌、热带念珠菌和高里念珠菌，占60%～80%。近年来报道，念珠菌感染菌种存在变异趋势，引起念珠菌感染中非白色念珠菌增多，且在病灶中可存在多种致病性念珠菌的混合感染。同时由于耐药菌的增多，使得口腔念珠菌病的治疗难度上升。因此，提高对口腔念珠菌病的认识，防止因漏诊、误诊而延误治疗十分重要。本病中医学称“鹅口疮”“雪口”。

案1　清心泻脾法治心脾积热之口腔念珠菌病

杨某，女，6个月。2010年11月13日初诊。

主诉：口内发白6日。

病史：母亲代述，患儿1周前发热，继而口腔两侧黏膜发白，晚间常啼哭，时常吐奶，口内有异味，流涎，未行特殊处理。追问病史，患儿母亲孕期嗜食辛辣炙煿之品。

检查：口内黏膜发红充血，两颊部见白色斑点融合成片状，高出黏膜面，呈凝乳状，棉签用力擦拭可擦去。舌尖红赤，指纹紫色。

诊断：口腔念珠菌病。

辨证：心脾积热。

治法：清心泻脾。

处方：导赤散加减。生地黄 5g，淡竹叶 1g，甘草 3g，黄连 1g，金银花 5g，连翘 5g，黄芪 5g，白术 3g，桔梗 1g，蝉蜕 1g。3 剂，日 1 剂，水煎服。

医嘱：嘱其用生理盐水棉签擦拭口腔，每日 3～4 次。

二诊（2010 年 11 月 17 日）：药后夜间已不啼哭，白色凝乳状消退许多，其他症状较前明显好转，检查见口内黏膜充血情况较前好转，双颊未见明显斑点，舌红，苔薄。上方去黄连，3 剂，日 1 剂，水煎服。并继续用生理盐水棉签擦拭患儿口腔。

三诊（2010 年 11 月 21 日）：药后病愈。嘱其哺乳前，哺乳器及乳头要擦拭干净。

心得体会

早在 610 年，我国隋代巢元方所著的《诸病源候论》就认识到口腔念珠菌病，当时取名“鹅口”，指出：“小儿初生，口里白屑起，乃至舌上生疮，如鹅口里。世谓之鹅口，此由在胎时受谷气盛，心脾热气，熏发于口故也。”此后《备急千金要方》和《外科正宗》等均有对本病的记载。小儿鹅口疮，多由于胎热所致。本例患儿乳母孕期嗜食辛辣炙煿之品，使心脾积热，胎热内蕴，遗患胎儿。出生后护理不当，口腔不洁，加之复感邪热，使心脾热毒循经上蒸，熏灼口舌而发病。治以清心泻脾，方选导赤散或清热泻脾散，使积热得清，火不上熏而病愈。

案 2　健脾燥湿、芳香化浊法治脾虚湿盛之口腔念珠菌病

周某，女，63 岁，农民。2008 年 12 月 10 日初诊。

主诉：口腔内长有白色物 3 个月。

病史：自述口腔内长有白色物 3 个月，口干不适，自行服用消炎类药物（药物不详），并到当地卫生服务站输液（药物不详），症状未缓解。近日口内白腐物增多，症状加重，特来诊求治。症见口干，纳差，倦怠，大便溏薄。

检查：患者颜面部对称，无明显张口受限，口腔黏膜见散在乳白色斑膜，周围稍充血发红，口内唾液分泌量尚可。舌质淡，苔白腻，脉沉缓无力。

诊断：口腔念珠菌病。

辨证：脾虚湿盛。

治法：健脾燥湿，芳香化浊。

处方：参苓白术散加减。党参10g，白术10g，茯苓10g，山药10g，白扁豆10g，薏苡仁15g，砂仁10g，藿香10g，甘草5g，黄连5g，麦门冬10g。7剂，日1剂，水煎服。

医嘱：嘱其淡盐水漱口，每日4～5次。

二诊（2008年12月18日）：服药后症状较前好转，口干不适感明显减轻，现舌背有发白，口腔黏膜其他地方白色斑膜消退。上方减黄连，加淡竹叶5g。10剂，日1剂，水煎服。

三诊（2008年12月29日）：服药后诸症得到缓解，唾液培养未见白色念珠菌。

心得体会

本例口腔念珠菌病为抗生素引起，中医学认为，抗生素属于寒凉药物，长期使用会窒碍肠胃，侵入脾土，脾胃运化失司，导致脾虚湿盛。故症见口干、纳差、倦怠、大便溏薄等，方选参苓白术散加减。本病经适当治疗与护理，皆能得到治愈，一般预后较好。但身体素质极差者，如免疫功能低下的患者，预后不良。若治疗不及时或治疗不当，邪毒可从卫气传入营血，致使病情加重，白膜增多，延至咽喉、食管、气管，甚至引起呼吸道梗阻，发生意外。预防方面，不得滥用抗生素，以避免口腔菌群失调而发生念珠菌感染。长期全身或局部应用抗生素或免疫抑制剂的患者或慢性消耗性疾病患者，应警惕念珠菌病的发生。

案3　滋阴清热降火法治阴虚火旺之口腔念珠菌病

张某，女，58岁，退休。2004年4月4日初诊。

主诉：口内黏膜发白伴口干两个月。

病史：自述口干舌燥，舌部不适两个月。照镜子见舌部发红，口内黏膜发白，自行服用消炎药（头孢类）及去诊所看中医，未见明显效果，故来我处就诊。症见口内黏膜发白，五心烦热，纳眠可。

检查：患者颜面部对称，无明显张口受限，口内黏膜呈暗红色，双颊黏膜呈点状发白，口内唾液分泌较少。唾液培养结果为白色念珠菌感染。舌红，苔少，脉细数。

诊断：口腔念珠菌病。

辨证：阴虚火旺。

治法：滋阴清热降火。

处方：知柏地黄汤加减。熟地黄15g，山药10g，山茱萸10g，泽泻10g，茯苓10g，知母10g，黄柏10g，牡丹皮10g，黄连5g，南沙参10g，淡竹叶5g，麦门冬10g，石斛10g。10剂，日1剂，水煎服。

医嘱：嘱其淡盐水漱口，每日4~5次。

二诊（2004年4月14日）：服药后症状较前好转，双颊黏膜点状发白消退，偶有口干症状。原方去淡竹叶、知母、黄柏、黄连。10剂，日1剂，水煎服。

三诊（2004年4月25日）：药后口干明显好转，上方加西洋参5g（单煎兑服），天花粉10g。10剂，日1剂，水煎服。

四诊（2004年5月6日）：服药后病愈。唾液培养未见白色念珠菌。

心得体会

口为脾之窍，舌乃心之苗，足少阴肾经系舌本。素体脾胃亏虚，或久病久泻，或过食苦寒药物，损伤脾胃，使脾失健运，水湿上泛；或肾阴亏损，水不制火，阴不潜阳，使虚火上浮。故成人患此疾，与脾肾息息相关。治以健脾滋肾为大法，辅以化浊利湿。必要时可用黄连、金银花、薄荷、甘草各适量，煎水含漱，也可外用散剂，如冰硼散、锡类散、养阴生肌散等撒患处。

案4　养阴清热、淡渗利湿法治阴虚夹湿、虚火上浮之口腔念珠菌病

田某，女，53岁，教师。2006年6月9日初诊。

主诉：发现右颊黏膜发白1月余。

病史：自述1个多月前偶然发现右颊黏膜发白，局部粗糙感，被某医院诊为扁平苔藓，给予地塞米松局部注射治疗，不见好转。故来我处就诊。

症见面色无华，眠差，精神困乏，盗汗，两颧发红，口干不欲饮，口腔内白屑累累，纳呆，小便黄，大便稀溏。否认高血压、糖尿病等系统疾病。

检查：患者形体偏瘦。颜面部对称，无明显张口受限。右颊黏膜后部近移行沟处有条形白色伪膜。唾液培养结果为白色念珠菌感染。舌质嫩红，苔黄腻，脉沉细无力。

诊断：口腔念珠菌病。

辨证：阴虚夹湿，虚火上浮。

治法：养阴清热，淡渗利湿。

处方：六味地黄汤加减。熟地黄 15g，山药 10g，山茱萸 10g，泽泻 10g，茯苓 15g，牡丹皮 10g，薏苡仁 15g，车前子 10g，白茅根 15g，苍术 10g，炒白术 10g，党参 10g。10 剂，日 1 剂，水煎服。

医嘱：嘱其保持口腔卫生，淡盐水漱口，每日 4～5 次。

二诊（2006 年 6 月 19 日）：服药后诸症减轻，睡眠改善，仍自觉口干。上方去车前子、白茅根，加天花粉 10g。10 剂，日 1 剂，水煎服。

三诊（2006 年 6 月 30 日）：药后口干明显好转，上方加西洋参 5g（单煎兑服）。10 剂，日 1 剂，水煎服。

四诊（2006 年 7 月 10 日）：服药后病愈。唾液培养未见白色念珠菌。

心得体会

中医学认为，本病发病原因有内因和外因之分，外因主要针对小孩，以及长时期滥用抗生素者；内因根据患者素质不同和病因的差异而分为心脾积热夹湿和阴虚夹湿、虚火上浮等证候。该例患者肾阴亏损，故见精神困乏、形体偏瘦、盗汗、面色无华；水不制火、阴不潜阳则虚火上浮，出现两颧发红、小便黄、舌苔嫩红、口干等症；夹湿故不欲饮；阴虚夹湿则口腔内白屑累累、大便稀溏、舌苔黄腻。脉细无力乃肾阴不足、虚火上浮之象。治以养阴清热、淡渗利湿，方选六味地黄汤加减。

九、口腔扁平苔藓医案八则

口腔扁平苔藓是一种非感染性慢性浅表性炎症。病变可于口腔黏膜和皮肤先后或同时发生，也可以单独发生。口腔黏膜表现为珠光色白色条纹交织成条索状、网状、树枝状、环状及斑块状等多种形态，也可以先后出现或重叠发生丘疹、水疱、糜烂、萎缩、色素沉着等病损。该病发病率不超过1%，好发年龄为13～80岁。男女比例为1∶1.5，患者伴皮肤损害的概率约有54%，因有恶变可能，可将其归于癌前状态。本病属中医学“口癣”“口蕈”“口破”等范畴。

案1　清热解毒祛湿法治湿热内阻之口腔扁平苔藓

陈某，男，42岁，公务员。2008年4月9日初诊。

主诉：口内发白伴溃烂疼痛半月余。

病史：自述口内发白伴糜烂疼痛半月余，进食疼痛加重，未自行服药，今来诊。症见口干口黏，胃脘胀满，小便色黄，大便偏干。平素工作压力较大。

检查：患者无明显张口受限，双颊黏膜均见白色斑纹，伴充血红斑，水肿糜烂，敏感疼痛。无皮肤病损。舌质红，舌苔黄腻，脉弦滑数。

诊断：口腔扁平苔藓。

辨证：湿热内阻。

治法：清热解毒祛湿。

处方：五味消毒饮加减。苍术10g，炒白术15g，薏苡仁15g，黄芩10g，黄连6g，生地黄15g，藿香10g，茯苓皮10g，麦门冬10g，金银花10g，连翘10g，野菊花10g，蒲公英10g，炒鸡内金10g，郁金10g。10剂，日1剂，水煎服。

医嘱：嘱其放松精神，调节工作压力。忌食牛羊肉、海鲜、鸡肉等。可食用鳝鱼、甲鱼、水鸭子、苹果、梨子等。

二诊（2008年4月19日）：服药后症状较前好转，双颊充血红斑、水肿糜烂明显减轻，口内斑纹仍存，偶有大便干。上方去苍术、黄芩、郁金，加石斛10g，灵芝10g。10剂，日1剂，水煎服。

三诊（2008年4月30日）：服药后双颊敏感疼痛、水肿糜烂消失，但双颊白色斑纹部分存在。守上方10剂，日1剂，水煎服。

观察半年，病情稳定。

心得体会

中医古籍中无扁平苔藓这一病名，根据其临床表现、好发部位等与中医之“口癣”“口蕈”“口破”等有相似之处。口癣是指口腔黏膜上出现灰白色斑纹；《说文解字·病部》：“癣，干疡也。”《广雅·释诂一》：“癣，创也。”口蕈是指口腔黏膜斑纹、丘疹、脱屑、糜烂病损变化；糜烂性扁平苔藓类似于“口破”。明代《外科正宗》云：“口破者，有虚火、实火之分，色淡、色红之别。虚火者，色淡而白斑细点，甚者显露龟纹，脉虚不渴；此因思烦太甚，多醒少睡，虚火动而发之……实火者，色红而满口烂斑，甚者腮舌俱肿，脉实口干；此因膏粱厚味，醇酒炙煿，心火妄动发之……”以上叙述有与本病发生发展相似之处，并指出与神经、精神因素及火热上犯有关。本例患者口内发白伴糜烂疼痛，且口干口黏，胃脘胀满，小便色黄，大便偏干，舌质红，舌苔黄腻，脉弦滑数，证属湿热内阻。方选五味消毒饮加减。方中金银花清热解毒，消散痈肿；紫花地丁、蒲公英、野菊花清热解毒，凉血消肿散结；薏苡仁健脾清热利湿。诸药配合，共奏清热解毒祛湿之功。

案2　清脾泄热、解毒祛湿法治脾胃湿热之口腔扁平苔藓

杨某，女，40岁，公司职员。2012年7月9日初诊。

主诉：口腔内发白粗糙3个月。

病史：自述口腔内发白粗糙3个月，进食辛辣食物时疼痛不适，未自行服药，今来诊。症见口干、口苦，大便溏，小便黄，带下色黄。月经常先期。

检查：患者无明显张口受限，舌背与双颊黏膜均见白色斑纹，扪及表面粗糙感，黏膜充血、轻度糜烂。无皮肤病损。舌红，苔薄黄，脉滑数。

诊断：口腔扁平苔藓。

辨证：脾胃湿热。

治法：清脾泄热，解毒祛湿。

处方：平胃散合二妙散加减。苍术10g，柴胡10g，黄芩10g，生地黄15g，牡丹皮10g，金银花15g，薏苡仁15g，厚朴10g，陈皮10g，炙甘草5g，黄柏10g。10剂，日1剂，水煎服。

医嘱：嘱其忌食牛羊肉、海鲜、鸡肉等。可食用鳝鱼、甲鱼、水鸭子、苹果、梨等。

二诊（2012年7月19日）：服药后症状较前好转，局部糜烂及疼痛感明显减轻，口内斑纹仍存，偶有便秘。上方加大青叶10g、蝉蜕5g。10剂，日1剂，水煎服。

三诊（2012年7月30日）：服药后疼痛、糜烂消失，但口内白色斑纹部分存在。守上方10剂，日1剂，水煎服。

观察半年，病情稳定。

心得体会

本例口腔扁平苔藓属于脾胃湿热证，方选平胃散合二妙散加减。方中苍术甘苦，燥湿健脾，脾燥则不滞，所以能健运而得其平。苍术始载于《神农本草经》。《药品化义》曰："苍术，味辛主散，性温而燥，燥可去湿，专入脾胃，主治风寒湿痹，山岚瘴气，皮肤水肿，皆辛烈逐邪之功也。统治三部之湿……湿在下部，足膝痿软，以此同黄柏治痿，能令足膝有力；取其辛散气雄，用之散邪发汗，极其畅快。"可见苍术功擅燥湿运脾。黄柏苦寒清热。厚朴色赤苦温，能助少火以生气。湿因于气之不行，气行则愈，故以陈皮佐之。甘先入脾，脾得补而健运，故以炙甘草为使。诸药合用，共奏清脾泄热、解毒祛湿之功。

案3　疏肝理气、活血解郁法治肝郁气滞之口腔扁平苔藓

唐某，女，36岁，高校教师。2010年9月25日初诊。

主诉：牙龈及舌部发现白色斑纹1月余。

病史：自述1个多月前发现牙龈及舌部有白色花纹，进食时有局部刺激不适感，未行特殊治疗，今来诊。症见牙龈及舌部有白色花纹，伴情志不舒，胸肋胀闷，失眠多梦，偶有月经不调。

检查：无明显张口受限，右下磨牙区颊侧牙龈及前庭沟处见白色花纹，伴轻度黏膜充血，舌背前部见白色花纹。无皮肤病损。舌红，苔薄黄，脉弦。

诊断：口腔扁平苔藓。

辨证：肝郁气滞。

治法：疏肝理气，活血解郁。

处方：柴胡疏肝散加减。柴胡10g，制香附10g，川芎10g，黄芩10g，枳壳10g，当归10g，白芍15g，甘草5g，牡丹皮10g，郁金10g，金银花15g，生地黄10g，陈皮10g。10剂，日1剂，水煎服。

医嘱：保持心情开朗。

二诊（2010年10月8日）：服药后口内不适感较前减轻，未见明显充血糜烂，但仍见右下颊侧牙龈及前庭沟白色花纹和舌前部白色花纹，仍失眠多梦。上方去川芎、制香附，加酸枣仁15g，灵芝10g。10剂，日1剂，水煎服。

三诊（2010年10月18日）：经治后全身伴随症状明显改善，失眠多梦症状消失，但口内白色病损未完全消除，守上方10剂，日1剂，水煎服。

四诊（2010年10月29日）：服药后全身症状消失，但口内白色花纹仍部分存在，改服逍遥丸两个月。

观察1年，病情稳定。

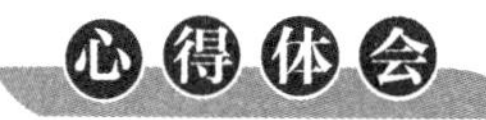

本例患者牙龈及舌部发现白色斑纹，伴情志不舒、胸胁胀闷、失眠多梦、偶有月经不调等症，辨证属于肝郁气滞。柴胡疏肝散为疏肝解郁的常用方剂，以疏肝理气为主，疏肝之中兼以养肝，理气之中兼以调血和胃。《医略六书》曰："柴胡疏肝木以解郁……白芍敛肝阴以止血，川芎化凝血以归肝，枳壳破滞气，陈皮利中气，香附调气解气郁……为散煎冲，生者力锐而熟者性醇，务使怒火顿平则肝郁自解，肝络清和。"

案4　清肝泻火、理气解毒法治肝郁化火之口腔扁平苔藓

覃某，男，48岁，司机。2007年6月25日初诊。

主诉：口腔黏膜不适感、进食疼痛3个月。

病史：自述3个月前出现口腔黏膜不适感、进食疼痛。平素工作紧张劳累，易躁易怒，经常三餐不定时、饮食冷热无常。未行特殊治疗，因恐癌变今来诊。症见口干口苦，大便干、两日或多日一行，小便色黄。有胃炎病史；血压稍高，未用药。

检查：患者无明显张口受限。两颊黏膜有大面积灰白斑纹伴充血水肿，左颊黏膜中部有糜烂面，病损波及龈颊沟，双舌侧腹部也有灰白斑纹伴充血水肿。无皮肤病损。舌尖红，舌苔黄厚，脉沉弦。

诊断：口腔扁平苔藓。

辨证：肝郁化火。

治法：清肝泻火，理气解毒。

处方：龙胆泻肝汤加减。龙胆草 10g，黄芩 10g，生地黄 15g，栀子 10g，柴胡 10g，当归 10g，白芍 15g，牡丹皮 10g，夏枯草 10g，淡竹叶 10g，泽泻 10g，通草 10g，甘草 5g。10 剂，日 1 剂，水煎服。

医嘱：戒烟酒及辛辣刺激食物；解释该病癌变情况，嘱放松心情。

二诊（2007 年 7 月 6 日）：服药后口腔黏膜充血水肿及糜烂均消退，饮食已无大碍，稍口干、大便干。上方去龙胆草、夏枯草、淡竹叶，加石斛 10g，枸杞子 10g，元参 10g。10 剂，日 1 剂，水煎服。

三诊（2007 年 7 月 16 日）：口腔黏膜灰白斑纹大部分消失，口干、大便干缓解。嘱巩固治疗效果，继续服药和注意维护口腔黏膜。守上方 10 剂，日 1 剂，水煎服。

观察 1 年，情况稳定，无明显反复，口腔黏膜情况基本稳定。

心得体会

本病极易反复波动，常呈慢性进展过程，所以要注意控制病损，稳定病情，巩固疗效，防止反复，应取得患者的主动配合，从而提高患者的依从性。患者的恐癌心理和患者的依从性配合，是一个不可忽视的问题，也是取得良好疗效和巩固疗效的一个重要方面，患者的心身因素和精神情绪的自我调理和控制是非常必要的。此外，应注意观察病变有无特殊改变，有无癌变倾向。

案 5　理气活血、平肝祛瘀法治气滞血瘀之口腔扁平苔藓

殷某，女，49 岁，公司职员。2002 年 7 月 19 日初诊。

主诉：两颊黏膜粗糙发涩伴刺痛 3 个月。

病史：自述两颊黏膜粗糙发涩伴刺痛 3 个月，于当地医院就诊，服过中药，时好时差。近 1 周自觉进食时不适感明显，故来诊求治。症见精神

紧张，情绪低落，睡眠差，口苦，口干，面色黯淡，纳呆，腹胀，大便干结，小便色黄。月经失调，量少不畅，有小血块，偶尔痛经。

检查：患者两颊黏膜有较大面积灰白网纹，较平坦，波及龈颊移行皱襞，无明显充血，未见糜烂。无皮肤病损。舌质暗红，舌苔黄，脉沉弦。

诊断：口腔扁平苔藓。

辨证：气滞血瘀。

治法：理气活血，平肝祛瘀。

处方：桃红四物汤加减。桃仁10g，红花10g，川芎10g，夏枯草10g，丹参30g，生地黄15g，柴胡10g，制香附10g，郁金10g，黄连3g，枳壳10g，炒白术10g，柏子仁10g。10剂，日剂，水煎服。

医嘱：解释病情，嘱放松心情。

二诊（2002年7月29日）：服药后口腔黏膜粗糙发涩感消退，仍偶有刺痛感，稍口干及口苦。上方去夏枯草，加淡竹叶5g，黄芩10g，车前草10g。10剂，日1剂，水煎服。

三诊（2002年8月10日）：服完上方后，诸症基本消失。嘱巩固治疗效果，继续服药和注意放松心情、改善睡眠。守上方10剂，日1剂，水煎服。

观察半年，病情稳定。

心得体会

根据微循环及血液流变学研究，本病有微循环障碍及血液流变学异常，表明本病存在一定程度的气滞血瘀证的病理基础，说明气血失和、脉络阻滞、血脉瘀阻等对本病的发生具有一定的影响。桃红四物汤为调经要方之一，是《玉机微义》转引的《医垒元戎》中的方子，也称加味四物汤，桃红四物汤这一方名始见于《医宗金鉴》。该方由四物汤加桃仁、红花而成，以祛瘀为核心，辅以养血、行气。方中桃仁、红花力主活血化瘀；熟地黄、当归滋阴补肝，养血调经；芍药养血和营，以增补血之力；川芎调畅气血，以助活血之功。诸药配伍，使瘀血去，新血生，气机畅，口腔病愈。

案6 疏肝健脾、行气活血法治肝郁脾虚之口腔扁平苔藓

赵某，女，49岁，会计。2016年8月3日初诊。

主诉：两颊黏膜发白粗糙不适5个月。

病史：自述两颊黏膜发白粗糙不适5个月，曾就诊于当地医院，诊断为口腔扁平苔藓，予漱口水（具体不详），效果不佳，遂来我科治疗。症见睡眠差，纳呆，腹胀便溏，月经紊乱，经期不定而量少，易汗，心悸，头晕，平素工作较为紧张，恐癌变心理。

检查：患者无明显张口受限，两颊黏膜有广泛灰白花纹，波及龈颊沟，伴部分充血水肿，无明显糜烂。无皮肤病损。舌质淡，舌苔薄黄，脉细弦略数。

诊断：口腔扁平苔藓。

辨证：肝郁脾虚。

治法：疏肝健脾，行气活血。

处方：丹栀逍遥散加减。炒白术10g，茯苓10g，白芍15g，柴胡10g，甘草6g，丹参15g，薄荷6g（后下），白鲜皮10g，生地黄15g，黄连3g，炒鸡内金10g，牡丹皮10g，栀子10g，炒薏苡仁15g，炒酸枣仁10g。10剂，日1剂，水煎服。

医嘱：放松心情，调节工作状态，改善睡眠。

二诊（2016年8月15日）：服药后黏膜不适感及其他症状减轻，睡眠有所改善，但是偶尔仍会担心病情。检查：两颊黏膜充血水肿消退，灰白斑纹稍变浅。上方加合欢皮10g，灵芝10g。10剂，日1剂，水煎服。

三诊（2016年8月26日）：服药后症状基本缓解。嘱巩固治疗效果，继续服加味逍遥丸，每日2袋。半月后复诊。

四诊（2016年9月12日）：用药半月后，症状基本消失。

观察半年，病情稳定。

心得体会

口腔扁平苔藓是一种常见的慢性口腔黏膜疾病，好发于40岁以上女性，以口腔黏膜的白色网纹状损害或伴有丘疹、斑块、水疱、糜烂等为特征，可分别或同时发生在口腔黏膜和皮肤上，其发病机制尚未完全明确。

本病是一种癌前状态，部分患者有一定的“恐癌”心理，从而产生焦虑抑郁心理。而焦虑、抑郁在中医属于“郁证”范畴，肝气郁结、气血瘀滞为其主要病机。加味逍遥丸出自明代薛己所著的《内科摘要》，方中以柴胡为君，疏肝解郁；白芍酸苦，养血敛阴，柔肝缓急；白术、茯苓、甘草健脾益气，以助生化之源；少配薄荷，疏散郁遏之气，清散郁热；牡丹皮、栀子增强清热凉血之功。诸药合用，共奏疏肝健脾、行气活血之功。

案7　滋阴清热、养血润燥法治阴虚内燥之口腔扁平苔藓

吕某，男，64岁，工人。2009年5月11日初诊。

主诉：发现口内白纹两年余。

病史：自述发现口内白纹两年余，于当地医院多次就诊，服过中药，也打过消炎针（药物不详），但时好时坏。近几月自觉进食时疼痛不适，故来诊求治。症见口干咽燥，无法食用辛辣刺激食物，心烦失眠。大小便正常。有吸烟史、饮酒史。无咀嚼槟榔史。

检查：患者无明显张口受限，双侧颊黏膜见白色花纹，表面粗糙，伴黏膜充血、糜烂。舌质红，苔薄黄，脉细数。

诊断：口腔扁平苔藓。

辨证：阴虚内燥。

治法：滋阴清热，养血润燥。

处方：知柏地黄汤加减。生地黄15g，山茱萸10g，山药10g，泽泻10g，牡丹皮10g，茯苓10g，盐知母10g，黄柏10g，酸枣仁10g，合欢皮10g，淡竹叶5g，金银花15g，麦门冬10g，甘草5g。10剂，日1剂，水煎服。

医嘱：戒烟酒，放松心情，保证良好睡眠。

二诊（2009年5月22日）：服药后口干咽燥、心烦失眠等症状明显减轻，但口内白纹、局部糜烂仍存在。上方加黄连5g。10剂，日1剂，水煎服。

三诊（2009年6月3日）：服药后已不感进食时疼痛，局部糜烂消失，口内白色花纹部分存在。守上方10剂，日1剂，水煎服。

四诊（2009年6月15日）：30剂后全身及局部症状明显好转，改服知柏地黄丸两个月。

观察1年，病情稳定。

心得体会

中医辨证治疗口腔扁平苔藓方法多样，且毒副作用少，复发率低。本病病因内外因素夹杂，针对全身因素和局部病损可分为若干证型，因多有兼证，所以临床诊治应仔细观察，分辨治疗，通过辨证论治，根据患者具体情况制定个体化治疗方案，达到整体调节、改善局部症状和减少复发的目的。在诊治中，清热苦寒之药、活血解毒之品不可久服或过量，应中病即止，同时及时调整方药治法，当病情缓解控制后，可用健脾理气、调血滋阴等药调理。

案8　清心健脾法治心脾积热之口腔扁平苔藓

任某，女，12岁，学生。2019年6月24日初诊。

主诉：舌背反复长溃疡两个月。

病史：患儿母亲代述，患儿舌背反复长溃疡两个月，用过中成药（具体不详），症状时好时坏。平时无不适，体质尚可，不挑食。症见患儿面红，睡眠易醒，无盗汗，平素喜油炸食物，大便干、两日一行，小便正常。月经未至。

检查：无张口受限，舌背前1/3处见一花生米大小糜烂面，触痛，表面灰白色。舌质红，苔薄黄，脉细数。

诊断：口腔扁平苔藓。

辨证：心脾积热。

治法：清心健脾。

处方：导赤散合五苓散加减。车前草5g，淡竹叶5g，甘草3g，生地黄10g，蝉蜕3g，炒鸡内金5g，麦门冬10g，柴胡5g，防风5g，薏苡仁10g，藿香5g，土茯苓5g，连翘10g，金银花10g，灵芝5g。10剂，日1剂，水煎服。

医嘱：饮食清淡而富于营养；关注患儿心理情绪变化。

二诊（2019年7月5日）：服药后舌背糜烂基本消失，偶睡眠易醒，大便基本正常。已进行心理疏导。上方去土茯苓、藿香。10剂，日1剂，水煎服。

三诊（2019年7月17日）：服药后症状基本消失，守上方10剂。日1剂，水煎服。

观察半年，病情稳定。

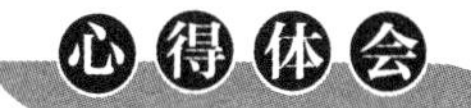

口腔扁平苔藓病因复杂，可发生在口腔黏膜任何部位，以颊部最为多见，此外是舌、唇、硬腭，病损部位可有糜烂溃疡和斑片形成，多数患者有疼痛、粗糙等不适症状。口腔扁平苔藓根据病损形态可分为网状型、环状型、条纹型、斑块型、丘疹型、水疱型、糜烂型和萎缩型，其中糜烂型易恶变。儿童在整个患病群体中所占比例约0.56%。儿童的病因也不明确，可受疫苗接种、自身免疫性疾病、服用药物、遗传及其他不确定因素的影响。本病一般可根据病史及典型的口腔黏膜白色病损作出诊断。临床症状不显著的儿童可以不做治疗，只需定期复诊观察即可；对临床症状明显的患儿可视情况给予中西医治疗。中医治疗主要采取整体调理，兼顾体表之法，其疗程因人因病情而定，避免刺激性饮食，同时多关注孩子的心理情绪变化，及时疏导。

十、口腔黏膜下纤维化医案三则

口腔黏膜下纤维化又称口腔黏膜下纤维变性，是以病理特征为主要依据命名的一种口腔黏膜慢性疾病，属癌前病变，可侵犯口腔黏膜的各个部位，但以颊、腭部多见。本病多发生于东南亚、印度，我国主要见于台湾地区以及湖南的湘潭、长沙，海南，云南等地，20～40岁成人多见，性别差异不大。患病率约为1%。

案1　理气活血、化瘀软坚法治气滞血瘀之口腔黏膜下纤维化

李某，男，46岁。2013年5月8日初诊。

主诉：张口受限1年余。

病史：自述张口受限1年余，曾于外院就诊，诊断为口腔黏膜下纤维化，建议口腔局部封闭注射治疗，患者拒绝，遂来我处就诊，要求中医药治疗。症见张口受限，伸舌不灵活，纳眠可。平日有咀嚼槟榔习惯。

检查：患者张口度约一指半，双侧颊黏膜及软腭黏膜见白色条索状改变，质地稍韧，黏膜弹性中等，翼下颌韧带处见白色条索状改变，伸舌不灵活，舌下见静脉迂曲。舌暗红，苔薄白，脉弦涩。

诊断：口腔黏膜下纤维化。

辨证：气滞血瘀。

治法：理气活血，化瘀软坚。

处方：桃红四物汤加减。桃仁10g，红花10g，生地黄15g，当归10g，赤芍10g，川芎10g，昆布10g，海藻10g，夏枯草15g，制香附10g，郁金10g。20剂，日1剂，水煎服。

医嘱：进食温度要低于30°，戒烟酒、槟榔，少吃鸡肉、牛羊肉、狗肉等。

二诊（2013年5月29日）：服药后大张口时黏膜紧张感较前有明显缓解，张口度已约二指，双侧颊黏膜及软腭黏膜白色条索状改变为红色条索状，舌体能伸出口外。上方去川芎、昆布、海藻，加石斛10g，煅牡蛎10g（先煎），甘草5g。20剂，日1剂，水煎服。

三诊（2013年6月19日）：患者述无明显不适，张口度二指，口腔黏膜泛红，条索状改变明显减少，守上方20剂，日1剂，水煎服。

观察两年，病情稳定。

心得体会

口腔黏膜下纤维化是一种能形成瘢痕、组织纤维化的慢性疾病，被广泛认为是一种口腔癌前病变。其发病相对隐匿，初期患者很难发觉，临床上易漏诊和误诊。其临床表现以口腔内双颊及软腭发白和进行性张口受限为主，西医对于口腔黏膜下纤维化的发病机制尚未完全明了。研究表明，嚼槟榔、吸烤烟和饮白酒均可增加口腔黏膜下纤维变性的风险。中国的口腔黏膜下纤维化患者均有咀嚼槟榔的习惯。中医学认为，口腔黏膜下纤维化系嗜食辛辣燥热之品，湿热毒邪侵袭，蕴积肌膜，导致局部气血运行不畅，瘀毒内停而致。本例患者辨证为气滞血瘀证，予桃红四物汤加减。方中以强劲破血之品桃仁、红花为主，力主活血化瘀；生地黄、当归滋阴清热，养血活血；芍药养血和营；川芎活血行气，调畅气血，以助活血之功；昆布、海藻、夏枯草软坚散结；制香附、郁金理气血，散郁滞。诸药合用，共奏理气活血、化瘀软坚之功。

案2　补气益血、调和营卫法治气血亏虚之口腔黏膜下纤维化

袁某，男，45岁。2012年5月9日初诊。

主诉：口干伴进食辛辣物黏膜不适1年余。

病史：自述口干伴进食辛辣物黏膜不适1年余。1年前自觉有口干不适的症状，食用辛辣热烫食物时口内黏膜不适，未行特殊治疗，自行服用维生素类药物，未见明显效果，故来诊。症见面色发白，易疲惫，纳稍差，眠可，二便正常。平日有咀嚼槟榔习惯。

检查：患者双侧颌面部对称，无明显张口受限，双颊黏膜及软腭黏膜见白色条索状改变，伸舌见双侧舌乳头萎缩，呈灰白色，口咽部空旷。舌质淡，扪及无弹性，且双侧舌乳头消失，苔薄白，脉细缓。

诊断：口腔黏膜下纤维化。

辨证：气血亏虚。

治法：补气益血，调和营卫。

处方：八珍汤加减。熟地黄15g，白术10g，当归10g，白芍10g，黄芪15g，茯苓10g，炙甘草5g，生地黄15g，玄参10g，丹参20g，石斛10g，大枣10g。20剂，日1剂，水煎服。

医嘱：进食温度要低于30°，戒烟酒、槟榔，少吃鸡肉、牛羊肉、狗肉等。

二诊（2012年5月30日）：服药后不适感较前有明显改善，食用辛辣食物时口内黏膜未觉有明显不适感，偶有口干及咽部疼痛不适症状。检查：口内原广泛白色条索状泛红，舌两侧缘见新生乳头。上方加薏苡仁15g，天门冬10g，麦门冬10g，石斛10g。20剂，日1剂，水煎服。

三诊（2012年6月20日）：服药后口腔已无不适感，饮食恢复至病前。守上方，20剂，日1剂，水煎服。

观察两年，病情稳定。

心得体会

中医学认为："正气存内，邪不可干，邪之所凑，其气必虚。"槟榔作

为外源性“邪毒”入侵人体，若人体正气不虚，经络通畅，则可将其排出体外。反之素禀不足，后天失养，邪毒便可乘虚而入，日久气血失调，肌膜失养，导致正气的损伤逐渐加重。这便是李元聪教授强调的素体禀赋不足或后天失养，气血亏虚，则肌肉黏膜失于濡养；外邪（烟草、槟榔、辣椒及局部慢性理化刺激）乘虚而入，发为本病。本例患者气血亏虚，治以补气益血、调和营卫，方用八珍汤加减。

案3　理气化痰、软坚散结法治痰毒蕴结之口腔黏膜下纤维化

周某，男，50岁。2009年3月9日初诊。

主诉：张口逐渐受限两年，伴口内黏膜起疱3个月。

病史：自述两年前大张口时自觉黏膜紧张不适，曾于当地卫生院就诊，未明确诊断，打消炎针（药物不详）治疗，效果欠佳。后张口逐渐受限，近3个月口内黏膜反复起疱，自行戳破后疼痛不适，故来诊。症见口内黏膜起疱，咽喉部不适，伴咳嗽痰多，纳眠可，二便正常，平日有咀嚼槟榔习惯。

检查：患者颜面部对称，张口约二指，双侧颊黏膜及软腭黏膜见白色纤维条索状改变，软腭黏膜近咽弓处见多个散在小水疱，色黄，咽后壁充血。舌红，苔白腻，脉滑数。

诊断：口腔黏膜下纤维化。

辨证：痰毒蕴结。

治法：理气化痰，软坚散结。

处方：二陈汤加减。法半夏10g，陈皮10g，茯苓10g，甘草5g，浙贝母10g，制香附10g，桔梗10g，牡丹皮10g，百部10g，淡竹叶5g，金银花10g，夏枯草15g。20剂，日1剂，水煎服。

医嘱：进食温度要低于30°，戒烟酒、槟榔，少吃鸡肉、牛羊肉、狗肉等。

二诊（2009年3月30日）：服药后症状较前有明显改善，现口内水疱较前数目减少，软腭见两个粟米大小水疱。上方加生地黄15g，麦门冬15g。20剂，日1剂，水煎服。

三诊（2009年4月20日）：服药后软腭处小水疱消失。

观察两年，病情稳定。

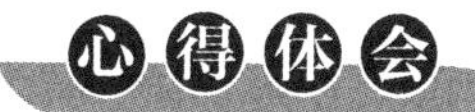

"痰、毒"泛指一切对口腔产生不利影响的物质。槟榔作为棕榈科植物产自亚热带，性温燥热，在咀嚼的过程中不断与口内的黏膜接触，释放槟榔碱等化学物质，持续刺激黏膜从而形成病损。中医学认为，外邪蕴结即为"毒"。由于口腔黏膜长期受不良食物的刺激，日久邪毒蕴结不散，以致气血运行受阻，生痰生湿，肌膜失养。因此，在治疗痰毒蕴结证口腔黏膜下纤维化时，李元聪教授着重强调理气化痰、软坚散结，故方选二陈汤加减。方中法半夏、陈皮、浙贝母燥湿理气化痰；茯苓、甘草健脾渗湿，以杜绝生痰之源；制香附、牡丹皮理气和血散瘀；桔梗、夏枯草祛痰化浊，软坚散结；金银花清热解毒。

十一、带状疱疹医案五则

带状疱疹是由水痘－带状疱疹病毒所引起的感染性疾病，临床上以沿单侧周围神经分布的簇集性小水疱为特征，常伴有明显的神经痛。水痘－带状疱疹病毒在儿童无免疫力的情况下初次感染表现为水痘，也可形成潜伏感染，多年后在某种诱因下引起神经节炎症，并且在相应神经节分布部位皮肤上形成水疱，一般不超过体表正中线。成年人及老年患者多引起神经痛。水痘－带状疱疹病毒具有高度传染性，可直接接触传染，特别是吸入传染，多数水痘－带状疱疹病毒患者感染后可获得终生免疫，个别免疫缺陷者可再发。本病属中医学"缠腰火丹""蛇丹""蜘蛛疮""蛇串疮""火带丹""甑带疮"等范畴。

案1　清热解毒法治热毒炽盛之带状疱疹

王某，男，35岁，工人。1989年5月2日初诊。

主诉：口腔及左面颊部灼痛不适3天。

病史：自述感冒后出现口腔及左面颊部灼痛不适3天，黏膜和皮肤表面发红，继而起小水疱，疼痛异常，影响进食。精神较差，小便黄，大便干结。

检查：患者呈痛苦面容，左面颊部和左侧口腔黏膜上有成簇的小水疱，沿三叉神经左上颌支呈带状分布，部分水疱已破溃，有渗出，未超过中线。舌红，苔黄，脉数。

诊断：带状疱疹。

辨证：热毒炽盛。

治法：清热解毒。

处方：马齿苋 15g，大青叶 10g，板蓝根 10g，生地黄 15g，牡丹皮 10g，防风 10g，甘草 5g，蒲公英 10g，金银花 15g，连翘 10g，夏枯草 10g，黄芩 15g。10 剂，日 1 剂，水煎服。

外治法：局部外搽季德胜蛇药片（将药片适量研末，丁卡因调），或选用阿昔洛韦软膏交替涂搽。中药愈疡漱口液（自制药）含漱，日 4～5 次。

医嘱：水疱破溃处保持清洁，防止感染。

二诊（1989 年 5 月 13 日）：服药后诸症明显好转，但仍感患区疼痛。上方加紫草 10g，地骨皮 10g，僵蚕 10g。再服 10 剂，日 1 剂，水煎服。药后基本痊愈。

观察 1 年，未见复发。

心得体会

本例患者感冒后余毒未清，蕴积于体内复感外邪而引发，故治疗上以清热解毒为主。方中采用大剂量的清热解毒之品，如马齿苋、大青叶、蒲公英、金银花等。由于患处有渗出，故另加黄芩清热祛湿。诸药合用，共奏清热解毒之功。

本病局部使用季德胜蛇药片和丁卡因，前者为治疗毒蛇咬伤之要药，具有很强的清热解毒作用，后者为表面麻醉剂，将药片适量研末加入调匀外搽，有清热解毒、杀虫止痛之功，尤其对于局部疼痛剧烈者，疗效显著。这是李元聪教授的临床经验，可供借鉴。

案 2　清肝火、祛风热法治肝经风热之带状疱疹

谭某，男，58 岁，农民。2009 年 9 月 9 日初诊。

主诉：右侧面部及口腔内疼痛 7 天，发疱溃烂 5 天。

病史：自述右侧面部及口腔内疼痛 7 天，发疱溃烂 5 天。1 周前过度

劳累后出现右侧面部及右侧口腔内疼痛不适，继而红肿起小水疱，影响进食及言语，今来诊求治。症见痛苦面容，右侧面颊皮肤红肿，上有成簇小水疱，部分已破溃，伴右侧头痛，口苦咽干，纳眠可，二便正常。

检查：患者痛苦面容，右侧面颊皮肤红肿，上有成簇小水疱，部分已破溃，口腔内右侧腭部大面积糜烂，部分牙龈红肿，病损限于右侧，不超过中线。舌红，苔黄，脉弦数。

诊断：带状疱疹。

辨证：肝经风热。

治法：清肝火，祛风热。

处方：龙胆草10g，夏枯草15g，栀子10g，柴胡10g，黄芩10g，防风10g，泽泻10g，金银花15g，生地黄15g，连翘10g，蝉蜕5g，大青叶10g，牡丹皮10g，甘草5g。7剂，日1剂，水煎服。

外治法：局部外搽季德胜蛇药片（将药片适量研末，丁卡因调），或选用阿昔洛韦软膏交替涂搽。中药愈疡漱口液（自制药）含漱，日4～5次。

医嘱：保持口腔及破溃处清洁，防止感染。

二诊（2009年9月16日）：病情好转，面部水疱逐渐干涸，开始结痂，口内糜烂、疼痛明显减轻。上方去龙胆草、栀子。7剂，日1剂，水煎服。外用药同上。

三诊（2009年9月23日）：自觉症状基本消失，右侧面颊结痂愈合，右侧腭部及牙龈红肿糜烂基本痊愈。

观察1年，未见复发。

心得体会

隋·巢元方《诸病源候论》曰：“甑带疮者，绕腰生。此亦风湿搏血气所生，状如甑带，因以为名。”《医宗金鉴》说：“此证俗名蛇串疮，有干湿不同，红黄之异，皆如累累珠形。干者色红赤，形如云片，上起风粟，作痒发热。此属肝心二经风火，治宜龙胆泻肝汤。”其认为带状疱疹与肝、心二经风火有关。情志内伤，肝气郁结，郁而化火，火热上蒸，复感风邪而发病。治以清肝火，祛风热。方中龙胆草泄厥阴之热，柴胡平少阳之热，黄芩、栀子清肺与三焦之热以佐之，泽泻泻肾经之湿，蝉蜕、防风疏散祛风，然皆苦寒之药，故用生地黄以养血而补肝，用甘草以缓中而不伤肠胃。诸药合用，共奏清肝火、祛风热之功。

案3　清热利湿、兼以祛风法治脾胃湿热之带状疱疹

汪某，男，26岁，工人。2014年5月10日初诊。

主诉：左侧面颊及左侧舌部灼痛5天，起水疱3天。

病史：5天前加班熬夜后出现左侧面颊及舌部灼痛，肿胀不适，当地诊所诊为口腔溃疡，服消炎药（药物不详）后症状未缓解，故来求治。症见左侧面颊有密集成簇水疱，左下唇及口角区也有相似病损，部分已溃破流水，伴不思饮食，口渴不欲饮，小便黄，大便溏。

检查：患者左侧面颊见密集成簇水疱，沿该侧三叉神经第三支呈带状分布，左下唇及口角区也有相似病损，部分已溃破流水。口内黏膜尤其该侧舌腹部见不规则糜烂面，表面有黄白假膜覆盖，不超过中线。舌缘有齿印，苔白腻，脉滑数。

诊断：带状疱疹。

辨证：脾胃湿热。

治法：清热利湿，兼以祛风。

处方：茵陈10g，滑石15g，黄芩10g，生地黄15g，黄连5g，栀子10g，金银花15g，大青叶10g，防风10g，薏苡仁15g，淡竹叶5g，牡丹皮10g，甘草5g。7剂，日1剂，水煎服。

外治法：局部外搽季德胜蛇药片（将药片适量研末，丁卡因调），或选用阿昔洛韦软膏交替涂搽。中药愈疡漱口液（自制药）含漱，日4～5次。

医嘱：保持口腔及破溃处清洁，防止感染。

二诊（2014年5月17日）：服药后病情好转，左面颊及舌部灼痛明显减轻，局部充血减退，成簇水疱逐渐收敛干枯，仍不欲饮食。上方去栀子、黄芩、滑石，加石斛10g。7剂，日1剂，水煎服。外用药同上。

三诊（2014年5月24日）：服药后左面颊水疱结痂愈合，左舌腹部糜烂面消失，但感病患部位麻木痒痛，上方加蝉蜕5g。日1剂，水煎服，直至症状消失。

观察1年，未见复发。

心得体会

“蛇串疮，湿者色黄白，水疱大小不等，作烂流水，较干者多痛，此属脾、肺二经湿热”。带状疱疹的发生与脾、肺二经湿热有关。脾胃湿热，循经上蒸，复感风邪，故火毒内蕴、感受风邪为本病病机特点。治疗时，无论清肝泻火，或是清脾泄热，必须兼以祛风，使脏腑火热得清，风毒之邪以除，疾病方能痊愈。

案4　行气化瘀、清解余毒法治气滞血瘀之带状疱疹

张某，女，76岁，农民。2001年7月11日初诊。

主诉：左颊部及口腔刺痛不适半月余。

病史：自述左颊部及口腔刺痛不适半月余。平素身体欠安，1个月前曾感冒，约半个月前出现左颊部及口腔刺痛不适，自行用口腔喷剂（药物不详），症状未缓解，故前来诊治。症见左颊部及口腔痛如针刺，痛处固定不移，局部瘀斑，头昏，心悸，纳少，疲乏，睡眠差，情志不畅，大便时有干结。有高血压病史20余年，规律用药，血压控制可。

检查：形体偏瘦，左颊局部肿胀瘀斑，皮疹基底暗红，疼痛明显，痛处固定。左侧舌腹部见少许不规则糜烂面，不超过中线。舌下青筋粗大，舌质暗红，有瘀点，舌苔白，脉弦。

诊断：带状疱疹。

辨证：气滞血瘀。

治法：行气化瘀，清解余毒。

处方：桃仁10g，红花15g，鸡血藤10g，延胡索10g，陈皮10g，金银花10g，连翘10g，板蓝根10g，牡丹皮10g，党参15g，炒鸡内金10g，蝉蜕5g，灵芝10g，柏子仁10g，淡竹叶5g，甘草5g。7剂，日1剂，水煎服。

外治法：舌腹局部外搽季德胜蛇药片（将药片适量研末，丁卡因调），或选用阿昔洛韦软膏交替涂搽。中药愈疡漱口液（自制药）含漱，日4～5次。

医嘱：调畅情志，改善睡眠。

二诊（2001年7月19日）：用药后病情好转，左颊部及口腔刺痛不适明显减轻，左侧舌腹部糜烂愈合。仍纳少不欲饮食，偶有嗳气。上方去蝉蜕，加莱菔子10g。7剂，日1剂，水煎服。

三诊（2001年7月27日）：用药后诸症基本缓解，守上方不变，日1剂，水煎服，直至症状消失。

观察1年，未见复发。

心得体会

本例患者年老体弱，血虚肝旺，阴虚生内热，加之感受火热毒邪，更使火毒灼伤津血。津血骤损，脉络凋涩，加之体弱气虚，不能推动血行，故使气血瘀阻，不通则痛，痛如针刺，痛处固定。热瘀久蓄，郁蕴化毒，又阻滞脉络，加重血瘀，故使病损愈合缓慢，即使病损愈合后，疼痛仍持续不断，且瘀斑不退。舌质暗有瘀点、甚至舌下青筋粗大、脉弦等皆为血瘀之征，舌质暗红为余毒未尽之故。

案5　养阴清热、疏肝理气法治肝胃阴虚之带状疱疹

刘某，男，62岁，退休职员。1996年9月11日初诊。

主诉：右侧面颊灼痛3天，起水疱两天。

病史：自述3天前过度劳累，情绪不畅后出现右侧面颊灼痛、肿胀。两天前在右面疼痛区出现成簇水疱，故来诊。症见口干，喜饮，大便干结，小便短赤，睡眠不佳。否认高血压、糖尿病等病史。

检查：右面颊见密集水疱成簇，疱液上清下浊，基底暗红，沿该侧三叉神经下颌支呈带状分布，右下唇及口内黏膜也有类似损害，不超过中线。舌体瘦小，舌质红，苔黄发干，脉弦细。

诊断：带状疱疹。

辨证：肝胃阴虚。

治法：养阴清热，疏肝理气。

处方：生地黄15g，麦门冬10g，北沙参15g，白芍10g，枸杞子10g，丹参15g，郁金10g，合欢皮10g，柏子仁10g，川楝子10g，防风10g，蝉蜕3g，淡竹叶5g。7剂，日1剂，水煎服。

外用药：局部外搽季德胜蛇药片（将药片适量研末，丁卡因调），或

选用阿昔洛韦软膏交替涂搽。中药愈疡漱口液（自制药）含漱，日 4～5 次。

医嘱：不要过度劳累。

二诊（1996 年 9 月 19 日）：药后面颊疼痛减轻，水疱收敛干枯，下唇黏膜糜烂面愈合。守上方 7 剂，日 1 剂，水煎服。外用药同上。

三诊（1996 年 9 月 30 日）：用药后诸症消失。

观察 1 年，未见复发。

心得体会

本例患者人到老年，正气渐衰，津血亏虚。肝郁化火，劳累感染毒邪，毒邪化火与肝火搏结。火毒循肝经支脉上蒸达颌面，故出现成簇水疱；火蒸津血，津血聚损，脉络涸涩，不通则痛；津液亏耗，故口干、舌苔黄发干、大便干结。该方养阴清热、疏肝理气，故能使疾病较快痊愈。

十二、灼口综合征医案十则

灼口综合征是以舌部为主要发病部位、以烧灼样疼痛为主要表现的一组综合征。好发于舌前 2/3、硬腭前份及下唇部位。其伴随症状多为口干、味觉改变等，不伴有明显的临床损害体征，也无特殊的组织病理变化。本病属中医学“舌麻”范畴。

案 1　疏肝解郁法治肝气郁结之灼口综合征

曾某，女，68 岁，无业。2015 年 4 月 17 日初诊。

主诉：口舌麻木伴灼热疼痛 1 年。

病史：自述口舌麻木伴灼热疼痛 1 年。追问病史，该症状起于 1 年前其小孩遭遇车祸，临睡之时思虑不休，难以面对现实，常伴有失眠。现症见咽部疼痛不适，胸胁胀满，情绪低落，喜长叹息，大便不爽。

检查：患者口腔颌面部对称，颌面部浅部淋巴结无肿大，张口度可，口腔黏膜未见明显异常，舌居中，伸舌灵活。舌红，苔薄白，脉弦。

诊断：灼口综合征。

辨证：肝气郁结。

治法：疏肝解郁。

处方：逍遥散加减。柴胡 10g，当归 10g，白芍 15g，茯苓 10g，郁金 10g，黄芩 10g，防风 10g，僵蚕 10g，柏子仁 10g，白术 10g，合欢皮 10g，丹参 15g，麦门冬 10g，桔梗 10g，甘草 5g。10 剂，日 1 剂，每日 2 次，水煎服。

医嘱：调节情绪，保持心情舒畅，从悲伤中走出来。

二诊（2015 年 4 月 27 日）：服药后舌麻、睡眠明显改善，但舌灼痛好转不明显。上方去僵蚕，加赤芍 10g，枳壳 10g，以加强理气止痛之功。10 剂，日 1 剂，水煎服。

三诊（2015 年 5 月 11 日）：服药后舌部灼热疼痛大为减轻，上方加天麻 10g。10 剂，日 1 剂，水煎服。

观察两年，病情稳定。

心得体会

《滇南本草》云："祛肝风，行经络……疏肝气，开肝郁。"清代《疡医大全》曰："舌痹者，强而麻也。乃心绪烦扰，忧思暴怒，气凝痰火而成。"肝主疏泄，调畅气机，若情志不畅、思虑过度，则肝气郁结，气机阻滞。患者因情志所伤，气机郁滞，肝失条达，血行不畅，瘀血内生，阻塞经脉而致此病。方选逍遥散加减以疏肝解郁。方中柴胡疏肝解郁；当归、白芍养血柔肝，当归之芳香助以行气，更是肝郁血虚之要药；黄芩、郁金清热行气解郁；茯苓、白术补中健脾；僵蚕息风止麻；防风、桔梗、麦门冬养阴祛风散结，以疗咽痛不适；柏子仁、合欢皮养心安神；丹参活血止痛，兼以宁心；甘草调和诸药。诸药合用，共奏疏肝解郁之功。

案 2　疏肝行气泻火法治肝气化火之灼口综合征

宋某，女，77 岁，退休。2019 年 7 月 8 日初诊。

主诉：舌痛伴明显灼热感半年余。

病史：述舌痛伴明显灼热感半年余，未行诊疗，今来我处求治。症见舌痛伴灼热感，口含冰水能稍缓解，无舌麻，平时睡眠差，独居，纳可，二便正常，易急躁。否认高血压、糖尿病等疾病。

检查：患者体瘦，颌面部对称，无张口受限，颌面部浅淋巴结无肿大，口腔黏膜未见明显糜烂、溃疡等，舌居中，伸舌灵活。舌红，苔薄白，脉弦细。

诊断：灼口综合征。

辨证：肝气化火。

治法：疏肝行气泻火。

处方：柴胡疏肝散加减。黄连 3g，生地黄 15g，白芍 15g，柴胡 10g，炒鸡内金 10g，炒麦芽 10g，柏子仁 10g，淡竹叶 5g，麦门冬 10g，枳壳 10g，灵芝 10g，荆芥 10g，制香附 10g，茯苓 10g，牡丹皮 10g，川芎 10g，甘草 5g。10 剂，日 1 剂，水煎服。

医嘱：调节情绪，保持心情开朗。

二诊（2019 年 7 月 19 日）：服药后舌痛、灼热、睡眠明显改善。上方去制香附，加百合 10g，郁金 10g。10 剂，日 1 剂，水煎服。

观察半年，病情稳定。

心得体会

本例患者为老年女性，独居，平时睡眠差，故情志不畅，易急躁，肝火旺盛。治宜疏肝行气泻火。《医略六书》云："柴胡疏肝木以解郁，白芍敛肝阴以止血，川芎化凝血以归肝，枳壳破滞气，香附调气解气郁，甘草缓中以泻肝火也。为散煎冲，生者力锐而熟者性醇，务使怒火顿平则肝郁自解，肝络清和。"该患者因郁而生热，故加黄连、淡竹叶治之，以达热消郁解之目的。

案 3　清利肝胆湿热法治肝胆湿热之灼口综合征

王某，女，39 岁，公司职员。2012 年 5 月 25 日初诊。

主诉：舌痛不适 4 个月。

病史：述舌痛不适 4 个月，未系统治疗。症见舌痛，以舌两侧缘为甚，两胁胀满不适，时有头两侧痛，口苦，咽干，纳少，大便、小便正常，眠差。经期前胁痛，乳房胀，无痛经等。平素情绪急躁，易生气。

检查：患者颌面部对称，无张口受限，颌面部浅淋巴结无肿大。口腔黏膜未见糜烂、溃疡、肿块等，舌居中，伸舌灵活。舌质红，苔黄腻，脉弦数。

诊断：灼口综合征。

辨证：肝胆湿热。

治法：清利肝胆湿热。

处方：龙胆泻肝汤加减。龙胆草10g，黄芩10g，柴胡10g，栀子10g，泽泻10g，车前草10g，制乳香3g，制没药3g，茵陈10g，茯苓10g，白术15g，甘草5g。10剂，日1剂，水煎服。

医嘱：遇事不要急躁，调整情绪状态，少生气。

二诊（2012年6月6日）：服药后自觉舌两侧缘痛、口苦、咽干、纳少等症状明显好转，且睡眠改善。上方加天麻10g，防风10g。10剂，日1剂，水煎服。

三诊（2012年6月18日）：服药后两胁胀满、头两侧痛、舌痛等症状消失，停药。

观察半年，未见复发。

心得体会

肝经走舌两侧及胸胁两侧，肝胆湿热蕴结，循经上扰，则可引起舌痛、两胁胀满、头痛、口苦咽干等症状。故方选龙胆泻肝汤加减。方中龙胆草大苦大寒，清肝胆实火；黄芩、栀子苦寒泄热并行气消肿；柴胡疏肝理气；制乳香、没药活血止痛；泽泻、车前草清热利湿，使湿热从水道排出；茵陈、茯苓、白术健脾利湿。肝胆湿热者，采用疏肝健脾、清理湿热之法，肝胆湿热渐化，经脉通畅，舌痛自愈。

案4　健脾和胃、理气止痛法治脾虚湿滞之灼口综合征

陈某，女，55岁，工人。2013年5月20日初诊。

主诉：口腔灼热，舌头发麻1年余。

病史：自述口腔灼热，舌头发麻1年余。症见胃纳不佳，饭后胃脘部胀满不适，气短乏力，四肢不温，大便溏薄。绝经6年。

检查：患者口腔黏膜未见溃烂，伸舌居中，运动灵活。舌淡，苔薄白，舌两侧有齿痕，脉沉缓。

诊断：灼口综合征。

辨证：脾虚湿滞。

治法：健脾和胃，理气止痛。

处方：香砂六君子汤加减。制香附10g，砂仁6g，党参15g，薏苡仁15g，僵蚕10g，法半夏10g，炒白术10g，茯苓15g，牡丹皮10g，郁金10g，枳壳10g，炒莱菔子15g，甘草5g。10剂，日1剂，水煎服。

医嘱：忌食生冷、油腻食物，三餐定时定量。

二诊（2013年6月2日）：服药后感口舌麻木等症状好转，脘腹胀满减轻。上方去法半夏、炒莱菔子，加白芍15g。10剂，日1剂，水煎服。

三诊（2013年6月12日）：服药后感口腔灼热感、舌麻等症状基本消失。

观察半年，未见复发。

心得体会

灼口综合征为口腔门诊常见病、多发病，在口腔黏膜病门诊患者中占第三位。本病以中年女性居多。然其具体病因尚不明确，目前普遍认为与口腔局部因素、精神情志、内分泌激素等多种因素密切相关。《素问·六元正纪大论》曰："木郁达之，火郁发之，土郁夺之，金郁泄之，水郁折之。"香砂六君子汤由六君子汤加木香、砂仁而成，用于治疗脾胃气虚，寒湿停滞中焦所致疾病。方中以党参益气健脾，补中养胃为君；臣以白术健脾燥湿；佐以茯苓渗湿健脾；法半夏化痰湿；使以甘草调和诸药。全方扶脾治本，理气止痛，兼化痰湿，标本兼顾，使舌痛、舌麻祛除。

案5　清心利尿法治心火炽盛之灼口综合征

王某，男，52岁，农民。2021年7月1日初诊。

主诉：舌痛伴口干灼热1个月。

病史：舌痛伴口干灼热1个月，未行系统诊疗，今来我处求治。追问病史，1个月前曾与邻居吵架，后出现舌痛。症见舌痛，舌尖部明显，口干灼热，心烦易怒，失眠多梦，纳可，小便赤热，大便干结。平素喜甜食。有高血压病史10余年，否认糖尿病病史。

检查：患者颌面部对称，无张口受限，颌面部浅淋巴结无肿大，舌黏膜未见充血、水肿、糜烂、溃疡、萎缩等情况。舌体居中，伸舌灵活，未见肿物增生。舌尖对应部位无刺激源。舌偏红，苔黄燥，脉数有力。

诊断：灼口综合征。

辨证：心火炽盛。

治法：清心利尿。

处方：导赤散合黄连解毒汤加减。黄连5g，生地黄15g，淡竹叶5g，麦门冬10g，炒黄芩10g，栀子5g，炒黄柏10g，炙远志10g，酸枣仁15g，赤芍10g，郁金10g，炒麦芽10g，甘草5g。7剂，日1剂，每日2次，水煎服。

医嘱：调整心态，与邻居和睦相处，保持好心情。

二诊（2021年7月8日）：服药后舌尖痛、口干、灼热感等症状减轻，大便通畅，药已取效。上方去炒黄芩，加沙参10g、玉竹10g。10剂，日1剂，水煎服。

随访5个月，未见复发。

心得体会

《灵枢·经脉》云："是主脾所生病者，舌本痛。"《舌诊研究》云："舌红润，舌尖有凸起小刺状，可疼痛，多见于失眠及夜间劳作之人。"《医学摘粹·杂证要法》云："舌之疼痛热肿专责君火之升。"《备急千金要方·舌论》云："多食甘则舌根痛而外发落。"心开窍于舌，本例患者情志不舒，心火内生，火热上炎且耗伤心阴，心神无所附，则失眠心烦易怒。小便赤热、大便干结皆为一派火象。治疗上予导赤散合黄连解毒汤加减。方中生地黄清热凉血，兼能养阴；淡竹叶清心降火，利水通淋；生甘草和胃清热，通淋止痛；黄芩泻肺火于上焦，黄连泻脾火于中焦，黄柏泻肾火于下焦，栀子通泻三焦之火，从膀胱而出。诸药相合，共奏清心利尿之功。由于利水与益阴并重，所以利水而不伤阴。盖阳盛则阴衰，火盛则水衰，故用大苦大寒之药，抑阳而扶阴，泻其亢盛之火，而救其欲绝之水。然非实热，不可轻投。

案6　滋阴清热法治胃热伤阴之灼口综合征

李某，女，50岁，工人。2000年5月15日初诊。

主诉：舌痛、舌两侧明显灼热感1年余。

病史：自述舌痛、舌两侧明显灼热感1年余，经多方医治不见好转，故来诊。症见舌痛、灼热感，表情痛苦，口含冰水而不语，症状严重时以冰水含漱以求缓解。平时脾气急躁，心烦，睡眠不佳，口渴欲饮冷，大便秘结。绝经半年。

检查：患者颌面部对称，无张口受限，颌面部浅淋巴结无肿大，口腔黏膜未见明显糜烂、溃疡等，舌居中，伸舌灵活。舌红，少苔，脉细数。

诊断：灼口综合征。

辨证：胃热伤阴。

治法：滋阴清热。

处方：玉女煎加减。生石膏 20g，生地黄 15g，知母 10g，麦门冬 10g，酸枣仁 10g，牛膝 10g，丹参 10g，玄参 10g，白芍 15g，天花粉 10g，大黄 5g，黄连 5g，淡竹叶 5g，甘草 5g。10 剂，日 1 剂，水煎服。

医嘱：保持心情舒畅，进食新鲜蔬菜、水果，保持大便通畅。

二诊（2000 年 5 月 26 日）：服药后舌痛、灼热感、口渴等症状减轻，大便通畅。方已对证，药已取效，上方去大黄，加沙参 10g，玉竹参 20g。10 剂，日 1 剂，水煎服。

三诊（2000 年 6 月 6 日）：口腔灼热感、舌麻诸症明显缓解。上方去生石膏，淡竹叶，加石斛 10g。再进 10 剂，以滋养胃阴收功。

观察半年，未见复发。

心得体会

《素问·阴阳应象大论》曰："心主舌……在窍为舌。"舌痛、灼热感，当属于心火为患。该患者病程长达一年之久，非一般心火上炎之证。心烦、口渴、便秘等症均为热盛伤胃阴表现，故治疗既要清热，又需注重养阴，滋阴清热，病证自愈。

案 7　健脾养心、益气补血法治心脾两虚之灼口综合征

张某，男，65 岁，退休工人。2018 年 8 月 2 日初诊。

主诉：舌麻伴舌无味 5 月余。

病史：自述舌麻伴舌无味 5 月余，曾于外院就诊，诊断为灼口综合征，予维生素 B_1、白芍总苷胶囊等药物治疗，效果不明显。今来我处求治。症见舌麻，舌尖部明显，口中无味，纳少，眠差，体倦乏力，有时心慌，大

小便正常。否认高血压、糖尿病等病史。

检查：患者颌面部对称，无张口受限，颌面部浅淋巴结无肿大，口腔黏膜未见明显糜烂、溃疡、肿块等，舌居中，伸舌灵活。舌质淡，苔薄白，脉细。

诊断：灼口综合征。

辨证：心脾两虚。

治法：健脾养心，益气补血。

处方：归脾汤加减。党参10g，炒白术10g，茯神10g，黄芪10g，炙甘草5g，当归10g，炒酸枣仁10g，龙眼肉10g，远志10g，合欢皮10g，木香3g，大枣3颗，生姜3片。10剂，日1剂，水煎服。

医嘱：保持口腔卫生，坚持叩齿，适量运动。

二诊（2018年8月13日）：服药后诸症减轻，睡眠改善，但仍见舌麻。上方去炒酸枣仁、合欢皮，加僵蚕10g。10剂，日1剂，水煎服。

三诊（2018年8月25日）：服药后诸症消失。

观察半年，病情稳定。

心得体会

心主神志，心虚神无所附，则心慌、失眠。脾主运化，脾虚运化无能，则乏力食少。心开窍于舌，心不和则不知五味。心虚心之气血不能荣养舌脉，脾虚水谷精微不能上输舌体，则舌麻、无味。治以健脾养心，益气补血，方选归脾汤加减。

案8　滋阴降火法治阴虚火旺之灼口综合征

张某，女，68岁，退休工人。2016年5月9日初诊。

主诉：舌痛隐隐，口干舌燥1年。

病史：述舌痛隐隐，伴口干舌燥1年。于外院就诊，诊断不详。为系统治疗，遂来我科。症见手足心发热，失眠多梦，腰膝酸软，便结尿黄。

检查：口腔颌面部对称，张口度可，口腔黏膜干燥，舌居中，伸舌灵活。舌质红少津，舌背可见裂纹，无苔，脉细数。

诊断：灼口综合征。

辨证：阴虚火旺。

治法：滋阴降火。

处方：知柏地黄汤加减。熟地黄 20g，生地黄 20g，山药 10g，茯苓 10g，山茱萸 10g，牡丹皮 10g，知母 10g，黄柏 10g，柴胡 10g，郁金 10g，麦门冬 10g，石斛 10g，柏子仁 10g，灵芝 10g，甘草 5g。10 剂，日 1 剂，每日 2 次，水煎服。

医嘱：保持口腔卫生，坚持叩齿，以舌头或清洁后的指腹按摩牙龈。

二诊（2016 年 5 月 20 日）：服药后舌部隐隐作痛明显改善，失眠好转，二便调，但仍口干舌燥。上方去黄柏，加醋龟甲 20g，沙参 10g，以增强滋养阴液之功效。10 剂，日 1 剂，水煎服。

三诊（2016 年 6 月 1 日）：服药后舌痛消除，口干舌燥明显改善。守上方 20 剂。

观察 1 年，病情稳定。

心得体会

《素问·上古天真论》云："女子七七任脉虚，太冲脉衰少，天癸竭，地道不通。"阴虚火易旺，火盛阴易耗，滋阴兼降火，事半而功倍。该患者年过六旬，绝经期女性脏腑渐衰，心肾无以交通，心火不降，上炎口舌，故舌痛隐隐；肾水不升，无以上济，故口干津少而致此病。方选知柏地黄汤加减以滋阴降火。方中熟地黄、生地黄滋阴补肾润燥；山药、茯苓补中健脾；知母、黄柏滋阴降火；牡丹皮、柴胡、郁金活血疏肝；山茱萸、麦门冬、石斛滋阴育阴；柏子仁、灵芝养心安神；甘草调和诸药。该方补中有泻，补而不腻，共奏滋阴降火之功。

案 9　行气活血法治气滞血瘀之灼口综合征

陈某，女，46 岁，工人。2016 年 5 月 6 日初诊。

主诉：口舌灼热疼痛半年余。

病史：自述口舌灼热疼痛半年余，症状常于饮冷后减轻。于外院就诊，诊断为灼口综合征，西药治疗（药物不详）效果欠佳。今欲求中药治疗，遂来我科。症见烦躁不安，睡眠欠佳，二便正常。月经有血块，无痛经。

检查：患者口腔颌面部对称，张口度可，伸舌居中，运动灵活，牙龈、双颊、舌体、口底等处黏膜未见明显异常。舌质暗紫有瘀点，舌下静脉怒张，脉涩。

诊断：灼口综合征。

辨证：气滞血瘀。

治法：行气活血。

处方：桃红四物汤加减。桃仁 10g，红花 10g，生地黄 15g，当归 10g，赤芍 10g，川芎 10g，郁金 10g，柴胡 10g，生蒲黄 10g，黄连 5g，柏子仁 10g，合欢皮 10g，淡竹叶 5g，地龙 10g，甘草 5g。10 剂，日 1 剂，水煎，2 次分服。

医嘱：调节情绪，保持心情舒畅。

二诊（2016 年 5 月 18 日）：服药后口舌灼热疼痛明显减轻，已不心烦、失眠。上方去淡竹叶，加丹参 15g，以加强逐瘀止痛之功。10 剂，日 1 剂，水煎服。

三诊（2016 年 5 月 30 日）：服药后灼热疼痛基本消除，偶尔饮热茶时诱发疼痛，守上方继服 10 剂。

观察 1 年，病情稳定。

心得体会

《不居集》云："瘀之内久则发为热，热涸其液，则干枯于经络之间。"日久血与热结，郁而化火，火热灼伤舌络，口舌灼痛而致此病。该患者舌部灼痛、舌质及舌下紫暗、舌下静脉怒张皆为血瘀之症。《蒲辅周医疗经验》记载："四物汤为一切血病通用之方。"桃红四物汤是在四物汤的基础上加桃仁、红花而成，意在活血化瘀，适用于血瘀之证。方中生地黄、当归、赤芍、川芎养血活血；桃仁、红花活血化瘀以止痛；地龙、生蒲黄通络化瘀以增强止痛之效；郁金、柴胡疏肝解郁；黄连、淡竹叶清热除烦；柏子仁、合欢皮养心安神；甘草调和诸药。诸药合用，共奏行气活血之功。

案 10　益气养血法治气虚血亏之灼口综合征

安某，女，57 岁，退休。2014 年 6 月 9 日初诊。

主诉：舌痛、发麻 3 年。

病史：自述舌痛、发麻3年，于外院就诊，诊断为灼口综合征，西药治疗（药物不详）效果欠佳。今欲求中药治疗，遂来我科。症见舌痛，舌麻，纳差，多涎，心慌气短，体倦乏力，胃脘胀，眠多梦，偶有头痛，大便溏烂，小便正常。已绝经4年。否认高血压、冠心病病史。

检查：患者口腔颌面部对称，张口度可，伸舌居中，运动灵活，牙龈、双颊、舌体、口底等处黏膜苍白，未见糜烂、溃疡等。舌体胖大，苔白稍腻，脉细涩。

诊断：灼口综合征。

辨证：气虚血亏。

治法：益气养血。

处方：八珍汤加减。太子参15g，茯苓10g，炒白术10g，甘草6g，白芍10g，川芎10g，生地黄15g，当归10g，郁金10g，百合10g，炒酸枣仁10g，僵蚕10g。10剂，日1剂，水煎服。

医嘱：调节情绪，保持好心情。

二诊（2014年6月20日）：服药后诸症减轻，失眠多梦改善。上方加合欢皮10g。10剂，日1剂，水煎服。

三诊（2014年7月3日）：服完上方后，诸症消失。

观察半年，病情稳定。

心得体会

舌痛症又称舌感觉异常、灼口综合征及口腔黏膜感觉异常等，主要表现为舌部、口腔黏膜灼热及疼痛不适等，有时亦可有舌麻、舌涩、舌木及舌凉等感觉异常症状。本例患者属口腔感觉异常中的舌痛、舌麻。《证治汇补·口唇章》曰：“气虚则麻纵。”《疡医大全》曰：“舌痹者，强而麻也。乃心绪烦扰，忧思暴怒，气凝痰火而成。”气虚不摄，脾津不敛，则多涎；脾虚运化水湿不利，则出现舌体胖大、苔白腻、腹胀便溏等。《灵枢·经脉》云：“唇舌者，肌肉之本也。”脾气虚弱，则饮食不得蒸腾而化生精微，口舌无津液滋养灌溉，日久则出现灼热疼痛、麻木、味觉异常等灼口综合征常见的典型症状。患者又常因口舌不利，导致进食减少，脾胃无以运化，致脾气更虚。久之，则气虚血亏，可见心慌气短、乏力、口腔黏膜苍白等。治以八珍汤加减。方中当归补血养血，活血通经；川芎行气养血，并有血家之气药的美称，还能够止痛；白芍既能柔肝养血，又能平肝止痛，还能收敛肝血；熟地黄滋补肝肾，益精填髓；人参大补元气，补脾益肺，生津安神；白术健脾益气，燥湿除湿；茯苓健脾去湿，宁心安神；甘草补脾益气和中，还能调和诸药。诸药合用，共奏益气养血之功。

十三、舌乳头炎医案七则

舌乳头包括丝状乳头、菌状乳头、轮廓乳头和叶状乳头 4 种。舌乳头炎是指舌乳头受到某种刺激时发生的炎症反应，临床以菌状乳头炎和叶状乳头炎最常见。多见成年人，男女之比无明显差异。本病属中医学“星点舌”“舌痛”“舌痹”范畴。如《喉科易知》曰：“此症因湿热不清，舌边上发疳，白点而烂。”

案 1　清心泻火法治心火上炎之舌乳头炎

陈某，女，48 岁，教师。2014 年 6 月 10 日初诊。

主诉：舌背出现红点两日。

病史：自述舌背出现许多小红点两日，进食时灼热疼痛，担心症状加重，特前来诊治。症见性情急躁，口干口苦，睡眠欠佳，小便黄赤，大便干燥。

检查：患者舌部可见菌状乳头充血、触痛，口咽部充血，并滤泡增生。舌质红，苔黄，脉洪数。

诊断：舌乳头炎。

辨证：心火上炎。

治法：清心泻火。

处方：导赤散加减。生地黄 20g，淡竹叶 10g，木通 10g，黄连 5g，大黄 10g，赤芍 10g，牡丹皮 10g，金银花 15g，连翘 10g，玄参 15g，桔梗 10g，郁金 10g，甘草 5g。7 剂，日 1 剂，水煎服。

医嘱：调节情绪状态，改善睡眠。

二诊（2014 年 6 月 18 日）：服药后小红点消退，灼痛减轻，大便变软。上方去大黄、淡竹叶、木通，加麦门冬 10g，百合 10g，柏子仁 10g。7

剂，日1剂，水煎服。

三诊（2014年6月26日）：服药后舌部发红、灼痛症状消失，睡眠改善。守上方7剂，继服之。

观察半年，未见复发。

心得体会

舌乳头炎主要表现为舌痛不适。其形成与口腔不洁、牙残根、残冠刺激及细菌、病毒感染等有关。本病常发生在更年期前后的妇女。本例患者心火旺盛，而赤色属心。导赤者，导心经之热从小肠而出，乃心与小肠为表里也。小便黄赤、口干口苦等症皆心热移于小肠之表现，故不用黄连直泻其心，而用生地黄滋肾凉心，木通通利小肠，佐以甘草，使心经之热可导也。加黄连、淡竹叶，乃釜底抽薪之法。

案2　清胃泻火法治胃肠积热之舌乳头炎

米某，男，32岁，司机。2007年10月12日初诊。

主诉：舌尖出现许多小红点3日。

病史：自述舌尖上出现许多小红点3日，进食刺激性食物时有刺痛感两天。症见舌部菌状乳头稍红肿，伴口渴喜冷饮，口苦，口腔异味，小便黄，大便干结。平素喜食辛辣、夜宵等。

检查：患者面色红，唇舌发红，菌状乳头稍红肿，口腔黏膜稍干。舌红，苔黄腻，脉滑数。

诊断：舌乳头炎。

辨证：胃肠积热。

治法：清胃泻火。

处方：清胃散合凉膈散加减。生石膏20g，黄芩10g，黄连5g，生地黄15g，牡丹皮10g，升麻10g，大黄10g，甘草5g，栀子10g，薄荷5g（后下），连翘10g，淡竹叶10g。7剂，日1剂，水煎服。

医嘱：清淡饮食，三餐定时定量。

二诊（2007年10月20日）：药后觉舌部疼痛症状好转，大便通畅，口腔异味减轻。上方去生石膏、栀子、大黄，加麦门冬10g，玄参10g。7剂，日1剂，水煎服。

三诊（2007 年 10 月 28 日）：药后口腔症状消失，口苦、便秘等全身症状亦明显改善。守上方 7 剂，日 1 剂，水煎服。

观察半年，未见复发。

心得体会

本例患者平素喜食辛辣、夜宵等，小便黄、大便干结均提示胃肠有积热。胃有积热，热循足阳明经脉上攻，致舌部菌状乳头红肿，治疗以清胃凉血为主。方用苦寒之黄连为君，直泻胃府之火。升麻清热解毒，升而能散，故为臣药，可宣达郁遏之伏火，有“火郁发之”之意，与黄连配伍，则泻火而无凉遏之弊，升麻得黄连，则散火而无升焰之虞。胃热则阴血亦必受损，故以生地黄凉血滋阴；牡丹皮凉血清热，皆为臣药。升麻兼以引经为使。诸药合用，共奏清胃泻火之效。

案 3　疏肝解郁泻火法治肝火上扰之舌乳头炎

雷某，女，63 岁，家庭主妇。2013 年 5 月 22 日初诊。

主诉：发现舌根部两侧红色“小肿物”1 周。

病史：1 周前照镜子时发现舌根部两侧有红色“小肿物”，后觉咽喉异物感，进食时疼痛，欲中药治疗，故今来诊。症见舌根部两侧叶状乳头充血，伴急躁易怒，腹胀，头晕目眩，多梦。

检查：舌缘紫红色，舌腹静脉曲张，舌根部两侧叶状乳头充血，触之疼痛。舌红，苔薄黄，脉弦数。

诊断：舌乳头炎。

辨证：肝火上扰。

治法：疏肝解郁泻火。

处方：丹栀逍遥散加减。牡丹皮 10g，栀子 10g，当归 10g，白芍 15g，柴胡 10g，茯苓 10g，薄荷 5g（后下），桔梗 10g，金银花 15g，连翘 10g，夏枯草 10g，郁金 10g，百合 10g，甘草 5g。7 剂，日 1 剂，水煎服。

医嘱：不要经常照镜子，保持好心情。

二诊（2013 年 5 月 29 日）：服药后口咽异物感减轻，疼痛感好转，仍失眠多梦。上方加柏子仁 15g。7 剂，日 1 剂，水煎服。

三诊（2013 年 6 月 5 日）：服药后舌部及咽部不适症状消失，睡眠改善。改用铁笛润喉丸含服半月。

观察半年，未见复发。

心得体会

本例患者舌缘紫红色，舌腹静脉曲张，急躁易怒，睡眠多梦，舌红，苔薄黄，脉弦数，均提示肝气郁结、肝火上扰，故予丹栀逍遥散加减。丹栀逍遥散出自薛己《内科摘要》，其在《太平惠民和剂局方》之“逍遥散”基础上加牡丹皮、栀子化裁而成，可养血健脾，疏肝清热。方中牡丹皮清热凉血以清血中伏火，栀子泻火除烦并能导热下行，两者合用以平其火热；柴胡长于疏肝解郁，使肝郁得以条达；白芍酸甘，敛阴养血，柔肝缓急；当归辛温，养血活血，归、芍与柴胡相伍，使血气和而肝气柔，养肝体而助肝用；茯苓、甘草益气健脾，一取《金匮要略》“见肝之病，知肝传脾，当先实脾”之意，实以土防木乘，又因“脾胃为气血生化之源”，补脾胃以助营血生化，再则借茯苓宁心安神之功以助眠。全方宗《黄帝内经》“木郁达之”“火郁发之”之意，共奏疏肝健脾、泄热养血、宁心安神之功，如此则肝郁得解、肝火可清，而夜寐自安。

案4　疏风清热解毒法治毒热结聚之舌乳头炎

杨某，女，20岁，学生。2011年7月4日初诊。

主诉：舌背部出现红点两日。

病史：自述舌背部出现红点两日，伴进食时有明显刺痛感，口苦咽干，面红燥热，小便短赤，大便干结。月经常先期，无痛经。作息不规律，常熬夜，喜辛辣食物。

检查：患者面红燥热，唇舌色红，丝状乳头、菌状乳头红肿，口腔黏膜发干。口咽部充血，无滤泡增生。舌质鲜红，苔黄厚腻，脉滑数。

诊断：舌乳头炎。

辨证：毒热结聚。

治法：疏风清热解毒。

处方：普济消毒饮加减。黄连6g，黄芩10g，板蓝根10g，连翘10g，马勃5g，牛蒡子10g，玄参10g，甘草5g，陈皮10g，僵蚕10g，升麻10g，柴胡10g，桔梗10g，金银花15g，野菊花10g，防风10g，荆芥10g。7剂，日1剂，水煎服。

医嘱：规律作息，清淡饮食。

二诊（2011年7月11日）：服药后诸症减轻，舌痛、咽干明显改善。上方去玄参、野菊花。7剂，日1剂，水煎服。

三诊（2011年7月18日）：服完上方后，诸症消失。

观察半年，未见复发。

心得体会

本例患者作息不规律，常熬夜，喜辛辣食物，热毒炽甚，火蒸舌体，阻滞于舌络，气血津液无以升降出入，故舌背部出现红点，进食时明显刺痛感。口苦咽干、面红燥热、小便短赤、大便干结、月经先期等均是热毒邪甚的表现。普济消毒饮解毒散邪兼施而以清热解毒为主。方中重用黄连、黄芩清泄上焦热毒，使其性升，以增清上之功，为君药。牛蒡子、连翘、僵蚕疏散头面、肌表风热，为臣药。玄参、马勃、板蓝根清热解毒，玄参养阴以防伤阴；桔梗、甘草清利咽喉；陈皮理气，疏散壅滞，以散邪消肿，共为佐药。升麻、柴胡疏散风热，引诸药上达头面，寓"火郁发之"之意，共为使药。方中芩、连得升、柴之引，可上行清头面热；升、柴有芩、连之苦降，则不至于发散太过。如此配伍，有升有降，有清有散，相反相成，既清热解毒，又疏散风热。

案5　滋阴清热法治阴虚内热之舌乳头炎

张某，女，72岁，退休。2005年5月19日初诊。

主诉：舌痛不适两年余。

病史：自述两年前无明显诱因出现舌痛不适，隐隐作痛，未就医诊治。前两日疼痛明显，遂来我科治疗。症见舌痛不适，唇舌干燥，面色无华，头晕，无头痛及呕吐，咽干，五心烦热。纳可，失眠多梦，大小便正常。

检查：患者面色无华，舌体前1/2舌乳头萎缩，表面光滑。舌淡红，苔薄黄，脉细数。

诊断：舌乳头炎。

辨证：阴虚内热。

治法：滋阴清热。

处方：知柏地黄汤加减。知母10g，黄柏10g，熟地黄15g，生地黄20g，山茱萸10g，山药10g，泽泻10g，茯苓10g，牡丹皮10g，丹参10g，沙参10g，麦门冬10g，淡竹叶5g。10剂，日1剂，水煎服。

医嘱：保持口腔卫生，可适量进食猪肝。

二诊（2005年5月30日）：服药后舌痛缓解，仍五心烦热，失眠多梦。上方加柏子仁10g，龙眼肉10g。10剂，日1剂，水煎服。

三诊（2005年6月10日）：服完上方后，诸症缓解。

观察半年，病情稳定。

心得体会

本例患者年老阴亏，久病劳损，积热动火而阴更伤，故用知柏地黄汤滋阴清热。方中知母清热泻火不燥，黄柏清热泻下焦火，山茱萸补肝肾、益精气，山药补脾益肾，泽泻、茯苓淡渗祛湿，牡丹皮凉血清热。诸药合用，共奏滋补肾阴降火之功。

案6　行气活血止痛法治气滞血瘀之舌乳头炎

李某，女，48岁，工人。1993年3月12日初诊。

主诉：舌痛半年余。

病史：自述舌痛半年余，时轻时重，近几日加重，遂来我科治疗。症见患者舌刺痛，口干，口涩不适，双颊胀紧，情绪郁闷，善太息，眠多梦，胸胁胀痛，白带量多色黄，月经有血块，无痛经，大小便正常。

检查：舌两侧及近舌根处叶状乳头明显充血水肿、增厚、隆起，触之疼痛。舌体运动自如。舌质淡暗，苔薄黄，脉弦。

诊断：舌乳头炎。

辨证：气滞血瘀。

治法：行气活血止痛。

处方：桃红四物汤加减。生地黄10g，赤芍10g，川芎10g，桃仁10g，红花10g，柴胡10g，郁金10g，牡丹皮10g，白芷10g，僵蚕10g，桔梗6g，甘草6g。7剂，日1剂，水煎服。

医嘱：调畅情志，改善睡眠，保持好心情。

二诊（1993年3月22日）：服药后舌痛减轻，口干、口涩、双颊胀紧明显减轻，胸胁胀痛缓解，情绪有所改善，仍失眠多梦。上方加柏子仁10g，合欢皮10g。7剂，日1剂，水煎服。

三诊（1993年3月30日）：服完上方后，诸症消失，睡眠改善。

观察半年，未见复发。

心得体会

舌乳头炎的发病原因不甚明了，且疗效不佳。目前认为常见的病因为营养不良、贫血、血液性疾病、真菌感染、咽部感染、干燥综合征及局部不良刺激等，且与精神因素等有关。病邪侵袭，情志不舒，使运行于舌部的经络气血流通障碍，从而出现舌部气行不畅、不通则痛等一系列症状。气为血之帅，气机疏泄失调，气滞则血瘀，气滞多与血瘀共存，血瘀则血行不畅，甚至停滞凝聚，故症见舌刺痛、口干、口涩不适、双颊胀紧、胸胁胀痛等症。本例选用桃红四物汤加减，行气活血止痛。方中生地黄凉血，赤芍活血，川芎养血活血，桃仁、红花破瘀生新。诸药配伍，使瘀血去、新血生、气机畅，故舌痛除。

案7　益气健脾法治脾胃虚弱之舌乳头炎

赵某，女，70岁，退休。2006年8月2日初诊。

主诉：舌部隐隐作痛5月余。

病史：自述半年前因胆结石行胆囊切除术，术后1个月开始出现舌部隐隐作痛，未予规律诊治，今来我科求治。症见患者舌部隐痛不适，纳差，进食后腹胀，少气懒言，失眠多梦，大便溏烂，小便正常。

检查：患者年老，体瘦，面色稍萎黄，舌前1/2舌乳头水肿，伴瘀点，触之疼痛明显。舌质淡红，苔少，脉细。

诊断：舌乳头炎。

辨证：脾胃虚弱。

治法：益气健脾。

处方：香砂六君子汤加减。党参15g，茯苓10g，炒白术15g，炙甘草6g，陈皮10g，枳壳10g，炒鸡内金10g，木香5g，砂仁6g（后下），炒酸枣仁10g，丹参10g，炒麦芽10g。10剂，日1剂，水煎服。

医嘱：少食多餐，饮食宜清淡易消化。

二诊（2006年8月14日）：服药后舌部隐痛、纳差、腹胀、大便溏烂等症状改善，仍失眠多梦。上方加柏子仁10g，合欢皮10g。10剂，日1剂，水煎服。

三诊（2006年8月25日）：服完上方后诸症消失。

观察半年，病情稳定。

心得体会

本例患者胃气不足，受纳腐熟水谷功能减弱，脾气虚，运化水谷功能受损，故见面色稍萎黄、少气懒言、食后腹胀、便溏等；脾气不升，舌体得不到水谷精微的濡养，而出现舌乳头水肿；脾不统血可见舌乳头瘀血。故方选香砂六君子汤加减。

《素问·阴阳应象大论》云："心主舌……在窍为舌。"《诸病源候论·卷五十》曰："心候舌，脾之络脉出舌，心脾俱热，气发于口，故舌肿也。"舌乳头炎以心火上炎者居多，胃肠积热、肝火上扰者次之。又《喉科易知》谓："此证因湿热不清，舌边上发绀，白点而烂，六味汤加小生地、滑石、淡竹叶、薏苡仁、猪苓、泽泻、车前子、甘草梢内服。"指出本病任一证型的某个阶段可能会兼夹湿热或瘀血表现，当根据其兼证及舌象、脉象，仔细分辨，选方施药，方可收到好的效果。

本病愈后良好，不会癌变，应向患者交待解释清楚。同时，舌乳头炎经常反映全身的健康状态，因此在诊治该病时一定要仔细观察分析患者是否有其他系统疾病。

十四、萎缩性舌炎医案四则

萎缩性舌炎是指由多种全身性疾病引起的舌黏膜萎缩性改变。舌黏膜表面的丝状乳头、菌状乳头萎缩消失，舌上皮全层以至舌肌都可能萎缩变薄，全舌色泽红绛如生牛肉，或光滑如镜面，故又称牛肉舌、光滑舌。本病中医学称之为"舌萎""镜面舌"。如《厘正按摩要术·验舌苔》云："舌上无苔，如去油猪腰，为亡液，名镜面舌。"又如《六因条辨·伤暑条辨第十五》云："舌干赤而光洁无苔者，此名镜面舌。"

案1　滋阴降火法治阴虚火旺之萎缩性舌炎

林某，82岁，男，退休工人。2014年5月8日初诊。

主诉：口干、进食疼痛4年，加重3个月。

病史：家属代述，患者口干、进食疼痛4年，平时含西洋参和口服维生素能缓解，近3个月症状加重，故今前来寻求中医药治疗。症见患者口干，进食疼痛，伴手足心发热，失眠多梦，神疲乏力，腰膝酸软，大便干结，小便色黄。

检查：患者面部颧红唇赤，伸舌见光滑如镜。舌质红绛，口腔黏膜干燥，脉细数。

诊断：萎缩性舌炎。

辨证：阴虚火旺。

治法：滋阴降火。

处方：知柏地黄汤加减。生地黄20g，熟地黄20g，山药10g，茯苓15g，泽泻10g，知母10g，黄柏10g，牡丹皮10g，淡竹叶5g，柏子仁10g，天门冬10g，麦门冬10g，石斛10g，炙甘草5g。10剂，日1剂，水煎服。

医嘱：食润燥类食物，如梨、甲鱼、鳝鱼、泥鳅等。

二诊（2014年5月19日）：服药后口干改善，舌痛减轻，食欲可，大便变软。上方去淡竹叶、黄柏，加醋龟甲20g（先煎），灵芝10g，黄连3g。10剂，日1剂，水煎服。

三诊（2014年5月30日）：药后口干舌痛明显改善，五心烦热、失眠多梦等全身症状消失。守上方20剂，日1剂，水煎服。

观察1年，病情稳定。

心得体会

中医学认为，舌是观察全身某些疾病的重要窗口，舌与许多脏腑之间通过经络和经筋的循行直接或间接相联。"舌为心之苗""手少阴之别……系舌本""足少阴之脉循喉咙夹舌本"。《笔花医镜》曰："更有病后绛如镜，发亮而光……此为肾水亏极。"心肾之间相互依存，本例患者由于久病耗伤，必然导致心肾之间的阴阳水火关系失调。肾阴为一身阴液之根本，肾阴亏损，虚阳偏亢，虚火上炎引动心阳，致心阳偏亢，故舌质红绛、灼痛、口干、脉细数等。治以知柏地黄汤滋阴降火，补肾益精。

案2　清热生津法治胃阴干涸之萎缩性舌炎

王某，女，72岁，退休教师。2016年9月2日初诊。

主诉：舌痛、口干半年，加重1周。

病史：自述舌痛、口干半年，服用过维生素 B_2、白芍总苷胶囊等药物，时有反复，近1周舌痛、口干加重，影响进食，故寻求中药治疗。症见患者舌痛伴口干，食少纳呆，饥不欲食，烦渴不安，胃脘隐痛不适，干呕作呃，反胃，大便偏干，排之无力感，睡眠欠佳。

检查：口腔黏膜干燥，舌丝状乳突及菌状乳突萎缩。舌面少津，舌红而光，脉沉细。

诊断：萎缩性舌炎。

辨证：胃阴干涸。

治法：清热生津。

处方：竹叶石膏汤加减。淡竹叶5g，生石膏30g，麦门冬10g，沙参10g，炒鸡内金10g，法半夏10g，党参15g，甘草6g，生地黄15g，牡丹皮10g，知母10g，粳米10g。10剂，日1剂，水煎服。

医嘱：保持口腔卫生，注意滋养胃阴。

二诊（2016年9月14日）：服药后舌痛、口干减轻，胃口改善，稍口渴，胃脘隐痛、干呕作呃缓解，反胃减少，大便变软，仍排之无力感，睡眠无改善。上方加鳖甲15g（先煎），柏子仁10g，黄连3g。10剂，日1剂，水煎服。

三诊（2016年9月26日）：服药后舌痛、口干、口渴消失，大便正常，睡眠改善。上方去石膏、法半夏。20剂，日1剂，水煎服。

观察半年，病情稳定。

心得体会

《辨舌指南·察舌辨证之鉴别》云："若舌中忽一块如镜，无苔而深红者，此脾胃、包络津液太亏，润溉不用也。亦有瘀血在于胃中，无病或病愈而见此苔者，亦疏消瘀积，不得徒滋津液……若包络有凝痰，命门有伏冷，则舌面时忽生一块，光平如镜。”“舌苔由胃中生气所致，而胃气由心脾发生。”“苔乃胃气之熏蒸，五脏皆禀于胃。”“涎为脾之液。”“金津为胃液上渗之道。”《舌鉴辨正》云：“色灼红无苔无点而胶干者，阴虚水涸也。”由于胃阴枯涸，不能上润于口，故舌丝状乳突及菌状乳突萎缩；胃阴亏损，阴液不能上承于口，故口干。治以竹叶石膏汤清热生津，益气和胃。方中竹叶、石膏清透气分余热，除烦止呕；党参配麦门冬、沙参补气养阴生津；半夏和胃降逆止呕；甘草、粳米和脾养胃；鳖甲滋阴潜阳，软坚散结，退热除蒸。诸药合用，共奏清热生津之功。

案3　益气补血法治气血亏虚之萎缩性舌炎

张某，女，78岁，工人。2016年11月4日初诊。

主诉：舌干、舌痛1年。

病史：家属代述，患者舌干、舌痛1年，经西药治疗（药物不详）时轻时重，近半个月来口干加重，影响饮食，故前来寻求中药治疗。症见患者舌痛，伴口干，头晕目眩，倦怠无力，食欲欠佳，畏寒怕冷，失眠。平时有低血压病史。

检查：血压87/53mmHg。患者面色无华，双睑结膜淡红，口唇发白，毛发干燥。血常规提示血红蛋白81g/L。伸舌见舌体变小，舌乳头萎缩呈镜面，口内黏膜稍干燥。脉虚细。

诊断：萎缩性舌炎。

辨证：气血亏虚。

治法：益气补血。

处方：归脾汤加减。生地黄15g，白芍20g，白术10g，茯苓10g，党参15g，沙参10g，麦门冬10g，石斛10g，阿胶15g（烊化，兑服），炙甘草5g，熟地黄15g，大枣3枚，黄芪10g，远志10g，合欢皮10g。10剂，日1剂，水煎服。

医嘱：加强全面营养，忌辛辣刺激食物。

二诊（2016年11月14日）：药后口干舌痛症状减轻，睡眠明显改善。上方去党参、合欢皮，加山药10g，炒麦芽10g。10剂，日1剂，水煎服。

三诊（2016年11月24日）：药后口干舌痛症状消失，头晕乏力明显好转，能正常饮食，睡眠可。守原方15剂，日1剂，水煎服。

观察半年，病情稳定。

心得体会

萎缩性舌炎患者舌面对外界刺激敏感，进食疼痛明显。其病因复杂多样，有贫血、烟酸缺乏、干燥综合征、念珠菌感染等。本病病程冗长，较难治愈。本例患者血压低，中度贫血，临床症状符合中医气血亏虚的表现，故用归脾汤益气补血。方中参、芪、术、苓、草补脾，加入远志，又以肾药之通乎心者补之，是两经兼肾合治矣。

案4　益气养阴法治气阴两虚之萎缩性舌炎

杨某，男，65岁，退休。2014年7月4日初诊。

主诉：舌痛10余年，口干、口渴加重两周。

病史：自述10余年前确诊糖尿病后出现舌痛、口干，曾于外院就诊，服用过维生素B族、维生素E、白芍总苷胶囊等，症状稍缓解，但不断反复。近两周舌痛加重伴口干、口渴，遂来我科治疗。症见患者精神不振，倦怠乏力，少气懒言，纳差，无饥饿感，口渴咽干，五心烦热，皮肤干燥，小便正常，大便偏干，睡眠差，难入睡。空腹血糖10mmol/L。

检查：患者精神萎靡，语声低微。舌质红，舌中部苔光剥，脉细数。

诊断：萎缩性舌炎。

辨证：气阴两虚。

治法：益气养阴。

处方：麦门冬汤加减。麦门冬10g，法半夏10g，党参10g，粳米10g，黄芪10g，黄精10g，玉竹20g，甘草6g，大枣3枚，茯神10g，酸枣仁10g，龙眼肉10g，木香6g。10剂，日1剂，水煎服。

医嘱：保持口腔卫生，积极控制血糖，调整饮食。

二诊（2014年7月14日）：空腹血糖8mmol/L。服药后舌痛、口干、口渴咽干、倦怠乏力、纳差、五心烦热、皮肤干燥减轻，大便仍时有偏干，难入睡。上方加柏子仁10g，合欢皮10g，丹参10g。10剂，日1剂，水煎服。

三诊（2014年7月24日）：服药后舌痛、口干、口渴咽干、五心烦热、皮肤干燥、倦怠乏力等症状消失。纳可，睡眠改善，大便正常。守上方20剂，日1剂，水煎服。

四诊（2014年8月15日）：服药后诸症消失。

观察半年，病情稳定。

心得体会

《伤寒指掌·察舌辨症法》云："舌尖属上脘，舌中属中脘，舌根属下脘。"本例患者患糖尿病10余年，伤阴耗气，使舌质失养，脾胃损伤，饮食不振，气血无以化生，舌失濡养，故舌面萎缩光剥。治疗以益气滋阴养胃为法。正气复，邪气祛，脾胃之气阴得以生化，舌苔得以复生。

舌面光滑，望之发光，实则干燥无津，病因或由过于汗下；或由病久失治误治，使肾精亏虚，虚火上炎。后天失养，脾胃功能减退，影响水谷精微吸收，气血生化无源，气血亏虚，口舌失濡，亦可导致本病发生。治以滋养肾阴，补益气血。根据症状表现选方用药，方可取得好的疗效。

十五、药物过敏性口炎医案一则

药物过敏性口炎是药物通过含漱、口服、注射或局部涂搽等不同途径进入机体内，使过敏体质者发生变态反应而引起的黏膜及皮肤的变态反应性疾病。口腔病损好发于唇、颊、舌和上腭。

中医没有"药物过敏性口炎"记载，但在某些古籍中有药物、食物禁忌的描述，如"合入禁忌""触犯禁忌"等，可能就是其不良反应。本节仅限于药物所致之过敏性口炎。

清热凉血解毒法治热毒炽盛之药物过敏性口炎

袁某，男，32岁，公司职员。2018年10月9日初诊。

主诉：口腔溃烂两天。

病史：自述前天咳嗽，流涕，咽痛不舒，自购阿莫西林口服，几小时后即出现口腔溃烂，灼热疼痛，流口水，影响进食。询问病史，患者曾于上半年感冒发热咽痛时服用过此药，出现过口腔溃烂、疼痛的情况，但本次症状较上次重，伴见颜面及颈部皮疹。昨日口服氯雷他定1片，感觉好些。今来寻求中药治疗。症见颜面及颈部皮疹，口臭，大便秘结，小便短黄。

检查：患者颜面及颈部皮疹，右手背有两处约伍角硬币大小紫褐色丘疹。双颊及上腭黏膜均见有大小不等的糜烂面，触痛明显。舌质红，苔黄，脉数。

诊断：药物过敏性口炎。

辨证：热毒炽盛。

治法：清热凉血解毒。

处方：防风通圣散合凉膈散加减。荆芥10g，防风10g，蝉蜕5g，薄荷5g（后下），黄芩10g，滑石15g，金银花15g，连翘10g，紫草10g，牡丹皮10g，大黄10g，生石膏15g，栀子10g，生地黄20g，甘草5g。5剂，日1剂，水煎服。

医嘱：避免使用引起过敏的药物。建立药物过敏卡，看病时交给医生作为用药参考。

二诊（2018年10月16日）：药后口内糜烂面缩小，疼痛减轻，大便变软。上方去大黄、生石膏、栀子，加麦门冬10g，茯苓10g。5剂，日1剂，水煎服。

三诊（2018年10月22日）：药后口内糜烂愈合，能正常饮食，皮疹消退而愈。

心得体会

本病是由于药物过敏引起的变态反应。一般认为是属于“药毒”入内，泛于肌肤腠理，并可由于体内湿热停滞，复感风邪，不能透达肌表而致。当发生本病时应当首先找出和停用引起本病的可疑药物，进行抗过敏治疗。如有严重过敏反应，如休克或组织水肿引起窒息等，应当立即进行急救。

采用中医治疗，初期宜疏风清热，凉血解毒，方选防风通圣散加减；热毒炽盛时，则清热解毒，凉血泻火，方选凉膈散、黄连解毒汤之类。常用药物有荆芥、防风、金银花、连翘、蝉蜕、薄荷、黄芩、栀子、生地黄、麻黄、紫草、柴胡、牡丹皮、沙参、麦门冬、黄芪、白术、淡竹叶、甘草等。

十六、地图舌医案五则

地图舌是一种原因不明的浅表性非感染性舌部炎症，舌背丝状乳头剥脱，病损形态类似地图标志的蜿蜒国界，故称地图舌；因其病损的形态和位置多变，故又称游走性舌炎。儿童多发，以6个月至3岁小儿为多，亦发生于中青年，成人中女性多于男性。该病患病率有报道达0.1%～1%。本病属中医学“花斑舌”“剥舌”或“花剥舌”范畴。

案1　清热利湿、健脾和胃法治脾胃湿热之地图舌

邢某，男，14岁，学生。2007年8月4日初诊。

主诉：舌背裂纹8年。

病史：母亲代述，患儿6岁时1次高热后出现舌背裂纹，到西医院就诊，诊断为地图舌，予维生素类药治疗，时好时差。随着年龄增长，症状逐渐加重，故来诊要求中医药治疗。症见舌苔呈花剥样，伴食欲稍差，小便黄，大便有时干结。

检查：患者体瘦，精神可。舌背见舌苔呈花剥样，中间略红，边缘呈黄白色。舌红，苔黄腻，脉濡数。

诊断：地图舌。

辨证：脾胃湿热。

治法：清热利湿，健脾和胃。

处方：泻黄散合四君子汤加减。党参10g，焦白术10g，茯苓10g，薏苡仁10g，黄连3g，生地黄10g，藿香5g，麦门冬10g，淡竹叶5g，防风10g，牡丹皮10g，甘草3g。7剂，日1剂，水煎服。

医嘱：多吃新鲜蔬菜，保持大便通畅。

二诊（2007年8月13日）：药后饮食明显改善，二便可，舌部无明显不适感。上方去黄连，加石斛10g。7剂，日1剂，水煎服。

三诊（2007年8月22日）：药后花剥苔明显好转，改服参苓白术散巩固疗效。

观察半年，病情稳定。

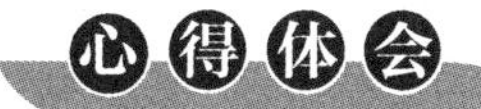

花剥苔在各种古籍中的叙述较少，对其特征的描述也较为相似，如“雪花片”“冰片纹”。中医古籍未将剥苔进行分类研究，因此并无“花剥苔”的规范命名。《临证验舌法》描述了“舌起白苔如雪花片者”，属花剥苔的特征。本例患儿湿热内生，蕴结中焦，阻滞气机，津液不得上承，舌失津养而致舌面花剥；津伤失润，则大便干、尿黄；气机不畅则腹胀纳差；舌、脉均为湿热之象。方选泻黄散合四君子汤加减，以达清热利湿、健脾和胃之功。

案2　清热泻火、健脾养阴法治胃热炽盛之地图舌

安某，男，65岁，退休工人。2012年4月6日初诊。

主诉：发现舌苔剥脱两个月。

病史：自述两个月前发现舌苔剥脱，近1周进食辛辣干燥之品后出现舌痛不适，遂来我科治疗。症见口燥咽干，渴喜冷饮，消谷善饥，口臭不爽，小便黄，大便干燥。

检查：患者舌质红，舌苔呈不规则剥落，形如地图，舌苔薄黄，脉数。

诊断：地图舌。

辨证：胃热炽盛。

治法：清热泻火，健脾养阴。

处方：泻心汤合益胃汤加减。黄连3g，黄芩10g，生地黄15g，天花粉10g，石斛10g，芦根10g，玉竹10g，沙参10g，麦门冬10g，茯苓10g，泽泻10g，郁金10g，淡竹叶5g，甘草5g。10剂，日1剂，水煎服。

医嘱：保持口腔清洁卫生，尤其是舌部清洁，三餐后漱口。

二诊（2012年4月16日）：服药后舌苔剥脱、舌痛减轻。近两日睡眠稍差。上方加柏子仁10g，合欢皮10g。10剂，日1剂，水煎服。

三诊（2012年4月27日）：服药后诸症消失。

观察半年，病情稳定。

心得体会

清·刘恒瑞《察舌辨症新法》云：“舌质无苔，亦有分别。有质紫无苔者；有质红无苔者；有舌上无苔质光如镜者；有质干如刺无苔者；有中凹如驳去者；有中有直沟，如刀背印成者；有舌质横裂者；有舌生裂后，如冰片纹者。”对各种剥苔特征进行了描述。地图舌患者一般无明显自觉症状，偶遇辛辣食物有刺激、烧灼不适感，易反复发作，症状不明显时一般无需特殊治疗。《彩图辨舌指南·阴阳》云：“舌苔有剥落不生者，为心阴不足，心阳有余，或胃阴将涸。”本例患者属于胃热炽盛，治疗宜清热泻火，健脾养阴。方中黄连、黄芩清热燥湿，泻火解毒；生地黄、天花粉、石斛、芦根、玉竹清热除烦；沙参、麦门冬滋生津液；茯苓、泽泻利水渗湿，健脾安神泄热；胃痛者，可加郁金以理气止痛。诸药合用，清热泻火通下，健脾益胃生津。胃火得降，津液得复，则舌苔可生。

案 3　健脾益气法治脾胃虚弱之地图舌

兰某，男，11 岁。2013 年 5 月 15 日初诊。

主诉：舌苔剥脱 3 月余。

病史：母亲代述，患儿半年前无明显诱因出现纳差，乏力，精神欠佳，3 个月前发现舌苔剥脱，于外院就诊，诊为地图舌，曾服多酶片、酵母片、乳酸菌片、山楂丸等治疗，效果不明显，遂来我科治疗。症见神疲乏力，纳差，腹胀，大便溏，睡眠尚可。

检查：患儿形体偏瘦。舌背见舌苔呈花剥样，舌质淡，边缘呈白色，苔薄白，脉细。

诊断：地图舌。

辨证：脾胃虚弱。

治法：健脾益气。

处方：启脾丸加减。党参 5g，白术 5g，茯苓 10g，法半夏 5g，麦门冬 10g，石斛 5g，陈皮 5g，神曲 10g，炒麦芽 10g，山楂 5g，甘草 3g。7 剂，日 1 剂，水煎服。

医嘱：加强口腔卫生，尤其是舌部卫生，养成三餐后漱口的习惯。

二诊（2013 年 5 月 24 日）：服药后舌苔剥脱明显好转，食欲增进，腹胀减轻，精神好转。守上方 7 剂，日 1 剂，水煎服。

三诊（2013 年 6 月 3 日）：服药后舌苔基本恢复。嘱停药注意饮食调养。

观察1年，无复发。

心得体会

小儿消化不良易见“地图舌”，多伴有纳差、厌食、乏力、精神差等症。中医学认为，苔乃胃气所主，脾胃为后天之本，气血生化之源。脾胃虚弱则不能运化水谷精微，气血生化无源，则可见纳差、乏力、精神差等症；胃虚不能生苔，则可见舌苔剥脱。治以健脾益气，方选启脾丸加减。方中党参、白术、茯苓、甘草为四君子汤，补脾胃之气，脾胃之气旺，则能化食生苔；炒麦芽、山楂、神曲消食导滞；法半夏、陈皮行气燥湿，脾胃虚弱易湿阻气滞，故用之以防湿阻中焦。

案4　益气滋阴、健脾养胃法治气阴两虚之地图舌

梁某，女，22岁，学生。2009年3月21日初诊。

主诉：地图舌两年余。

病史：自述舌背不适两年余，曾于当地医院就诊，诊断为地图舌，服用维生素C和消炎药（药物不详），效果欠佳，今寻求中医治疗。症见舌苔剥脱呈“地图状”，伴面色无华，倦怠乏力，口干，大便干结，月经正常。

检查：口内卫生状况尚可，舌背见舌苔剥脱呈“地图状”，舌质淡白，脉细数无力。

诊断：地图舌。

辨证：气阴两虚。

治法：益气滋阴，健脾养胃。

处方：沙参麦冬汤加减。党参10g，黄芪10g，麦门冬10g，玉竹10g，生扁豆10g，生地黄15g，玄参10g，牡丹皮10g，白术10g，甘草5g，桑叶10g，白芍10g，薏苡仁15g。10剂，日1剂，水煎服。

医嘱：注意加强口腔卫生。

二诊（2009年4月3日）：服药后精神状况明显好转，偶有口干症状。上方去党参，加西洋参5g（单煎，兑服），石斛10g。10剂，日1剂，水煎服。

三诊（2009年4月15日）：服药后地图舌渐愈，舌已无明显不适，改服参苓白术散巩固疗效。

观察半年，病情稳定。

心得体会

《彩图辨舌指南·化退》云：“舌苔忽剥蚀而糙干，为阴虚。剥蚀边仍有腻苔为湿痰。剥蚀由尖及内，症可渐平。”《彩图辨舌指南·虚实》中也有“若舌中忽一块如镜，无苔而深红者，此脾胃包络津液太亏，润溉不用也”的论述。舌苔在中医理论中是“胃气”熏蒸上呈于舌部的表现，地图舌是各种原因损伤脾胃，导致患者胃气及津液不能上承口腔而引起舌苔发生剥脱的现象，故中医论治地图舌多遵循健脾、益气、养阴以及调和阴阳的治疗原则。益气养阴、健脾养胃等治疗有助于改善其症状。另外，嘱患者加强口腔卫生，注意舌部清洁尤为重要。

案5　理气活血、化瘀止痛法治气滞血瘀之地图舌

贺某，男，61岁，退休会计师。2001年4月19日初诊。

主诉：地图舌10余年。

病史：自述地图舌10余年，症状时好时坏，曾于当地医院消化科就诊，诊断为地图舌，服用过中、西药（维生素C、益生菌、香砂六君丸等），效果欠佳，故来诊。症见胃中疼痛，状如针刺，不欲饮食，伴面色晦暗无华，睡眠差，易出汗，大便干。有吸烟史20余年，无饮酒史。高血压病史，血压控制可。

检查：口内卫生稍差，牙结石（+）。舌苔不规则剥脱，舌质紫暗，舌下有瘀点，脉沉细。

诊断：地图舌。

辨证：气滞血瘀。

治法：理气活血，化瘀止痛。

处方：失笑散合丹参饮加减。五灵脂10g（包煎），蒲黄10g（包煎），丹参15g，赤芍10g，桃仁10g，檀香3g（后下），砂仁6g（后下），生地黄15g，沙参10g，麦门冬10g，黄连3g。7剂，日1剂，水煎服。

医嘱：戒烟，加强口腔卫生。

二诊（2001年4月27日）：服药后胃疼、纳差、睡眠差、出汗及大便

干等均明显好转，偶有口干症状。上方去桃仁，加西洋参5g（单煎，兑服），石斛10g。7剂，日1剂，水煎服。

三诊（2001年5月7日）：服药后地图舌渐愈，舌已无明显不适。

观察1年，病情稳定。

心得体会

地图舌是一类舌黏膜疾病，平时症状不显，一般不为人们所注意，常常伴随其他临床症状出现。地图舌的微观特征是舌乳头萎缩、舌微循环障碍，符合中医“瘀血”的概念。本例患者气滞日久导致瘀血停于胃中，损伤胃络，耗伤胃阴，故症见舌苔不规则剥脱，舌质紫暗、舌下有瘀点、胃中疼痛状如针刺、面色晦暗等。治宜理气活血、化瘀止痛。方选失笑散合丹参饮加减，方中五灵脂、蒲黄、丹参、赤芍、桃仁活血化瘀，疏通胃络；檀香、砂仁行气和胃；生地黄、沙参、麦门冬以滋阴润燥，益胃生津。诸药合用在行气活血的同时固护胃气，滋生津液。

十七、口角炎医案四则

口角炎是指两侧上下唇联合处口角区的炎症总称。它以两侧对称性口角区皮肤与黏膜出现湿白、糜烂、渗出、结痂和皲裂为临床特征。本病属中医学“燕口疮”“口吻疮”“口丫疮”“口角疮”“夹口疮”“剪口疮”等范畴。

案1　健脾益气、渗湿和胃法治脾气虚弱、湿浊上泛之口角炎

曹某，女，12岁，学生。2010年5月8日初诊。

主诉：口角发烂，脱皮反复发作1年余。

病史：母亲代述，患儿双侧口角发烂，脱皮反复发作1年余。患儿于1年前1次发烧、腹泻后出现双侧口角糜烂、脱屑，张口时疼痛，于当地医院就诊，按口角炎治疗，给予维生素B_2口服，服后有效果，但症状反复，也曾看过中医，服过中药，只能维持短暂时间，今来诊要求查明原因并给予治疗。症见两侧口角湿白、脱屑，伴面黄，懒言，大便溏。

检查：两侧口角湿白、脱屑、皲裂、潮红。舌淡红，苔白腻，脉虚细。

诊断：口角炎。

辨证：脾气虚弱，湿浊上泛。

治法：健脾益气，渗湿和胃。

处方：参苓白术散加减。党参10g，白术10g，茯苓10g，薏苡仁10g，牡丹皮5g，山药10g，神曲10g，山楂10g，砂仁5g，甘草3g，黄连3g。10剂，日1剂，水煎服。

医嘱：注意养护脾胃，保持口角清洁、干燥。

二诊（2010年5月19日）：服药后局部症状明显好转，皲裂、潮红消失精神状态较前好了许多，上方去黄连，加麦门冬10g，石斛5g。10剂，日1剂，水煎服。

三诊（2010年5月31日）：共服药20剂，诸症消失，嘱其口服参苓白术丸20天以巩固疗效。

观察1年，未见复发。

心得体会

口角炎的病因比较复杂，为多因素所致，如感染，常见疱疹病毒、细菌感染及念珠菌感染等；营养不良，维生素缺乏，尤其是维生素B族缺乏、缺铁性贫血或其他微量元素缺乏；不良习惯，如舔唇、舔口角、咬笔，儿童唾液分泌过多等对口角造成机械及化学刺激等。本例患者是由于感冒发烧、腹泻后，造成脾气虚弱，而出现双侧口角炎，治宜健脾益气，渗湿和胃，方选参苓白术散加减。

案2　清利脾胃湿热法治脾胃湿热之口角炎

罗某，女，22岁，学生。2006年4月15日初诊。

主诉：双侧口角发烂，流水，时而发痒半年。

病史：自述双侧口角发烂，流水，时而发痒半年。于半年前吃了几次海鲜后出现腹泻，继而口角发痒、疼痛、糜烂流黄水，去医院就诊，予以西药口服（药物不详），服药后有所好转，但一停药又恢复原状，今来诊要求中药治疗。症见双侧口角糜烂，渗出，伴口臭，口渴不欲饮，大便结，小便短赤。月经基本正常。

检查：双侧口角糜烂，渗出，燥裂，稍张口即出血。舌红，苔黄腻，脉滑数。

诊断：口角炎。

辨证：脾胃湿热。

治法：清利脾胃湿热。

处方：清胃散加减。生地黄 15g，牡丹皮 10g，黄连 6g，当归 10g，升麻 10g，生石膏 15g，茯苓 10g，薏苡仁 15g，藿香 10g，佩兰 10g，连翘 10g，防风 10g，淡竹叶 5g，甘草 6g。10 剂，日 1 剂，水煎服。

医嘱：避免进食引起不适的食物，保持大便通畅。

二诊（2006 年 4 月 26 日）：药后糜烂、渗出明显好转，但显干燥，张大嘴时仍出血，上方去生石膏、淡竹叶，加沙参 10g，石斛 10g。10 剂，日 1 剂，水煎服。

三诊（2006 年 5 月 8 日）：服药 20 剂后，病获痊愈。

观察 10 个月，未见复发。

心得体会

《圣济总录》谓："脾胃有热，随气蒸发，上攻于口唇，与津液相搏致病。"唇属足太阴脾经，脾气虚弱，运化失司，湿浊上泛，故口角湿白糜烂；又脾主口，湿热蕴积，或复受外邪浸渍，故口角糜烂、渗出、疼痛。本患者湿热为重，则清脾泄热，方选清胃散。辨证时须审证求因，施方得当，方能获得好的治疗效果。

案 3　滋阴健脾法治脾经虚热之口角炎

林某，女，45 岁，公务员。2012 年 8 月 13 日初诊。

主诉：双侧口角糜烂、脱皮反复发作两年。

病史：自述两年前，工作调动后压力增加，经常加班熬夜，之后出现双侧口角糜烂、脱皮反复发作，曾服用过维生素类药物，症状改善不明显，反复发作。遂来我科治疗。症见口干，四肢乏力，倦怠嗜睡，纳谷不香，食物不化，大便溏泻，五心烦热。

检查：面色发黄。口角浅皲裂，渗出、渗血、结痂，口角区皮肤黏膜湿白糜烂。舌质红，苔光剥，脉细数。

诊断：口角炎。

辨证：脾经虚热。

治法：滋阴健脾。

处方：生脉散合健脾丸加减。参须10g，麦门冬10g，五味子10g，茯苓10g，炒白术10g，党参10g，地骨皮10g，甘草6g，山药10g，石斛10g，陈皮10g，山楂10g。10剂，日1剂，水煎服。

医嘱：保持口角清洁、干燥；平时多吃新鲜蔬菜、水果。

二诊（2012年8月25日）：服药后口干、四肢乏力、嗜睡、纳谷不香、食物不化、大便溏泻等症状均减轻，舌苔未全复，仍时有五心烦热感。上方加黄连3g，淡竹叶5g。10剂，日1剂，水煎服。

三诊（2012年9月5日）：服完上方后，诸症基本消失。予健胃消食片服1个月，巩固疗效。

观察10个月，未见复发。

心得体会

隋·巢元方《诸病源候论》最初记载了“口吻疮”“燕口疮”“肥疮”等病名，指出了发病的部位。其曰：“两吻生疮，其疮色白，如燕子之吻，故名为燕口疮也。”又曰：“口吻疮……世谓之肥疮，亦名燕口。”又“此由脾胃有热，热气熏发于口，两吻生疮。”其阐明了本病的病因病机。本例患者口干、四肢乏力、嗜睡、纳谷不香、食物不化、大便溏泻、五心烦热等，辨证属于脾经虚热，故治疗予生脉散合健脾丸加减，诸药合用，共奏滋阴健脾之功。

案4　滋阴降火、佐以祛风清热法治肾阴亏虚、虚火上炎之口角炎

王某，男，75岁，工人。2005年3月10日初诊。

主诉：两侧口角反复作痒，糜烂两年余。

病史：自述两侧口角反复作痒，糜烂两年余。患者于两年前无明显原因出现双侧口角糜烂，伴发痒、疼痛。于当地诊所就诊，按照口角炎治疗，予以消炎和口服维生素（具体药物不详），病情有一些缓解，但反复发作。症见两侧口角糜烂、干裂、疼痛，纳少，二便正常。

检查：两侧口角糜烂、干裂、疼痛、作痒，无明显渗出，张嘴受限。

舌红，苔少，脉弦细。

诊断：口角炎。

辨证：肾阴亏虚，虚火上炎。

治法：滋阴降火，佐以祛风清热。

处方：知柏地黄汤加减。熟地黄 15g，山药 15g，山茱萸 15g，牡丹皮 10g，茯苓 15g，泽泻 10g，知母 10g，黄柏 10g，石斛 10g，麦门冬 10g，防风 10g，桑叶 10g，蝉蜕 5g，甘草 5g。10 剂，日 1 剂，水煎服。

医嘱：保持口角清洁、干燥；适量进食新鲜蔬菜、水果。

二诊（2005 年 3 月 21 日）：服药后糜烂面缩小，疼痛及其他症状明显减轻，上方去蝉蜕，加天花粉 10g，再服 10 剂。

三诊（2005 年 4 月 1 日）：服药后，病痊愈。

1 年后随访，未见复发。

心得体会

《素问·逆调论》曰："肾者水脏，主津液。"主津液是指肾中精气的气化功能，也就是说人体水液代谢过程中肾的蒸腾气化贯穿始终，如果这一功能失调，气不化水，津液不能上承，唇失所养，则可导致口角糜烂。本例病程较长，常规治疗疗效不佳，结合双侧口角糜烂、干痒作痛、舌红苔少、脉弦细等局部和全身症状表现，即为肾阴亏虚、虚火上炎所致，故用知柏地黄汤加味治疗。知柏地黄汤滋阴降火，加麦门冬、石斛增强养阴之功；加防风、桑叶、蝉蜕、甘草祛风清热止痒，理法方药合拍，故能获效。

十八、慢性唇炎医案五则

慢性唇炎是唇炎中最常见的一种，又称慢性非特异性唇炎。临床特征是唇部长期而持续性的肿胀、糜烂、渗出、干燥、脱屑等，患者自觉灼热、疼痛，或伴程度不同的痒感。病程迁延，反复发作。男女均可发病，但青年女性和儿童多见，老年人少见。本病在中医古籍中有所论述，首见于隋·巢元方《诸病源候论》。其中"紧唇候"曰："脾与胃合，胃为足阳明，其经脉起鼻，环于唇，其支脉入络于脾，脾胃有热，气发于唇，则唇生疮而肿也，被风邪寒湿之气搏于疮，则微肿湿烂，或冷或热，乍差乍发，积月累年，谓之紧唇……”“紧唇”与西医学的唇炎相似，并阐述了唇炎的病因病机及经络关系，认为与脾胃关系密切。该病属中医学“唇风”“紧唇”范畴。

案1　健脾益气、润燥祛风法治脾虚血燥之慢性唇炎

谭某，女，21岁，在校大学生。2014年5月12日初诊。

主诉：唇部干燥，时而起疱、作痒两年。

病史：自述唇部干燥，皲裂脱皮，时而起疱、作痒两年。2012年上半年开始出现唇肿脱皮，时好时坏，曾去西医院就诊，诊为唇炎。口服消炎药和维生素，并行局部注射（药物不详），好转后又复发，且次数增多，症状较前为重，故来诊要求中医治疗。症见上、下唇红部轻微肿胀、干燥，伴神疲乏力，纳差，大便正常。

检查：上、下唇红部轻微肿胀、干燥、脱屑，扪及温度稍高。舌淡，苔薄黄，脉细无力。

诊断：慢性唇炎。

辨证：脾虚血燥。

治法：健脾益气，润燥祛风。

处方：四君子汤合四物消风饮加减。玉竹20g，白术10g，茯苓15g，山药10g，生地黄15g，牡丹皮10g，柴胡10g，黄芩10g，防风10g，南沙参10g，麦门冬10g，蝉蜕5g，桑叶10g，淡竹叶5g，甘草5g。10剂，日1剂，水煎服。

医嘱：避免使用唇膏类化妆品。

二诊（2014年5月22日）：服药后口唇肿胀、干燥、脱屑好转，但仍存痒感。上方去桑叶、淡竹叶，加石斛15g，苦参5g。10剂，日1剂，水煎服。

三诊（2014年6月4日）：经治后症状消失，痊愈。

观察1年，未见复发。

心得体会

《严氏济生方·口齿门·唇论治》云：“唇者，脾之所主……燥胜则干，热胜则裂。”《外科证治全书》曰：“唇风一名唇，多在下唇，初发痒红肿，日久破裂流水，疼如火燎，似无皮之状，此脾经血燥也。如风燥则不时动，四物消风饮主之，外用紫归油频抹愈。”认为唇风是由于脾经燥热所致。脾气虚弱，气血生化不足，不能上荣于唇。外感燥热或温热病，伤及脾阴，脾阴不足，燥热内生，致使唇舌充血发红，唇肿且干燥，皲裂脱屑。血燥愈盛，亦可出现瘙痒感。清·祁坤《外科大成》认为：“唇风生下唇，发痒不疼，肿裂流水，由胃火上攻也，宜服滋阴地黄丸。”清·何梦瑶《医碥》主张用养血法为主治疗本病：“有不肿，缩紧小，起白皮者，名紧唇，皆燥热所致，治须润燥清火消风，大概以养血为要。”本例患者脾虚血燥，方中南沙参、石斛清热生津养胃；白术、茯苓、生地黄补中燥湿，去脾经之湿热，清热凉血；牡丹皮清热活血；防风、蝉蜕祛诸热之风邪；柴胡泄三焦火热；黄芩除湿热；甘草调和诸药。诸药配伍，共奏健脾益气、润燥祛风之功。

案2　清胃泻火、健脾除湿法治脾胃湿热之慢性唇炎

张某，男，11岁。2015年3月7日初诊。

主诉：口唇肿胀，糜烂流水，反复发作1年。

病史：母亲代述，患儿口唇肿胀，糜烂流水，反复发作1年。1年前感冒后突发嘴唇肿胀、疼痛、作痒，先后采用中西医治疗未明显好转。症见患儿平时喜伸舌舔唇，纳差，小便色赤，大便干结。

检查：上、下唇红肿，表面腐物覆盖，扪及疼痛。舌红，苔黄腻，脉滑数。

诊断：慢性唇炎。

辨证：脾胃湿热。

治法：清胃泻火，健脾除湿。

处方：清脾除湿饮加减。茯苓10g，白术5g，黄芩5g，藿香5g，生地黄15g，栀子5g，牡丹皮5g，石斛5g，金银花10g，连翘10g，防风10g，桑白皮5g，蝉蜕3g，炒鸡内金5g，甘草3g。7剂，日1剂，水煎服。

医嘱：嘱其纠正舔唇习惯，保持大便通畅。

二诊（2015年3月14日）：口唇肿胀、疼痛明显好转，饮食、二便正常，但患处稍干，偶尔脱屑。治以养阴清热润燥为主。

处方：沙参10g，麦门冬10g，生地黄10g，黄柏5g，石斛5g，金银花10g，连翘10g，薏苡仁10g，茯苓10g，百合10g，防风10g，甘草3g。10剂，日1剂，水煎服。

三诊（2015年3月21日）：药后诸症消失，嘱其纠正舔唇习惯。

观察1年，未见复发。

心得体会

《素问·五脏生成》曰："脾之合肉也，其荣唇也。"脾与胃合，足阳明胃经环夹于唇。又脾胃之气运行受水谷精微影响，饮食不节致脾失健运，脾胃蕴热，湿热上蒸于口唇，导致唇风发生。方中茯苓、白术除湿利水，补中燥湿；黄芩、生地黄祛脾经之湿热；麦门冬养脾血，脾血润可为胃行津液；栀子泻脾土而除湿热；连翘、防风、金银花、蝉蜕疏风清热，祛风解毒止痒；石斛同用益胃生津；甘草调和诸药。诸药配伍，共奏清脾胃湿热、健脾泻火之功。

案3　祛风润燥法治风邪外袭之慢性唇炎

杜某，女，52岁，职员。2008年3月19日初诊。

主诉：口唇糜烂、脱屑反复发作5个月。

病史：自述5个月前纹唇后出现唇部发干、起皮、瘙痒、皲裂、渗血，唇部灼热感，曾服用维生素及中成药（药物不详），症状时好时坏，遂来我科治疗。症见唇部色红作痒、肿胀、淡黄色痂皮，张口疼痛，纳少，大便干结，小便正常，睡眠差，月经半年未至，平素喜煎炸食品。

检查：唇部干燥、色红作痒、淡黄色痂皮，唇部肿胀，触诊皮温高。舌红，苔薄白，脉浮涩。

诊断：慢性唇炎。

辨证：风邪外袭。

治法：祛风润燥。

处方：桑杏汤合麦门冬汤加减。桑叶10g，杏仁10g，沙参10g，玉竹10g，麦门冬10g，花粉10g，防风10g，荆芥10g，黄芩10g，郁金10g，僵蚕10g，栀子10g，白扁豆10g，梨皮10g，柏子仁10g。7剂，日1剂，水煎服。

医嘱：饮食宜清淡，保持唇部清洁。

二诊（2008 年 3 月 27 日）：服药后诸症减轻，大便仍稍干。上方加石斛 10g。7 剂，日 1 剂，水煎服。

三诊（2008 年 4 月 3 日）：服完上方后，诸症消失。

观察 1 年，病情稳定。

心得体会

本病好发于干燥季节，其发病机制仍不清楚，可能与季节更替、天气突然变化、局部理化刺激、日光照射、精神因素、免疫失调、遗传等因素有关。多见于下唇，反复发作，时轻时重。唇部以肿胀充血，表面干燥、脱屑、皲裂、渗出，伴有黄色结痂或血性结痂为主要表现。由于唇红部干燥肿胀、发痒、灼热疼痛，患者常不自觉咬唇、舔唇或用手撕揭屑皮，以致唇部破溃、出血、渗出、反复结痂，肿胀明显。反复继发感染则出现脓痂。若经久不愈反复发作，可致唇部长期肿胀肥厚。本例患者风邪客表（文唇后），郁久化热，耗伤津液而化燥，风燥相搏，故见唇干脱屑、皲裂、渗血、瘙痒、脉缓涩。治疗以桑杏汤合麦门冬汤加减，诸药合用，共奏祛风润燥之效。

案 4　疏风清热、表里双解法治胃经风火之慢性唇炎

舒某，女，17 岁，学生。2018 年 1 月 8 日初诊。

主诉：唇部发痒不适 1 年。

病史：自述 2017 年初起觉唇部不适，脱屑、起皮，唇部灼热无皮感，病情反复，迁延不愈至今。严重时唇部可皲裂、渗液、结痂。曾服用维生素 B_2 未见好转，今特来诊。症见唇部干燥、色红作痒、少许淡黄色痂皮，唇部稍肿胀，口干，大便干结。月经常先期。

检查：患者唇部干燥、色红作痒，上覆细小鳞屑，少许淡黄色痂皮，唇部稍肿胀疼痛，触皮温稍高。舌红，苔薄黄，脉浮数。

诊断：慢性唇炎。

辨证：胃经风火。

治法：疏风清热，表里双解。

处方：双解通圣散加减。生地黄 10g，当归 10g，白鲜皮 10g，地肤子

10g，苦参5g，白术10g，牡丹皮10g，黄连5g，薄荷5g，升麻5g，藿香10g，栀子10g，生石膏20g（先煎），防风10g，甘草5g。10剂，日1剂，水煎服。

医嘱：嘱放松心情，调节压力。

二诊（2018年1月18日）：服药后唇部仍有少许皮屑，唇部灼热感、口干症状减轻，二便可。上方去生石膏、栀子、苦参，加麦门冬10g，南沙参10g，玄参10g。10剂，水煎服，每日1剂。

三诊（2018年1月29日）：服药后唇部无明显肿胀感。唇色淡红，少许细小鳞屑，唇不肿。予1月18日原方10剂，续服之。嘱放松心情。

观察1年，未见复发。

心得体会

《外科正宗·卷四·唇风》曰：“唇风，阳明胃火上攻，其患下唇发痒作肿，破裂流水，不疼难愈。”表明阳明胃火上攻于唇导致唇风发生。《医宗金鉴·唇部·唇风》亦云：“唇风多在下唇生，阳明胃经风火攻，初起发痒色红肿，久裂流水火燎疼。”皆认为胃火上攻则发生口唇红肿作痒，疼痛，破裂流水。《医学述要》曰：“唇风生下唇，发痒，色红作肿，日久破裂流水，疼如火燎，又似无皮，名曰唇风。胃经风热凝结也，双解通圣散，外搽黄连膏。”胃中有热，复感风热之邪，风热胃热互扰，循经上攻，致唇肿干燥皲裂。风为百病之长，善行而数变，走窜于上而发痒。双解通圣散出自《医宗金鉴》，可解阳明胃经风火之凝结。方中生地黄、牡丹皮、当归养血活血清热；白鲜皮、地肤子清热解毒止痒；石膏、栀子、黄连、升麻同行清热利湿、凉血解毒之效；白术、藿香健脾益气；防风、薄荷、苦参祛风解表止痒；麦门冬、南沙参、玄参益胃生津，润肠通便；甘草和中。诸药配伍，共奏疏风清热、表里双解之功。

案5　理气豁痰、化瘀消肿法治气滞痰凝血瘀之慢性唇炎

韩某，女，45岁，会计。2015年3月2日初诊。

主诉：口唇糜烂、脱屑3年。

病史：自述2012起出现唇部不适，起皮，灼热无皮感，病情反复，迁延不愈至今。严重时唇部可皲裂、出血、结痂。追问病史，患者2011年离

婚，离婚后情绪低落，后唇炎反复，自觉压力更大，影响工作。曾服用维生素类药物未见好转，今特来诊。症见唇肿肥厚，不痒，口干，胁肋胀痛，睡眠差，大便干结，月经失调，月经中有血块。

检查：面色晦暗，唇肿肥厚，唇色暗红，扪之有颗粒样结节，少许渗液，少量结痂，唇温稍高。舌质暗紫，舌尖有瘀点，苔黄白稍腻，脉弦涩。

诊断：慢性唇炎。

辨证：气滞痰凝血瘀。

治法：理气豁痰，化瘀消肿。

处方：二陈汤合桃红四物汤加减。法半夏 10g，橘红 10g，茯苓 10g，甘草 6g，桃仁 10g，红花 10g，熟地黄 10g，生地黄 10g，黄连 3g，柏子仁 10g，当归 10g，白芍 10g，薏苡仁 15g，川芎 10g，乌梢蛇 10g，夏枯草 10g，浙贝母 10g。10 剂，日 1 剂，水煎服。

医嘱：保持口腔卫生；心情舒畅，改善睡眠。

二诊（2015 年 3 月 12 日）：服药后唇部症状减轻，无渗液，睡眠改善，大便仍稍干，时有情绪不畅。上方去川芎，加石斛 10g，合欢皮 10g。10 剂，日 1 剂，水煎服。

三诊（2015 年 3 月 23 日）：服药后唇肿肥厚明显减轻，唇色暗红改善，扪之仍有颗粒感。守上方 10 剂，日 1 剂，水煎服。

四诊（2015 年 4 月 3 日）：服药后唇肿肥厚明显减轻，唇色暗红改善，扪之仍有颗粒感，无渗液及结痂。嘱巩固疗效，予加味逍遥丸继续服用 1 个月。

随访半年，病情稳定。

心得体会

《素问·六节藏象论》谓：“脾……其华在唇四白。”脾主运化，主肌肉。脾之功能正常，则口唇肌肉得以濡养。因情志所伤，气机失调，血行不畅，痰凝内结，气血痰郁结于唇，则生口唇疾病。治宜理气豁痰，化瘀消肿。方中半夏燥湿化痰，和胃降逆；橘红理气燥湿，醒脾化痰；茯苓健脾渗湿；夏枯草、浙贝母化痰散结消结节；甘草健脾和中；桃仁、红花活血化瘀；熟地黄、当归滋阴补肝养血；芍药养血和营；川芎活血行气，调畅气血。若苔黄者，可加黄芩、黄连。

慢性唇炎的发病可能与气候、环境、日光照射、饮食及舔唇、咬唇或维生素B族缺乏等因素有关。其发病的原因，不外乎内因和外因。李元聪教授认为，本病本在脾胃，标在唇。内因为脾气虚弱，脾常不足，运化失司，湿热内热，或温热病后，伤阴化燥，燥热循经上熏；外因为感受燥热之邪。故治疗首当健脾益气，脾气健旺，湿热自清，燥邪得除，疾病获愈。

另外，中药煎水外敷、中药外搽也是常用方法之一。白鲜皮15g，蛇床子10g，地肤子20g，苦参20g，荆芥10g，防风10g，水煎后湿敷于患处，每日2～3次；或外搽黄连膏、冰硼散。前者清热祛风止痒，后者清热消肿止痛。清·郑梅涧《重楼玉钥》首次提出了针破法治疗唇炎："初起下唇生一红疮，逐时肿大，渐至下唇长出，用消芦散熏，服紫地汤，吹冰硼散，可用破皮针针破即效，针法须从两旁肿处针之。"中医药治疗本病具有副反应少、多靶点、多途径、无依赖性等优点。内服连同中药外治，既治脾胃之本，又治唇部之标，内外联合，可提高治疗效果。

李元聪教授认为，现代社会生活工作节奏快，人们普遍压力较大，尤其是青壮年好食肥甘厚腻，饮食不节，伤及脾胃，脾胃不健，运化失司，湿浊上泛；或火热伤津，唇失濡养；或复感风热和风燥之邪，皆可致本病发生。

十九、口腔白斑医案六则

口腔白斑是口腔黏膜斑纹类疾病中常见的癌前病变之一，癌变率为3%～5%。虽然临床表现以"白色斑块"为特点，但并非口腔黏膜上出现的所有白色斑块均可诊断为白斑。口腔白斑最早于20世纪70年代由WHO（世界卫生组织）首次统一定义，随后又有两次比较重要的修订。WHO最近对它的定义为："口腔白斑是口腔黏膜上以白色为主的损害，不具有其他任何可定义的损害特征；一部分口腔白斑可转化为癌。"可见，口腔白斑的定义越来越突出临床特征、病理特点及癌变倾向。中医典籍中未见

“口腔白斑”的病名，但有一些可以参考的提法与近代关于口腔白斑的临床描述相近。例如，隋代·巢元方《诸病源候论》曰：“斑点成大片，面赤斑斑如锦文，抚之不碍手者谓之斑。”明代·薛己《口齿类要》曰：“若唇肿起白皮，皱裂如蚕茧，名曰茧唇……若患者忽略，治者不察，反为翻花败症矣。”因此，有关本病的中医认识可参考散见于“茧唇”“斑疹”等病证。

案1　理气活血、化瘀消斑法治气滞血瘀之口腔白斑

袁某，男，38岁，公司职员。2004年6月11日初诊。

主诉：右颊黏膜发白不适半年余。

病史：自述右颊黏膜不适半年余，照镜子发现颜色发白，无疼痛，用手摸上去表面粗糙，未行治疗，今来诊。症见右颊黏膜白色斑块，平时有吸烟、咀嚼槟榔习惯。纳眠可，二便正常。

检查：精神可，无明显张口受限，右颊黏膜见一0.5cm×0.5cm大小白色斑块，触之表面粗糙，无明显疼痛不适，边界清楚。舌暗红，苔黄厚，脉涩。

诊断：口腔白斑。

辨证：气滞血瘀。

治法：理气活血，化瘀消斑。

处方：桃红四物汤加减。川芎10g，赤芍10g，甘草5g，桃仁10g，红花10g，夏枯草15g，生地黄15g，当归10g，柴胡10g，制香附10g，郁金10g，黄芩10g，丹参10g。10剂，日1剂，水煎服。

医嘱：不要经常伸舌照镜子；进口食物温度不要太高；忌烟酒、咀嚼槟榔。

二诊（2004年6月21日）：药后检查见右侧颊黏膜白色斑块面积缩小，仅绿豆大小，质地中等。上方去川芎、制香附，加桑叶10g，蝉蜕5g，防风10g。10剂，日1剂，水煎服。

三诊（2004年7月2日）：药后右颊白色斑块消失，上方去夏枯草、蝉蜕，加沙参10g，麦门冬10g。10剂，日1剂，水煎服。

观察半年，未见复发。

心得体会

隋·巢元方《诸病源候论》云："斑点成大片，面赤斑斑如锦纹，抚之不碍手者谓之斑。""凡皮色斑白，点片相同之斑纹，则系风邪搏于肌肤，致令气血失和，或风邪外袭，气血凝滞……治宜祛风活血。"清·沈金鳌《沈氏尊生书》云："气运于血，血随气以周流，气凝血亦凝矣，气凝在何处，血亦凝在何处。"中医学认为，口腔白斑是一种全身性疾病的局部表现，外来的风邪毒邪，包括过寒过热的温度刺激，烟、酒、霉菌及局部慢性刺激因素均可引起气郁气滞。气失通畅，则血不行，气血失和，蕴积不散，而致白斑。治以理气活血，化瘀消斑，方选桃红四物汤加减。若白斑硬厚，瘀血严重者，可加制乳香、制没药、三棱、土鳖虫、水蛭等；局部胀痛，不灵活，有凸起感，可加路路通、全蝎等；若溃烂，表面有赘状物增生，疑有癌变倾向者，可加冬凌草、半边莲、三七、山豆根等。

案2　健脾化湿、祛痰化斑法治湿聚痰凝之口腔白斑

廖某，男，42岁，国企员工。2016年5月20日初诊。

主诉：下唇内侧发白1年余。

病史：自述下唇内侧发白1年余，时隐时现，自觉有粗糙感，未予特殊处理。近期觉下唇黏膜不适明显，故来诊。症见下唇内侧黏膜白色斑块，纳差，大便偏稀。有咀嚼槟榔史、吸烟史。

检查：精神可，无明显张口受限，下唇内侧黏膜见一约2.0cm×1.5cm大小白色斑块，高于黏膜，扪之粗糙，周围黏膜轻微充血。舌淡红，苔黄腻，脉滑数。

诊断：口腔白斑。

辨证：湿聚痰凝。

治法：健脾化湿，祛痰化斑。

处方：二陈汤加减。法半夏10g，橘红10g，茯苓10g，甘草5g，白鲜皮10g，广藿香10g，浙贝母10g，夏枯草15g，白术10g，薏苡仁15g，牡丹皮10g。10剂，日1剂，水煎服。

医嘱：进口食物温度不要太高；忌烟酒、咀嚼槟榔。

二诊（2016年5月30日）：药后下唇内侧不适感较前减轻，周围黏膜未见明显充血，但白色斑块仍存。上方加蝉蜕5g，防风10g。10剂，日1剂，水煎服。

三诊（2016年6月13日）：下唇内侧仍见白色斑块，但面积较前稍小，给予手术切除。

观察1年，未见复发。

心得体会

饮食不节，损伤脾气，脾失健运，水湿内停，湿聚成痰，痰浊上聚，浸渍于口而发生口腔白斑。白斑厚而凸起，多伴有糜烂；并见胸脘痞闷，纳差食少，大便溏薄，舌质淡红，苔腻，脉滑。此类口腔白斑辨证属湿聚痰凝型，治宜健脾化湿，祛痰化斑。方选二陈汤加减。若白斑糜烂、皲裂，可加佩兰、藿香、厚朴、海桐皮；若积湿化热，白斑处出现溃疡、出血，可加黄芩、黄连、射干、山豆根；若进一步发展，有恶变征兆者，可加七叶一枝花、重楼、白花蛇舌草、半边莲等。

案3　滋阴、养血、清热法治阴虚火旺之口腔白斑

王某，女，75岁，退休职员。2013年6月13日初诊。

主诉：左颊部黏膜发白两年余。

病史：自述左颊部黏膜发白两年余，自觉白斑处粗涩灼痛。曾在当地医院就诊，予输液治疗（具体不详），症状无改善。近1周症状明显，故来诊。症见形体消瘦，口干舌燥，失眠，腰膝酸软，五心烦热，心慌感，无胸闷痛，平素喜烫食。

检查：精神可，无明显张口受限，左颊黏膜见一0.6cm×0.6cm大小白色斑块，触之表面粗糙，界限清楚，无明显充血、糜烂。舌质红，苔薄花剥，脉细数。

诊断：口腔白斑。

辨证：阴虚火旺。

治法：滋阴，养血，清热。

处方：大补阴丸合地黄饮子加减。熟地黄15g，龟甲15g（先煎），知母10g，黄柏10g，桑白皮10g，防风10g，石斛10g，麦门冬10g，山茱萸

10g，五味子 3g，茯苓 10g，石菖蒲 10g，远志 10g。10 剂，日 1 剂，水煎服。

医嘱：饮食温度不要超过 30°；保持口腔卫生。

二诊（2013 年 6 月 24 日）：服药后白斑处粗涩灼痛感、口干舌燥、腰膝酸软、心慌感减轻，睡眠改善，仍时有五心烦热。上方加合欢皮 10g。10 剂，日 1 剂，水煎服。

三诊（2013 年 7 月 5 日）：服药后诸症缓解。嘱继续服用知柏地黄丸巩固疗效。

随访半年，病情稳定。

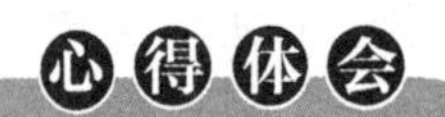

思虑过度，劳伤心脾，阴液暗耗，虚火上炎；或肝肾阴亏，相火偏亢，循经上炎，灼伤肌膜而致口腔白斑。此类白斑，或黏膜红白相间，干燥；可伴有形体消瘦，口干舌燥，失眠多梦，腰膝酸软，五心烦热；舌质红、苔少、脉细数均提示阴虚火旺。治疗宜滋阴，养血，清热。若心火较甚，心烦失眠，白斑在舌下，且黏膜充血，可加导赤散、白茅根、赤茯苓；若阴虚较甚，口干舌燥，白斑干燥、发痒，可加北沙参、麦门冬、花粉、石斛等。

案 4　补脾益气、祛风化湿法治脾气虚弱之口腔白斑

马某，男，62 岁，个体经营者。2013 年 10 月 16 日初诊。

主诉：发现舌背有白色斑块两个月。

病史：自述两个月前发现舌背有一黄豆大小白色斑块，发白处偶有破溃现象，且不易愈合，曾于社区医院就诊，静脉输液治疗（药物不详），效果欠佳，今来求治。症见舌部白色病损，伴神疲乏力，纳眠可，大小便正常。

检查：精神差，无明显张口受限，舌前 1/3 表面见白色病损，中央略凸起黏膜，约黄豆大小，轻度糜烂。舌淡，苔薄白，脉细弱。

诊断：口腔白斑。

辨证：脾气虚弱。

治法：补脾益气，祛风化湿。

处方：参苓白术散加减。黄芪 10g，党参 10g，白术 10g，茯苓 10g，白鲜皮 10g，甘草 5g，薏苡仁 15g，防风 10g，黄芩 10g，金银花 15g，赤芍 10g，山药 10g。10 剂，日 1 剂，水煎服。

医嘱：进口食物温度不要太高；忌烟酒、咀嚼槟榔。

二诊（2013 年 10 月 26 日）：药后倦怠乏力较前减轻，舌白斑周围糜烂明显好转。上方加石斛 10g，夏枯草 15g。10 剂，日 1 剂，水煎服。

三诊（2013 年 11 月 7 日）：服药后，糜烂愈合，舌白斑渐消。

观察 1 年，病情稳定。

心得体会

脾主运化水湿，脾开窍于口。若脾失运化，湿停毒蕴，发于口腔黏膜，黏膜受湿邪侵蚀，则发白斑。本例患者为老年男性，舌部白色病损，伴神疲乏力、舌淡、苔薄白、脉细弱，辨证属脾气虚弱，治以补脾益气，祛风化湿，方选参苓白术散加减。方中党参、白术、茯苓、甘草补气健脾；山药补脾渗湿；防风祛风胜湿。诸药合用，共奏健脾益气、祛风化湿之功。

案 5　温肾、补脾、升阳法治脾肾阳虚之口腔白斑

李某，男，69 岁，农民。2010 年 8 月 12 日初诊。

主诉：发现舌下白色斑块半年。

病史：自述半年前偶然发现舌下白色斑块，不痛不痒，未予重视，近 1 个月自觉白色斑块变硬，遂来治疗。症见腰膝酸软，形寒肢冷，面色㿠白，神疲乏力，完谷不化，口淡不渴。追问病史，1 年前老伴过世，由于悲伤、思虑过度，身体逐渐出现各种不适。

检查：左舌腹见白色斑块，中央稍凸起黏膜，约 0.5cm×0.5cm 大小，无明显糜烂，白色斑块周围黏膜色淡无津，扪诊感觉僵硬。舌淡胖、有齿印，苔白腻，脉沉。

诊断：口腔白斑。

辨证：脾肾阳虚。

治法：温肾，补脾，升阳。

处方：桂附八味丸加减。肉桂 3g（后下），附子 5g（先煎），熟地黄

20g，山茱萸10g，仙茅5g，淫羊藿10g，杜仲10g，白术10g，茯苓10g，黄芪10g，防风10g，桑叶10g，夏枯草10g，甘草10g，合欢皮10g。10剂，日1剂，水煎服。

医嘱：保持口腔卫生；坚持叩齿；节哀，心情开朗些。

二诊（2010年8月23日）：服药后腰膝酸软、形寒肢冷、神疲乏力、完谷不化等症状减轻，白斑有消退，颜色变淡，厚度变薄，粗糙不适感减轻。守上方，10剂，日1剂，水煎服。

三诊（2010年9月3日）：服完上方后，白斑明显变小，伴随症状基本消失。

随访1年，病情稳定。

心得体会

久病及肾，肾阳不足；或饮食不节，伤及脾阳。先天之本与后天之本受损而致脏腑功能失常，阳不制阴，阴水上泛，肌膜失养而致口腔白斑，多见皱纹纸状或斑块状白斑。面白肢冷、腰膝酸疼、腹中不温、完谷不化，以及舌淡胖、苔白滑、脉沉微或沉迟无力均提示脾肾阳虚。治以温肾，补脾，升阳，方用桂附八味丸加减。方中肉桂、附子、仙茅均为辛热之品，注意用药得当及不宜久服。若以脾虚为主，可用参苓白术散加减；若气阴两伤，可用生脉散加减；若腰酸重，可加狗脊、川续断；若泄泻甚，可加诃子、山楂炭；若舌淡胖齿痕多、气促，可加黄精、党参。

案6　补血、益气、扶正法治正气亏虚之口腔白斑

刘某，男，72岁，退休。2005年10月12日初诊。

主诉：下唇白色斑片两个月。

病史：两个月前发现左侧下唇唇红处及相邻口角区黏膜出现较大面积的白色斑块，有粗糙不适感，无糜烂及出血。未接受任何治疗。症见神疲乏力，失眠多梦，自汗盗汗，便溏，无吸烟史。否认全身系统性疾病史。

检查：左侧唇红部黏膜及口角区见一不规则白色斑块，稍高出黏膜表面，边界清楚，表面略粗糙，呈皱纹纸状，未见充血及糜烂。触之柔软，周围黏膜正常。舌体胖、有齿痕，苔薄白，脉沉细。

诊断：口腔白斑。

辨证：正气亏虚。

治法：补血，益气，扶正。

处方：当归补血汤合四君子汤加减。人参5g（另煎兑服），党参10g，白术15g，茯苓10g，炙甘草6g，黄芪30g，当归6g，川牛膝9g，防风10g，夏枯草10g，桑叶10g。10剂，日1剂，水煎服。

医嘱：保持口腔卫生。

二诊（2005年10月22日）：服药后白斑有所消退，厚度变薄，粗糙不适感减轻，伴随症状改善。守上方10剂，日1剂，水煎服。

三诊（2005年11月2日）：服药后白斑变小，无粗糙不适感，伴随症状基本消失。

随访5个月，病情稳定。

心得体会

白斑治疗首先要去除局部不良刺激因素，如残根、残冠、错位牙、不良修复体等；纠正不良生活习惯，如吸烟、饮酒、咀嚼槟榔等。对于均质型白斑可定期观察，不做特殊处理，对于中度及重度上皮异常增生则需要手术切除，并给予密切关注。中医治疗口腔白斑以理气活血、清热解毒、健脾化湿、扶正祛邪为原则。李元聪教授认为，白斑的治疗宜采用中西医结合的方法，中医辨证施治可增强体质，提高抗病能力；西医手术治疗可事半功倍。

二十、白塞病医案四则

白塞病（Behcet's disease，BD）又称“贝赫切特综合征”“白塞综合征”“口、眼、生殖器三联症”，因1937年土耳其皮肤病医师Hulusi Behcet首先报道而得名，是一种以细小血管炎为病理基础的慢性进行性、复发性、系统损害性疾病。内科学将其归于风湿性疾病。口腔溃疡为最基本的病损，发生率接近100%。关节及心血管、神经、消化、呼吸、泌尿等多系统的病变虽发生概率较小，但后果严重，可危及生命。本病有明显的地域分布特点，主要分布在我国的河西走廊至地中海的古“丝绸之路”沿途，有人称之为“丝绸之路病”。本病好发于25~35岁年龄段，男女比例为0.77∶1。据统计，我国患病率为1.4人/万。中医学对于本病没有相应的病名，根据临床症状，多数医家将其归于中医“狐惑”病，名为狐疑惑乱之意，形容该病出没无常，病证繁多，变化莫测，不可捉摸，是以取类比象定名。

案1　清肝泻火、利湿化浊法治肝经湿热之白塞病

王某，女，37岁，干部。2010年6月28日初诊。

主诉：口内反复溃疡两年余。

病史：自述口内反复溃疡两年余。两年前开始口内反复溃疡发作，发作时数目较多，疼痛不适。近1年生殖器部位出现溃疡，自觉视物不清，外院诊为白塞病，已用激素治疗3个月，症状明显好转，但激素减量时口腔溃疡又发，加之则症状又减轻。症见双眼视物不清，眵多色黄，胸闷，口苦，小便黄，大便黏滞，带下色黄。

检查：精神可，双眼结膜轻度充血，无张口受限，下唇内侧黏膜、左颊黏膜分别见有两处黄豆大小溃疡，色黄，周围充血。四肢皮肤见红斑结节，外阴未见溃疡。舌红，苔黄腻，脉弦数。

诊断：白塞病。

辨证：肝经湿热。

治法：清肝泻火，利湿化浊。

处方：龙胆泻肝汤加减。龙胆草10g，黄芩10g，栀子10g，当归10g，生地黄15g，柴胡10g，甘草10g，金银花10g，菊花10g，丹参10g，黄柏10g，土茯苓15g，藿香10g，薏苡仁15g。10剂，日1剂，水煎服。

医嘱：泼尼松，减量服用，每日20mg减为15mg，顿服。

二诊（2010年7月9日）：服药后口腔溃疡面积明显缩小，四肢皮肤红斑结节基本消退，眼结膜充血减轻，但偶有不适感。上方去龙胆草、栀子，加淡竹叶10g，玄参10g，夏枯草10g。10剂，日1剂，水煎服。泼尼松减为每日10mg。

三诊（2010年7月20日）：服药后全身症状明显改善，口腔溃疡愈合，眼结膜已不充血，四肢红斑结节消退。上方去黄芩、淡竹叶。10剂，日1剂，水煎服。泼尼松每日10mg，维持。

四诊（2010年7月31日）：服药后病情稳定，仍以上方加减，兼服杞菊地黄丸。停用泼尼松，改服雷公藤总苷片，每次10mg，每日3次。

观察1年，病情未见加重。

心得体会

肝经支脉下行颊里，环口唇，湿热上蒸，灼蚀肌膜，环口咽、唇，舌部有溃疡，肝经绕于阴器，湿热随经脉而灼于阴，故见阴部溃疡，因有热，溃疡周围充血、黄色渗出。肝主目，肝经湿热上攻于目，则见目赤涩疼眵多；皮肤为湿而蒸，见脓疱结节；肝之经脉过胸，故有胸闷、疼痛不适；肝绕阴器，肝经湿热，则带下色黄；小便短赤、苔黄腻、脉弦为湿热之象。治宜清肝泻火，利湿化浊，方选龙胆泻肝汤加减。

案2　清胃泻火、利湿化浊法治脾胃湿热之白塞病

周某，男，28岁，公司职员。2007年3月4日初诊。

主诉：口腔溃疡反复发作1年余。

病史：自述1年多来口腔溃疡反复发作，曾有外阴溃疡史，自行服用头孢类消炎药，未见明显效果。近半年双下肢出现红斑结节，去某医院检查，诊为白塞病，已用泼尼松6个月，病情明显好转。本人不愿长期服用大剂量激素，要求中药治疗。症见口干，口臭，纳呆，眠可，大便不畅。

检查：患者软腭黏膜见3个黄豆大小溃疡，黄白色，凹陷，周围红肿，双下肢皮肤见结节红斑，外阴部未见溃疡。舌红，苔黄腻，脉滑数。

诊断：白塞病。

辨证：脾胃湿热。

治法：清胃泻火，利湿化浊。

处方：生地黄15g，牡丹皮10g，百合10g，黄连6g，生石膏15g，藿香10g，麦门冬10g，桔梗10g，黄柏10g，石斛10g，土茯苓15g，薏苡仁15g，甘草10g。10剂，日1剂，水煎服。

医嘱：泼尼松减量服用，每日30mg减为每日25mg，顿服。

二诊（2007年3月15日）：服药后口腔溃疡明显好转，右颊黏膜又现两粟米大小溃疡，双下肢皮肤红斑渐消。上方去生石膏，10剂，日1剂，水煎服。泼尼松减量服用，每日20mg，继服。

三诊（2007年3月26日）：服药后口腔溃疡已愈，双下肢红斑消失。上方去黄连、藿香，加黄芪15g，党参10g。10剂，日1剂，继服之。泼尼松减量服用，每日15mg，继服。

四诊（2007年4月7日）：服药后症状基本消失。仍以上方加减，兼服参苓白术散。泼尼松减量服用，每日10mg，维持。

随访1年，病情稳定。

心得体会

口属脾，脾胃湿热不得疏散，上蒸口咽，热腐肌膜，则溃疡周围充血，有黄色渗出；热蒸于皮肤，故皮肤气血郁滞蕴热而疖肿形成；脾胃温热上攻于目，则目赤眵多，下注于阴则见外阴溃疡；口内流涎、口不欲饮、口臭、苔黄腻、脉滑数均为脾胃湿热之象。治以清胃泻火，利湿化浊。

案3　滋补肝肾、清热养阴法治肝肾阴虚之白塞病

徐某，女，42岁，干部。2009年6月15日初诊。

主诉：口腔溃疡反复发作3年。

病史：自述3年来口腔溃疡反复发作，曾有外阴、肛周溃疡史，1年前四肢皮肤出现红斑结节，半年前出现目赤涩痛，视物昏花，外院检查，诊为白塞病，已用泼尼松1年，病情明显好转。因不愿长期服用激素，寻求中医治疗来诊。症见双眼不适感，头晕耳鸣，失眠多梦，口舌干燥，五心烦热，盗汗乏力，便干尿黄。

检查：患者双颊黏膜见多个黄豆大小溃疡，表面灰黄，周围有红晕，灼痛，四肢皮肤见结节红斑，眼结膜充血，外阴部未见溃疡。舌红少津，苔黄，脉细数。

诊断：白塞病。

辨证：肝肾阴虚。

治法：滋补肝肾，清热养阴。

处方：知柏地黄汤加减。熟地黄20g，生地黄10g，黄连3g，山茱萸10g，山药10g，泽泻10g，牡丹皮10g，茯苓10g，盐知母10g，盐黄柏10g，灵芝10g，天花粉10g，百合10g，酸枣仁10g，菊花10g。10剂，日1剂，水煎服。

医嘱：保持心情舒畅；泼尼松减量服用，每日 30mg 减为每日 25mg，顿服。

二诊（2009 年 6 月 27 日）：用药后双颊黏膜溃疡基本消失，四肢皮肤红斑结节明显消退减少，眼结膜充血减轻，但偶有不适感。上方加夏枯草 10g。10 剂，日 1 剂，水煎服。泼尼松减为每日 20mg。

三诊（2009 年 7 月 7 日）：服药后双颊黏膜溃疡已愈，四肢红斑基本消失，眼部无不适。上方去夏枯草、菊花，加黄芪 10g，党参 10g。10 剂，日 1 剂，继服之。泼尼松减量服用，每日 15mg，继服。

四诊（2009 年 7 月 17 日）：服药后自觉症状基本消失。平时仍以上方加减，兼服知柏地黄丸。泼尼松减量服用，每日 10mg，维持。

随访两年，病情稳定。

心得体会

肝藏血，肾藏精，肝肾同源，精血互生。先天禀赋不足，肝肾阴虚；或忧思过度，久病失调，致肝肾皆虚，虚热内生，热邪充斥上下而成本病。方选知柏地黄汤加减。方中熟地黄入肾经，重用以滋阴补肾，填精益髓；山茱萸入肝经，滋补肝肾，固涩精气；山药入脾胃经，双补脾肾，养阴固精，肾、肝、脾三阴并补，是为“三补”；泽泻利水湿而泄肾浊，制熟地黄滋腻之弊；牡丹皮清泄虚火，制山茱萸之温涩；茯苓渗湿健脾，配山药补脾而助健运，配泽泻共泻肾浊，引虚热下行，则真阴得复其位，是为“三泻”；盐知母、盐黄柏清肾中伏火，清肝火；百合、酸枣仁治心烦、失眠；夏枯草、菊花清肝和目。诸药合用，共奏滋补肝肾、清热养阴之功。

案 4　温补脾肾、祛湿化痰法治脾肾阳虚之白塞病

周某，男，62 岁，退休。2002 年 7 月 9 日初诊。

主诉：口内反复长疮 5 年。

病史：自述口内反复长疮 5 年，曾有外阴溃疡史，外院检查，诊为白塞病，间断服用泼尼松 3 年，病情时好时坏，故寻求中医治疗。症见口内溃疡，轻微疼痛，形寒肢冷，食少倦怠，腹胀便溏，关节肿痛。胃手术后 8 年。

检查：患者形体偏瘦，下唇内侧见一黄豆大小溃疡，疡面灰白，周围及基底黏膜水肿，疼痛轻微，四肢皮肤红斑结节，外阴未见溃疡。舌质淡胖、有齿痕，苔白滑，脉沉细无力。

诊断：白塞病。

辨证：脾肾阳虚。

治法：温补脾肾，祛湿化痰。

处方：右归丸合八味肾气丸加减。茯苓 10g，牡丹皮 10g，泽泻 10g，桂枝 10g，怀牛膝 10g，车前子 10g，熟地黄 15g，制附子 10g（先煎 1 小时），山药 10g，山茱萸 10g，菟丝子 10g，枸杞子 10g，当归 10g，盐杜仲 10g。10 剂，日 1 剂，水煎服。

医嘱：泼尼松每日减至 25mg，顿服；注意养护脾胃。

二诊（2002 年 7 月 19 日）：药后下唇溃疡明显减小，四肢皮肤红斑结节消退减少，关节肿痛缓解，自觉症状改善。守上方 10 剂，日 1 剂，水煎服。泼尼松减为每日 20mg。

三诊（2002 年 7 月 29 日）：药后下唇黏膜溃疡已愈，四肢红斑大部分消失，关节无不适。上方去制附子、盐杜仲，加黄芪 10g，党参 10g。10 剂，日 1 剂，继服之。泼尼松减量服用，每日 15mg，继服。

四诊（2002 年 8 月 9 日）：口腔内无新增溃疡，四肢红斑消退。泼尼松减量服用，每日 10mg，维持。继续服用参苓白术散巩固疗效。

随访两年，病情稳定。

心得体会

因汗、吐、泻太过，或过服苦寒药物损伤脾阳，或大病久病之后耗气伤阳，致脾肾阳虚，阴寒内盛，水湿泛溢，流注经络而致本病。本例患者病程 5 年，做过胃部手术，伴形寒肢冷、食少倦怠、腹胀便溏等，辨证属脾肾阳虚型，方选右归丸合八味肾气丸加减。方中制附子、鹿角胶、菟丝子、杜仲温阳补肾；当归、枸杞子、熟地黄、山药、山茱萸增益滋阴养血之效；牛膝、车前子清热利尿，渗湿通淋，引血下行，治疗肾阳虚而引起的肿痛诸症。诸药合用，共奏温补脾肾、祛湿化痰之功。

白塞病属疑难疾患，西药主要用激素类药物控制病情，当该类药减至维持量时，继续撤减要非常慎重。曾经有患者每日用泼尼松20mg，顿服，维持多年，自以为病愈，后自行减量至5mg，没过几天，病又复发了。所以，对于该病的治疗只能是控制现有症状，减少复发，延长间歇期，缩短发作期，防止严重并发症的发生。

白塞病的有关症状描述，早在东汉张仲景《伤寒杂病论》中就有记载，被认为是该病的最早记载。其谓："狐惑之为病……蚀于喉为惑，蚀于阴为狐。不欲饮食，恶闻食臭，其面目乍赤、乍黑、乍白。蚀于上部则声嘎，甘草泻心汤主之……蚀于下部则咽干，苦参汤洗之……蚀于肛者，雄黄熏之。"该书提出的益气解毒、清热利湿的治疗方法，至今对临床仍具有指导意义。当代之辨证分型基本离不开湿、热、毒三邪，如肝胆湿热、脾胃湿热、心脾积热、下焦湿热、阴虚火旺等。我们所接诊的病例，多数已接受或正在接受激素类药物治疗，急性期症状已得到或基本得到控制，除了口腔溃疡，其他如眼部症状、外阴溃疡、皮肤结节红斑等往往见不到。此时的辨证，主要以口腔溃疡为依据，并结合其他症状和全身表现，分别施以清热泻火、清热利湿、滋阴清热等法，采用中药与激素疗法并用，以达到最佳效果。

二十一、正中菱形舌炎医案三则

正中菱形舌炎是发生在舌背正中人字沟前方状似菱形的红斑样病损，常伴舌乳头剥脱，色红润，表面粗糙或光滑，裂隙状或结节状。多无明显不适症状，部分患者有烧灼感、痒感，进食辛辣食物可伴有刺痛，特别是在病损萎缩最明显的部位。以中年多见，男性多于女性。中医学称本病为"鸡心舌"，缘于病损在舌正中，状似鸡心。

案1　清热养阴、生津止渴法治阴虚火旺之正中菱形舌炎

胡某，男，53岁，工人。2009年7月2日初诊。

主诉：舌根部位发红两周。

病史：自述舌根部位发红两周，以为上火引起，自服三黄片后出现腹泻，但舌根部症状未见好转。近两天进食刺激性食物时舌部轻微烧灼感，故寻求中医治疗。症见口干，心烦失眠，大便干结。

检查：患者两颧潮红，舌前部苔黄、少津。舌背轮廓乳头前部见大小约1.5cm×1.2cm菱形无苔面，表面光滑，触质软，口腔黏膜稍发红，苔黄，脉细数。

诊断：正中菱形舌炎。

辨证：阴虚火旺。

治法：清热养阴，生津止渴。

处方：左归丸合知柏地黄汤加减。熟地黄20g，山茱萸10g，山药10g，川牛膝6g，菟丝子10g，茯苓10g，牡丹皮10g，知母15g，黄柏10g，麦门冬10g，沙参10g，石斛10g，柏子仁10g，淡竹叶5g，甘草5g。10剂，日1剂，水煎服。

医嘱：嘱淡盐水漱口，每日4～5次。

二诊（2009年7月12日）：服药后口干、进食刺激不适等症状减轻，失眠、大便干结等症状好转。上方去黄柏、淡竹叶，加生地黄15g，天花粉10g。10剂，日1剂，水煎服。

三诊（2009年7月23日）：服药后菱形区见有薄苔，全身症状明显改善。守上方10剂，日1剂，水煎服。

观察1年，病情稳定。

心得体会

西医学认为，该病发生与发育畸形、白色念珠菌感染、内分泌失调、生活习惯、营养因素等有关。伴有真菌感染者，可予以抗真菌治疗。如病变区触及结节样，应当及时活检，做到早诊断，早治疗。

肾脉贯咽喉，舌根属肾，先天禀赋不足，肾精虚亏，虚火上炎而发病。本例患者属阴虚火旺型，治以滋阴补肾，清降虚火，方选左归丸合知柏地黄汤加减。常用药有熟地黄、生地黄、山茱萸、淮山、茯苓、天门冬、麦门冬、淡竹叶、石斛、天花粉、党参、黄连、甘草等。

案2　补中益气、养阴生津法治脾胃气虚之正中菱形舌炎

陈某，男，43岁，干部。2018年3月2日初诊。

主诉：舌部正中央无苔伴疼痛4个月。

病史：自述4个月前发现舌部正中央无苔，且疼痛。2017年12月出

现舌痛，进食辛辣食物时疼痛加重，照镜子发现舌背中央无苔，故来寻求中医治疗。症见少气懒言，体倦肢软，面色无华，大便稀溏。

检查：舌背中后部丝状乳头萎缩，似菱形，边界清楚，表面发红光滑。舌淡，脉弱。

诊断：正中菱形舌炎。

辨证：脾胃气虚。

治法：补中益气，养阴生津。

处方：补中益气汤加减。黄芪 15g，党参 15g，当归 10g，柴胡 10g，升麻 5g，白术 10g，天花粉 10g，百合 10g，石斛 10g，麦门冬 10g，黄连 3g，淡竹叶 5g，甘草 5g。10 剂，日 1 剂，水煎服。

医嘱：放松心情，消除思想顾虑，不要反复伸舌对镜检查。

二诊（2018 年 3 月 12 日）：药后疼痛症状明显减轻，全身不适明显改善。上方加西洋参 5g，郁金 10g。10 剂，日 1 剂，水煎服。

三诊（2018 年 3 月 23 日）：药后菱形区见有薄苔，精气神明显改善。改口服补中益气丸两个月。

观察 1 年，病情稳定。

心得体会

正中菱形舌炎一般无症状反应，可不予治疗，但如果有不适或疼痛，应给予治疗，但治疗只能减轻或消除不适或疼痛，病变区乳头及舌苔较难恢复，治疗时间较长，应守方坚持。本病发生多因脾气虚弱、生化不足、舌失濡养而致。治则补脾益气，养阴生津。

案 3　滋阴降火、佐以健脾法治脾阴不足之正中菱形舌炎

孙某，男，45 岁，公务员。2016 年 8 月 3 日初诊。

主诉：舌中花剥两年余。

病史：自述两年前重感冒后发现舌正中一块红色斑块，当时无不适感，未予重视。近两个月进食辛辣厚味食物较多，自觉舌正中部不适，口干，曾查唾液培养未见异常。症见舌正中微痛不适感，口干，时有乏力，纳减，眠差，大便稍干。吸烟史 25 年，每天 1 ~ 2 包。

检查：舌正中人字沟前有一菱形区，色红稍暗，表面光滑，无舌乳头，质软无硬结，舌淡红，苔白，脉沉缓。口腔卫生稍差，牙结石（++）。

诊断：正中菱形舌炎。

辨证：脾阴不足。

治法：滋阴降火，佐以健脾。

处方：炒白术 15g，茯苓 15g，太子参 15g，当归 10g，赤芍 10g，牡丹皮 10g，玉竹 10g，石斛 10g，金银花 15g，淡竹叶 5g，丹参 15g，炒鸡内金 10g，炒麦芽 10g，柏子仁 10g，甘草 6g。10 剂，日 1 剂，水煎服。

医嘱：口腔洁治；戒烟。

二诊（2016 年 8 月 15 日）：用药后舌正中微痛消失，色变浅，面积稍缩小，舌正中部见舌乳头长出。上方随症加减，继服 1 个月，症状消失。

随访半年，病情稳定。

心得体会

正中菱形舌炎特征为舌背中线出现光滑、有光泽、红斑、与周围组织边界清楚、无症状、斑状样病变。男性受累常比女性多。口腔卫生不良者，可做洁治术、龋病充填、拔除残根残冠等。吸烟重者应戒烟。对口干者，可选用生津止渴中药，如沙参、玄参、鲜石斛、天门冬、麦门冬、天花粉、党参、茯苓、甘草等。

二十二、毛舌医案二则

毛舌是舌背人字沟中央部及人字沟前，因各种刺激因素的存在而使丝状乳头过度伸长和延缓脱落所形成的丛毛状改变，可呈黑、褐、白、黄、绿等多种颜色。舌面呈黑褐色者称为黑毛舌，其余分别根据颜色称白毛舌、黄毛舌、绿毛舌等，临床上以黑毛舌最为多见。黑毛舌类似于中医的黑苔，即舌苔黑腻，上生黑毛。若不见长毛，舌变黑又称黑舌。

案 1　通腑、泄热、存阴法治胃肠积热之毛舌

刘某，男，34 岁，职员。2021 年 6 月 22 日初诊。

主诉：发现舌部发黑 1 周。

病史：自述 1 周前进食过多肉类食物、海鲜、冰镇啤酒等，之后出现腹痛腹胀，便秘，发热，于社区医院就诊，给予抗生素及助消化药物，效果不佳，便秘无缓解，腹胀加重，4 天后发现舌质变黑，舌苔厚腻，遂到本院外科就诊，诊断为肠梗阻，并予灌肠治疗。灌肠后排出宿便，腹软疼痛减轻，但大便仍不通畅，要求中医治疗。症见低热，颜面潮红，时有汗出，口干，纳差，腹部胀感。吸烟史。

检查：舌质黑，舌干有裂纹，舌苔黑厚腻，脉洪数有力。

诊断：毛舌。

辨证：胃肠积热。

治法：通腑，泄热，存阴。

处方：大承气汤加减。大黄 10g，芒硝 10g（冲服），厚朴 10g，枳实 15g，玄参 15g，生地黄 15g，麦门冬 10g，天花粉 10g，甘草 6g，黄连 3g，淡竹叶 5g，石斛 10g，玉竹 10g。10 剂，日 1 剂，水煎服。

医嘱：解释病情；节制饮食；戒烟酒。

二诊（2021 年 7 月 3 日）：用药后舌苔已变正常色，腹部柔软，大便畅通，后用香砂六君子丸巩固疗效。

随访半年，未再复发。

心得体会

《金匮要略》云："若舌上色黑者，又为热之极也。"胃热上蒸，灼伤阴津，舌失濡养，污垢停滞，则见舌苔发黑，似长绒毛；胃热津伤，失于濡润，则口干便秘；气机不畅则腹满拒按，阳明热邪充斥则日晡潮热；舌脉均为阳明实热之象。本型属胃肠积热，故选大承气汤加减。方中大黄、芒硝、枳实、厚朴通阳明之腑以泄热，加用生地黄、玄参、麦门冬、天花粉养阴增液，以生津润燥，舌干裂较甚者可加黄连、淡竹叶、石斛、玉竹。诸药合用，通腑，泄热，存阴，润燥濡舌。

案 2　益气、健脾、温中法治脾胃虚寒之毛舌

吴某，女，33 岁，国企职工。2019 年 9 月 12 日初诊。

主诉：舌苔发黑 1 个月。

病史：自述由于妇科炎症，白带过多，医生嘱服甲硝唑等消炎类药物

月余，妇科症状改善，但发现舌苔发黑，并见食少纳差，胃脘不适，时有恶心、反胃，遂寻求中医治疗。症见气短乏力，口淡不渴，纳差食少，腹软喜按，大便溏。

检查：舌质淡白，舌苔发黑，厚腻起毛，脉沉无力。

诊断：毛舌。

辨证：脾胃虚寒。

治法：益气，健脾，温中。

处方：香砂六君子汤加减。党参 15g，炒白术 15g，茯苓 10g，清半夏 10g，木香 6g，砂仁 6g（后下），干姜 10g，吴茱萸 10g，炒薏苡仁 15g，山药 10g，焦三仙各 10g，甘草 6g，大枣 3 枚，生姜 3 片。10 剂，日 1 剂，水煎服。

医嘱：养护脾胃。

二诊（2019 年 9 月 23 日）：服上药后乏力减轻，反胃、呕吐止，食欲增加，舌苔黑色大部分已退，继用香砂养胃丸巩固疗效。

随访 1 年，未再复发。

心得体会

脾胃虚寒，升降失职，浊阴上泛于舌则苔黑，口淡不渴；脾失健运，则纳差食少；阴津不升反下降则大便稀溏；中焦气虚则腹软喜按；舌脉均为脾胃虚寒之象。临床此型多发生于长期服用抗生素者。方中党参健脾养胃；白术健脾燥湿；茯苓健脾渗湿；炙甘草、大枣益气健脾，调和诸药；半夏燥湿化痰，健脾和胃；木香、砂仁温中理气；干姜、吴茱萸温中；薏苡仁、山药健脾和胃；焦三仙消导和胃以健中焦。诸药合用，共奏益气、健脾、温中之功，胃和则脾胃升降有序，诸症自除。

本病应与舌乳头染色的“假黑舌”相鉴别。舌乳头染色无舌丝状乳头增生伸长，多是因食物或各种水果、色素等染色所致的丝状乳头染色，染色可祛除。本病是丝状乳头增生后的丛毛状改变，黑苔不易去除。临床时应消除患者的恐惧心理，做好细致的解释工作，使患者了解黑毛舌是无害的，且预后良好。一般祛除病因后可自动消失，不会形成恶变。

二十三、裂纹舌医案五则

裂纹舌又称沟纹舌，以舌背上出现许多深沟为临床特征。沟的排列方向有的似叶脉，有的似脑纹，故又有叶脉舌和脑纹舌之别。本病多见于20岁以后，发病率随年龄的增长而增加。本病与中医“舌裂”相类似。但在中医古籍中根据沟纹形态的不同，本病又有“人裂舌”“舌上龟纹”之称。在临床中沟纹舌与地图舌并见比例较高。

案1　清心泻火法治心火上炎之裂纹舌

朱某，女，56岁，工人。1996年7月17日初诊。

主诉：舌裂纹5年余，加重半月。

病史：自述5年前无明显原因出现舌裂纹，当时较浅，无不适症状，没有引起重视，其间未服用药物。近半月来裂纹加深，饮食有刺激感，故来诊。症见口苦，纳差，心烦，失眠，小便短赤，急躁易怒，大便干。

检查：舌正中有一较深裂纹，舌背前1/3多个细小裂纹。舌质红，苔薄黄，脉数。

诊断：裂纹舌。

辨证：心火上炎。

治法：清心泻火。

处方：黄连解毒汤合天王补心丹加减。黄连6g，生地黄15g，黄芩10g，黄柏10g，栀子10g，淡竹叶5g，甘草6g，通草10g，石斛10g，麦门冬10g，丹参20g，茯苓10g，天门冬10g，柏子仁10g，玄参10g。7剂，日1剂，水煎服。

医嘱：解释病情，消除患者顾虑；调控情绪，注意口腔卫生。

二诊（1996年7月24日）：药后舌裂纹减轻，口苦、纳差、心烦、失眠等症状改善，不那么易怒了。上方去黄芩、黄柏、栀子。7剂，日1剂，水煎服。

三诊（1996年7月31日）：药后症状基本缓解，继续服20剂后舌裂纹基本消失。

随访半年，病情稳定。

心得体会

心开窍于舌，舌为心之苗，若七情郁结，心火上炎，则舌肌膜受灼开裂而病。心火上炎者，症见舌中间有裂纹呈人字形，舌痛，舌质红而干，并见心烦、失眠、口苦、小便短赤、脉数等，治宜清心泻火，方选黄连解毒汤合天王补心丹加减。

案2　清热、泻火、通腑法治阳明实热之裂纹舌

刘某，男，23岁，农民。1990年6月18日初诊。

主诉：舌裂10天。

病史：自述10天前感冒，头痛，并见高热、汗出等，于当地卫生院就诊，给予抗生素治疗，症状缓解，病愈后发现舌裂纹，因担心其他病变，故来诊。症见口干欲饮，小便短赤，大便秘结，喜辛辣厚味食物。吸烟史5年，饮酒史6年。

检查：舌背正中见4mm深裂纹，舌质红绛，无苔，脉滑数。

诊断：裂纹舌。

辨证：阳明实热。

治法：清热，泻火，通腑。

处方：大承气汤加减。大黄10g，芒硝10g，枳实10g，黄连6g，金银花15g，连翘10g，炒鸡内金10g，炒麦芽10g，茯苓10g，当归15g，赤芍10g，牡丹皮10g，玉竹10g，石斛10g，甘草6g。3剂，日1剂，水煎服。

医嘱：饮食宜清淡，注意口腔卫生，饭后清水含漱，使舌背向上拱起，以便沟裂扩张而有利于漱净滞留的食物残渣。

二诊（1990年6月22日）：服药后大便正常，口干减轻，舌裂纹变浅，舌质红稍干，无苔，脉滑数。上方去芒硝、连翘。7剂，日1剂，水煎服。

三诊（1990年6月29日）：服药后裂纹舌基本消失，无全身自觉症状。上方稍作加减继服10剂后，痊愈。

随访半年，病情稳定。

心得体会

该病多见于热病之后，阳明实热，津液大伤，舌失濡养，久成裂纹；

体内津伤，则口渴欲饮，大便燥结，小便短赤；舌脉均为阳明实热津伤之象。治宜清热、泻火、通腑，方选大承气汤加减。《重订通俗伤寒论》云：“凡舌有断纹裂纹，如人字、川字、爻字及裂如直槽之类，虽多属胃燥液涸，由于实热内逼，急宜凉泻以清火。然中有直裂者，多属胃气中虚，却宜补阴益气，切忌凉泻。更有本无断纹，而下后反见人字裂纹者，此属肾气凌心，急宜纳气补肾。若苔点如粞者，虫蚀居多，即苔现槟榔纹，隐隐有点者，亦属虫积，皆宜杀虫祛积。此为观舌断纹细点之要诀。”

案3　滋补肝肾法治肝肾阴虚之裂纹舌

赵某，女，20岁，学生。1994年8月11日初诊。

主诉：舌裂纹4年余。

病史：自述4年前无明显原因发现舌部裂纹，曾服中西药，效果不明显，时轻时重，故来我科就诊。症见手足心热，夜间盗汗，喜辛辣厚味食物，大便干结。

检查：患者身体偏瘦，舌正中有一较深裂纹，两侧分出多个细小裂纹。舌质红，苔薄黄，脉沉细稍数。

诊断：裂纹舌。

辨证：肝肾阴虚。

治法：滋补肝肾。

处方：知柏地黄汤加减。知母10g，黄柏10g，熟地黄10g，山茱萸10g，山药10g，赤芍10g，牡丹皮10g，淡竹叶5g，茯苓10g，女贞子10g，炒鸡内金10g，焦三仙各10g，甘草5g。7剂，日1剂，水煎服。

医嘱：饮食清淡，避免辛、辣、酸、甜等刺激性食物；注意口腔卫生，饭后清水含漱，使舌背向上拱起，以便沟裂扩张而有利于漱净滞留的食物残渣。

二诊（1994年8月18日）：服上药后舌裂纹变浅，潮热盗汗消失。上方去熟地黄、山茱萸，加太子参15g，黄芪15g。继服15剂后，舌裂纹基本消失。

随访半年，病情稳定。

心得体会

《辨舌指南》认为："平人之舌无纹……舌生横纹为素体阴亏，如冰片纹，多为老年阴虚；舌绛无苔或有横直纹而短小者，为阴虚液涸……无苔无点而赤裂，为阴虚火炎……若舌绛而边尖破碎，又有血痕而痛，为阴液大亏，心火上炽……"足少阴肾经夹舌本，足厥阴肝经络舌本。肝肾阴虚，虚火上炎，舌失阴养，久成裂纹，疼痛口干；阴虚火旺，阴不上承，虚火上扰，内扰心神则失眠多梦；阴虚生内热，内热充斥则五心烦热；舌脉均为肝肾阴虚、虚火内生之象。治宜滋补肝肾，方选知柏地黄汤加减。

案4　补益心脾法治心脾两虚之裂纹舌

张某，女，58岁，教师。2005年4月13日初诊。

主诉：发现舌裂3年余，加重1个月。

病史：自述3年前曾患慢性胃炎、胆囊炎，消化吸收欠佳，后来发现舌背出现裂纹，但无不适感，曾到医院就诊，诊断为裂纹舌，未予药物治疗。近1个月胃炎复发，纳眠差，出现疼痛不适，故来诊。症见胃脘部不适，纳眠差，全身乏力，心慌气短，头晕耳鸣，大便溏薄。

检查：面色黄白，唇甲色淡。舌中见一裂沟，深度约2mm，两侧见多个细小裂纹。舌淡红，质嫩，少苔，脉沉濡。

诊断：裂纹舌。

辨证：心脾两虚。

治法：补益心脾。

处方：归脾汤加减。炒白术10g，黄芪15g，太子参15g，茯苓10g，当归10g，赤芍10g，牡丹皮10g，石斛10g，玉竹10g，金银花10g，淡竹叶5g，龙眼肉10g，炒鸡内金10g，炒麦芽10g，甘草6g。10剂，日1剂，水煎服。

医嘱：向患者解释病情，消除患者思想顾虑；注意口腔卫生，饭后清水含漱，使舌背向上拱起，以便沟裂扩张而有利于漱净滞留的食物残渣。

二诊（2005年4月23日）：药后舌裂纹变浅，疼痛不适消失。上方随症加减，继服20剂后舌裂基本痊愈。

随访1年，病情稳定。

心得体会

心脾两虚，舌失阴养则质嫩有裂纹；失阴血充养则萎黄；气虚失充则神疲乏力；心失阴血蓄养则心慌；脾虚失运则纳差便溏；舌脉均为心脾两虚之象。注意饮食清淡，尽可能减少不良刺激；应避免辛、辣、酸、甜等刺激性食物；调护心脾，消除思想顾虑。

案5　滋养胃阴法治胃阴不足之裂纹舌

王某，男，71岁，退休干部。2013年7月17日初诊。

主诉：舌裂纹6年余。

病史：自述6年前确诊慢性萎缩性胃炎，之后发现舌部裂纹，曾于外院服中、西药，效果不明显，时轻时重，遂来我科就诊。症见胃痛，灼热感，口干，口苦，纳差，易饥饿，五心烦热，大便干结。

检查：身体偏瘦，舌正中有一较深裂纹，并向两侧分出数个细小裂纹，舌质红，苔薄，脉沉细稍数。

诊断：裂纹舌。

辨证：胃阴不足。

治法：滋养胃阴。

处方：麦门冬汤加减。北沙参10g，玄参10g，麦门冬10g，太子参10g，姜半夏5g，石斛10g，玉竹10g，白扁豆10g，黄连5g，生地黄20g，甘草3g，粳米适量。7剂，日1剂，水煎服。

医嘱：注意口腔卫生，饭后清水含漱，使舌背向上拱起，以便沟裂扩张而有利于漱净滞留的食物残渣。

二诊（2013年7月24日）：药后舌中部裂纹变浅，胃痛、灼热感、纳差、易饥饿明显减轻，无口干、口苦，大便基本正常。效不更方，7剂，日1剂，水煎服。

三诊（2013年7月31日）：药后舌部细小裂纹消失，临床症状基本消除。

随访1年，病情稳定。

心得体会

阳明之脉上连于舌，阳明胃阴不足，舌失濡养，则舌裂口干；胃失健运，则胃纳欠佳，纳差食少；阴虚生内热，致五心烦热；舌脉均为胃阴不足、虚火内生之象。方中麦门冬滋阴养胃；太子参、白扁豆、甘草、粳米补益胃气；姜半夏降逆和胃；黄连、玄参、石斛、玉竹清热养阴。诸药合用，滋养胃阴，舌得津养则舌裂自消。若胃阴虚甚，舌中干裂明显，或干痛者，可合益胃汤或甘露饮加减。

舌裂一般无严重后果，并发症少，预后较好，无症状者，一般不需治疗，但应做好解释工作。本病不影响饮食生活和语言功能，应消除患者恐惧心理，若有不适症状，可采用中西医结合的方法，全身用药和局部治疗相结合。

二十四、天疱疮医案四则

天疱疮是一类严重的、慢性的黏膜－皮肤自身免疫大疱性疾病，临床表现为黏膜及皮肤上出现疱壁薄而透明的松弛性水疱，可伴有红斑，水疱可随病情发展出现血疱、脓疱、糜烂、结痂，尼氏征阳性，患者自觉轻度瘙痒，糜烂时则有疼痛。临床上根据皮肤损害特点可以分为寻常型、增殖型、落叶型和红斑型4种类型，其中寻常型天疱疮发生口腔黏膜损害最为多见。天疱疮最多见于40～60岁的人群，少年儿童少见，男女均可发病，可发生于任何民族。本病属中医学“浸淫疮”“天疱疮”等范畴。

案1　清脾泄热法治脾胃湿热之天疱疮

仇某，女，56岁，干部。2011年6月13日初诊。

主诉：上腭起疱两月余。

病史：自述上腭起疱两个多月。两个月前不明原因出现上腭起疱，疼痛明显，影响言语与进食。当地医院诊为扁平苔藓，治疗无明显效果。半个月前背部皮肤出现水疱并破溃，牙龈也见有糜烂，故来诊。症见口苦口臭，大便黏而臭，小便黄赤。否认糖尿病病史。否认药物过敏史。

检查：患者双侧软腭均见大面积糜烂面，鲜红色，形状不规则，边界清楚，表面渗出物多。双侧后磨牙颊侧牙龈见不规则糜烂面，表面覆盖黄白色假膜，可揭去，尼氏征阳性。背部近双侧肩胛部位皮肤可见多个水疱及水疱破溃后遗留的糜烂面，呈鲜红色病损。舌红，苔黄腻，脉滑数。

诊断：天疱疮。

辨证：脾胃湿热。

治法：清脾泄热。

处方：柴胡 10g，黄芩 10g，栀子 10g，金银花 15g，白术 10g，茯苓 10g，黄连 5g，淡竹叶 5g，茵陈 10g，白鲜皮 10g，牡丹皮 10g，薏苡仁 15g，地肤子 10g，甘草 10g。15 剂，日 1 剂，水煎服。

中药雾化（自制药），每日 1 次。背部皮肤地塞米松涂剂外搽，每日 3 次。

雷公藤总苷片，每次 10mg，每日 3 次，饭后服。

医嘱：保持口腔、皮肤清洁卫生，防止继发感染。

二诊（2011 年 6 月 29 日）：药后病情好转，口腔黏膜糜烂面明显缩小，背部皮肤糜烂面渗出减少，逐渐收敛干涸。守上方，15 剂，日 1 剂，继服之。雷公藤总苷片，按原剂量服用。外用药同上。

三诊（2011 年 7 月 15 日）：自觉症状基本消失，口腔黏膜糜烂面逐渐愈合，背部皮肤糜烂已干涸结痂。上方去黄连、栀子、地肤子，加黄芪 20g，石斛 10g。15 剂，日 1 剂，继服之。雷公藤总苷片，按原剂量服用。停用外用药。

四诊（2011 年 7 月 30 日）：药后口腔黏膜糜烂愈合，大小便正常。后仍以上方增损，兼服参苓白术散。雷公藤总苷片，每次 10mg，每日两次。

观察 1 年，病情稳定。

心得体会

本病慢性起病，局部糜烂面干净，边界清楚，呈不规则状，周围黏膜无明显炎症反应，尼氏征阳性，组织病理学检查可予证实。临证可表现出各种不同症状，有的患者口腔、皮肤均有损害；有的仅见口腔黏膜病损，需注意辨别。

《外科正宗》曰：“天疱疮者，乃心火妄动，脾湿随之，有身体上下不同，寒热天时微异。上体者，风热多于湿热，宜凉血散风；下体者，湿热多于风热，宜渗湿为先。若不早治，久则变为顽风紫癜，难愈。”可见，过食辛辣或饮食不节，脾胃受损，运化失常，湿聚中焦，郁久生热，以致湿热内蕴而致病。脾胃湿热型辨证要点为：口腔黏膜或皮肤区域见大小不等的水疱，疱壁薄，呈淡黄或淡红色，易破溃，溃后见糜烂面，渗出物多；伴口苦纳呆、心烦身热、大便黏而臭、小便黄、舌红、苔黄腻、脉滑数等。治宜清脾泄热。李元聪教授认为，采用中西医结合治疗，只要治疗得当，则疗效可大大提高，能够减少副作用，改善全身情况，控制病情，大大减少反弹。

案2　清热泻火、凉血解毒法治热毒炽盛之天疱疮

任某，男，48岁，农民。2013年3月9日初诊。

主诉：口腔溃疡反复发作3年，再发加重1个月。

病史：自述3年前始发口腔溃疡，2～3个月发作1次，每次2～3个，10天左右可愈合。1个月前又发口腔溃疡，数目多且大，当地医院以口腔溃疡论治，不见明显好转，至今未愈。症见心烦身热，口燥咽干，小便黄，大便干结。否认药物过敏史。

检查：双颊及上下颌颊侧牙龈黏膜可见多处大小不等糜烂面，形状不规则，边界清楚，表面有黄白色假膜覆盖，糜烂面周围不红肿。尼氏征阳性。皮肤未见水疱，外生殖器及眼部无溃疡。舌红，苔黄，脉数有力。

诊断：天疱疮。

辨证：热毒炽盛。

治法：清热泻火，凉血解毒。

处方：清瘟败毒饮加减。生石膏20g，水牛角20g（先煎），黄连5g，黄芩15g，栀子10g，生地黄15g，紫草10g，金银花15g，玄参10g，连翘10g，藿香10g，牡丹皮10g，甘草10g。15剂，日1剂，水煎服。

中药雾化（自制药），每日1次。

泼尼松30mg，每日1次，顿服。

医嘱：保持口腔清洁卫生，防止继发感染。

二诊（2013年3月27日）：药后心烦、身热明显好转，双颊及上下颌颊侧牙龈黏膜糜烂面缩小。上方去生石膏、水牛角、栀子，加淡竹叶5g，茯苓10g，夏枯草15g。15剂，日1剂，水煎服。泼尼松减量服用，每日30mg减为每日25mg，顿服。中药雾化同上。

三诊（2013年4月12日）：自觉症状基本消失，口腔黏膜糜烂面逐渐愈合。上方去黄连、淡竹叶、紫草，加黄芪20g，石斛10g，麦门冬10g。15剂，日1剂，水煎服。泼尼松减为每日20mg，顿服。中药雾化同上。

四诊（2013年4月28日）：药后口腔黏膜糜烂面愈合，守上方加减，20剂，日1剂，水煎服。兼服知柏地黄丸。停用中药雾化。泼尼松减为每日15mg，顿服。

五诊（2013年5月20日）：病情稳定，守上方加减。泼尼松减为每日10mg，维持。

观察1年，未见病情加重。

心得体会

《外科大成》曰："天疱疮者，初起白色燎浆水疱，小如芡实，大如棋子，延及遍身，疼痛难忍，由肺受暑热，秽气伏结而成。"天疱疮作为一种疾病，临证可表现为各种不同症状，湿热之证贯彻始终，除湿热外更可兼有心火、肺热等不同脏腑之候。六淫传里化火，致心火妄动；或外感风热暑湿之邪，致火邪犯肺，内不得解，蒸灼肌肤而致。热毒炽盛型辨证要点：口腔黏膜或皮肤区域出现广泛充血及水疱，破溃后糜烂、渗出、结痂；发病快，发展迅速，全身可出现发热，身痛，口渴，便结尿黄，舌质红，苔黄，脉数。治宜清热泻火，凉血解毒，方选清瘟败毒饮加减。本病护理主要是保持口腔清洁卫生，防止继发感染，避免不良刺激，防止刷牙及粗硬食物创伤和过烫及其他刺激性食品，以免引起新的创面发生及创面扩大。

案3　泻心凉血、清脾除湿法治心火脾湿之天疱疮

崔某，男，54岁，干部。2012年5月17日初诊。

主诉：口腔黏膜糜烂疼痛3个月。

病史：自述口腔黏膜破溃不愈3个月，于社区医院就诊，诊为复发性口疮，给予消炎药、维生素、中成药及外用药（具体不详）治疗，效果不明显，遂来我科治疗。症见口腔黏膜糜烂疼痛，口干，口热发黏，身热心烦，睡眠差，便秘，尿赤。无烟酒嗜好。

检查：下唇黏膜内侧发红水肿，有不规则形状糜烂面，波及前庭沟，有黄色假膜覆盖。舌尖部、舌下黏膜充血水肿，有糜烂渗出。两颊黏膜水肿发红，咽腭弓及右侧软腭黏膜充血水肿，有糜烂渗出。尼氏征阳性，可用探针探入挑起黏膜。颊组织病理提示上皮内棘细胞松解；上皮内疮；固有层有炎细胞浸润，以淋巴细胞为主。无皮肤破溃。舌质红，苔白黄，脉弦滑数。

诊断：天疱疮。

辨证：心火脾湿。

治法：泻心凉血，清脾除湿。

处方：清脾除湿饮加减。茵陈10g，泽泻10g，生地黄15g，黄连6g，栀子10g，连翘10g，甘草6g，赤茯苓10g，麦门冬10g，苍术10g，白术10g，枳壳10g，玄明粉10g（冲服），生石膏10g，大黄10g。15剂，日1剂，水煎服。

泼尼松30mg，每日1次，顿服；外敷养阴生肌散。

二诊（2012年6月1日）：药后口腔黏膜情况明显好转，糜烂面基本消退，有水肿但充血减轻。嘱病情稳定好转后，1周后泼尼松减为25mg。上方去大黄、生石膏，加车前草10g。15剂，日1剂，水煎服。

三诊（2012年6月18日）：药后自觉症状基本消失，口腔黏膜糜烂面逐渐愈合。守上方，15剂，日1剂，水煎服。嘱泼尼松减为每日20mg，顿服。

四诊（2012年7月4日）：药后口腔黏膜糜烂面愈合，守上方加减，15剂，日1剂，水煎服。泼尼松减为每日15mg，顿服。

五诊（2012年7月19日）：药后病情稳定，守上方加减。兼服参苓白术散。泼尼松减为每日10mg，维持。

随访两年，病情稳定。

心得体会

天疱疮好发于中年人，男性多于女性，一般分为寻常型、增殖型、落叶型和红斑型4种经典类型，还可有其他特殊类型，如副肿瘤性天疱疮、药物诱发性天疱疮、疱疹样天疱疮和IgA型天疱疮等。中医学认为，本病属本虚标实、虚实夹杂证。本例患者辨证属心火脾湿，方选清脾除湿饮加减。方中泽泻、赤茯苓、茵陈利湿清热；苍术、白术、枳壳燥湿健脾清热；生地黄、麦门冬滋阴清热；栀子、连翘清热解毒；枳壳理气和中；玄明粉苦寒清热，荡阳明湿热积滞；甘草调和诸药。诸药合用，共奏泻心凉血、清脾除湿之功。

案4　补气养阴法治气阴两伤之天疱疮

高某，女，40岁，国企职员。2014年4月9日初诊。

主诉：口腔黏膜长疱4年。

病史：自述4年前口腔黏膜开始长疱，于外院就诊，诊为天疱疮，服用激素、中成药及外用药等（具体不详），时好时坏，遂来诊。症见口腔黏膜疼痛，影响进食，汗出，口渴不欲饮，烦躁不安，倦怠懒言，疲乏无力，月经量少，色暗。

检查：两颊黏膜水肿充血，后牙区颊侧有不规则形状糜烂面，上有假膜覆盖，舌腹、口底黏膜亦有充血及水肿糜烂、渗出。咽腭弓也见不规则形状糜烂面，基底鲜红，边缘上皮退缩，尼氏征阳性，有周缘扩展。双下肢皮肤可见多个水疱及水疱破溃后遗留的糜烂面，呈棕红色病损。脱落细胞学检查阳性，吉姆萨染色可见天疱疮细胞。舌淡嫩，舌体胖大，有齿痕，裂纹，舌苔花剥，脉沉细濡。

诊断：天疱疮。

辨证：气阴两伤。

治法：补气养阴。

处方：扶正消毒饮合四君子汤加减。黄芪15g，当归10g，野菊花10g，金银花15g，蒲公英10g，紫花地丁10g，连翘10g，党参15g，熟地黄15g，白芍10g，玄参10g，麦门冬10g，白术10g，茯苓10g。15剂，日1剂，水煎服。

医嘱：泼尼松20mg，日1次，顿服。外敷养阴生肌散。

二诊（2014年4月25日）：药后病情减轻，无新发作。守上方15剂，日1剂，水煎服。嘱病情好转稳定后，泼尼松减至15mg，每日1次，顿服。继续外敷养阴生肌散。

三诊（2014年5月10日）：药后口腔黏膜明显减轻，糜烂消退，水肿减轻，皮肤水疱已干结痂。守上方15剂，日1剂，水煎服。嘱病情稳定后，泼尼松继续减至10mg，每日1次，顿服。

四诊（2014年5月26日）：口腔黏膜有1处米粒大小破溃面，睡眠多梦，大便稍干。上方加白花蛇舌草15g，柏子仁10g。10剂，日1剂，水煎服。嘱停止泼尼松减量，维持目前10mg剂量。

五诊（2014年6月6日）：药后口腔黏膜无糜烂，自觉症状消失。嘱泼尼松维持10mg剂量。

随访两年，病情稳定。

心得体会

天疱疮发展至后期可能出现脾气虚弱、气血两虚、肝肾阴虚等证。治疗应根据症状表现选方用药，早期以清热解毒、清热利湿、清热凉血为主，待病情控制或缓解后，则以补脾益气、健脾和胃、滋养肝肾之法治之。但要强调的是，临床多采用中药与激素并用，以增强疗效和减少激素带给的不良反应，这样有利于缓解病情，巩固治疗效果。

二十五、类天疱疮医案三则

类天疱疮是一类在临床上以黏膜皮肤的厚壁张力性大疱为特征的慢性自身免疫性疾病。多见于60岁以上的老年人，一般全身症状轻微，病程较长，但预后较好。根据口腔黏膜的临床表现，其可分为大疱性类天疱疮和瘢痕性类天疱疮两种类型，以后者为多见。前者以口腔黏膜粟粒大小的水疱为特征，水疱不易破，尼氏征阴性，水疱破后溃疡渐趋于愈合并不扩展；后者以水疱为主要表现，好发于口腔黏膜、眼结膜等体窍黏膜，愈合后有瘢痕形成。本病属中医学“水丹”范畴。

案1　清热利湿、凉血解毒法治湿热内蕴之类天疱疮

许某，女，58岁，退休。2012年3月24日初诊。

主诉：口腔起疱5月余。

病史：自述口腔起疱5个多月，疱易破，四肢也有少许水疱，疱破流

水。曾于外院就诊，予口腔水疱病理组织检查，结果提示符合类天疱疮样改变，诊为类天疱疮。给予激素类药物治疗，初期疗效较好，后病情又加重，故来诊。症见口干、口苦，大便溏烂黏腻。

检查：口腔黏膜多处水疱，直径 0.5～1cm 不等，部分水疱破溃，破溃处呈红色溃疡面，周围散在出血点。同时四肢屈侧可见数个水疱，留有多个瘢痕面。舌红，苔黄腻，脉濡数。

诊断：类天疱疮。

辨证：湿热内蕴。

治法：清热利湿，凉血解毒。

处方：清瘟败毒饮加减。黄连 10g，黄芩 10g，黄柏 10g，栀子 10g，淡竹叶 5g，金银花 20g，连翘 10g，生地黄 20g，玄参 20g，柴胡 10g，防风 10g，牡丹皮 10g，茯苓 10g，生薏苡仁 15g，甘草 5g。10 剂，日 1 剂，水煎服。

医嘱：注意口腔卫生，防止继发感染；忌口海鲜类、狗肉等。

二诊（2012 年 4 月 6 日）：药后新发水疱明显减少，全身及局部症状明显减轻。上方去黄芩、黄柏，加麦门冬 10g，石斛 10g。10 剂，日 1 剂，水煎服。

三诊（2012 年 4 月 16 日）：药后偶见新发水疱。后以上方增减，10 剂，日 1 剂，水煎服。

观察 1 年，病情稳定。

心得体会

《诸病源候论》云："脏腑有热，热熏皮肤，外为湿气所乘，则变生疮。其热偏盛者，其疮发热亦盛。"本病主要表现为口腔黏膜及肌肤水疱、渗出、糜烂、疼痛等症状，然症状产生与湿热关系密切，湿热又与脾有关。脾主肌肉，运化水湿，脾的功能失司，水湿停聚黏膜、肌肤。湿热蕴积日久又可化燥伤阴耗气，气随津耗，而气阴两虚。湿热内蕴者，治宜清热利湿，凉血解毒，方选清瘟败毒饮加减。

案 2　疏肝行气、清热祛湿法治肝郁湿热之类天疱疮

袁某，女，61 岁，工人。2010 年 7 月 2 日初诊。

主诉：口腔溃烂疼痛3年余。

病史：自述3年前出现口腔溃烂疼痛，曾在外院诊断为类天疱疮，给予克拉霉素口服，口泰含漱液含漱，重组牛碱性细胞生长因子局部外用，并服用强的松片（每次2片，每日3次），疗效不佳。3天前上腭出现一水疱，1天后溃破糜烂，疼痛，影响进食，遂来就诊。症见胁痛腹胀，身热（37.8℃），头痛头晕，口渴，口苦，大便不畅，尿少色黄，情绪急躁易怒，失眠多梦。

检查：口腔两颊及上腭黏膜糜烂，尼氏征阴性，眼结膜充血发红。舌质暗红，舌苔黄腻，脉弦滑。

诊断：类天疱疮。

辨证：肝郁湿热。

治法：疏肝行气，清热祛湿。

处方：柴胡疏肝散合三仁汤加减。柴胡10g，川芎10g，醋香附10g，枳壳10g，芍药15g，甘草6g，白蔻仁10g，杏仁10g，薏苡仁15g，淡竹叶5g，厚朴10g，姜半夏10g，通草10g，柏子仁10g，白鲜皮10g，炒鸡内金10g。10剂，日1剂，水煎服。

医嘱：调节情绪，忌急躁生气；健运脾胃；忌食海鲜、狗肉等。

二诊（2010年7月12日）：药后口腔溃烂基本消失，偶出现小疱。守上方10剂，日1剂，水煎服。

三诊（2010年7月23日）：药后暂未见新发水疱。守上方随症加减15剂，日1剂，水煎服。

观察1年，病情稳定。

心得体会

类天疱疮多见于老年人，组织病理为表皮下大疱，是一种自身免疫性疾病，易被误诊为“火毒”“带状疱疹”，值得引起注意。本病发展缓慢，虽可有病情波动，呈急性进展炎症，但较易控制，一般预后良好。病因不十分清楚，故缺少有效预防方法，主要应从健运脾胃、调畅情绪、提高机体抗病能力着手。本例患者胁痛腹胀、身热、头痛头晕、口渴、口苦、急躁易怒、失眠多梦、舌质暗红、苔黄腻、脉弦滑，属肝郁湿热型，故方选柴胡疏肝散合三仁汤加减，全方共奏疏肝行气、清热祛湿之功。

案3　益气养阴、佐以清热法治气阴两虚之类天疱疮

成某，女，67岁，退休。2016年8月4日初诊。

主诉：头面、躯干四肢先后出现水疱两年。

病史：自述两年前出现头面部水疱，后逐渐躯干四肢亦可见水疱，水疱易破，流水。曾于外院就诊，病理检查诊为类天疱疮。予以泼尼松口服治疗，疗效一般，且副作用大，故来诊。症见口干欲饮，失眠多梦，倦怠乏力，头晕。有慢性萎缩性胃炎病史。

检查：头颈部多处水疱及血疱，部分血痂及瘢痕组织。口唇上皮剥脱呈鲜红色，轻触出血，两颊黏膜亦可见水疱。舌淡，少苔，脉细数无力。

诊断：类天疱疮。

辨证：气阴两虚。

治法：益气养阴，佐以清热。

处方：玉女煎合知柏地黄汤加减。生石膏15g，生地黄20g，麦门冬15g，沙参15g，石斛10g，天花粉10g，黄芪15g，淡竹叶10g，金银花15g，黄芩10g，知母10g，黄柏10g，茯苓10g，柏子仁10g，甘草5g。10剂，日1剂，水煎服。

医嘱：饭后1小时服药，以保护肠胃功能。

二诊（2016年8月15日）：药后头颈及口内水疱减少，口干、失眠明显好转。上方去生石膏。10剂，日1剂，水煎服。

三诊（2016年8月25日）：药后暂未见新发水疱。守上方随症加减20剂，日1剂，水煎服。

观察1年，病情稳定。

心得体会

该病气阴两虚时，宜益气养阴，佐以清热，方选玉女煎合知柏地黄丸加减。对于糜烂、渗血严重者，还可选用犀角地黄汤，以清热凉血。反复发作，中医药治疗不能减轻症状时，要选用激素，并以小剂量维持。总之，中西医结合治疗本病，可减少西药的不良反应，巩固疗效，减少复发次数。

二十六、慢性盘状红斑狼疮医案三则

慢性盘状红斑狼疮是一种慢性皮肤－黏膜结缔组织疾病，是狼疮病中最轻的一种，主要累及头面部皮肤及口腔黏膜，口腔以上下唇为好发部位，且以下唇多见。其表现为持久性盘状红色斑片，中央萎缩下陷呈盘状，边界清楚，周围有红晕或毛细血管扩张，有时在糜烂的周围有白色呈放射状排列短条纹。有的只有口腔黏膜损害而不合并皮肤病损，全身症状多不明显。多发生于中青年男女。古籍中对该病未有详细记载，根据其在口腔表现，类似于中医学“日晒疮”“猫眼疮”“唇疮”“鸭陷疮”“鬼脸疮”“流皮漏”“鱼口风”等。

案1　清热泻脾、解毒通便法治心脾积热之慢性盘状红斑狼疮

赵某，女，43岁，工人。2010年9月18日初诊。

主诉：下唇糜烂两月余。

病史：自述下唇糜烂两个多月，且范围逐渐扩大，伴明显瘙痒。近半个月来鼻梁两侧也出现圆形红斑。询问病史，患者去年亦发此病，程度较本次轻，两次均是在返乡忙于农活后发病。症见下唇部片状糜烂，伴灼热、瘙痒，口干欲饮，大便干燥。

检查：患者下唇部见片状糜烂，约0.5cm×1.8cm，中央凹下呈盘状，周围干燥、色素脱失，唇红缘边界不清，有放射状白纹。双侧颊部发红，左颊见一1.2cm×0.7cm、右颊见一2.5cm×2.0cm红色圆斑，稍隆起，边界清晰，上覆少许鳞屑。舌质红，苔薄黄，脉数。

诊断：慢性盘状红斑狼疮。

辨证：心脾积热。

治法：清热泻脾，解毒通便。

处方：导赤散合清热泻脾散加减。生地黄20g，木通10g，甘草梢10g，淡竹叶10g，苦参5g，白鲜皮10g，金银花15g，防风10g，栀子10g，生石膏15g，黄连5g，黄芩10g，赤茯苓10g，牡丹皮10g，蝉蜕5g。10剂，日1剂，水煎服。

医嘱：避免在太阳下暴晒，必要时用遮阳工具。

二诊（2010年9月29日）：药后唇部糜烂症状好转，瘙痒灼热感消失。上方去生石膏、苦参、蝉蜕，加石斛10g，沙参10g。10剂，日1剂，水煎服。

三诊（2010年10月9日）：服药后唇部及面部斑块糜烂几近愈合，大便变软。守上方10剂，日1剂，水煎服。

观察半年，病情稳定。

心得体会

流行病学调查发现，慢性盘状红斑狼疮多见于青壮年，男女均可发病，但以中年女性多发，儿童罕见。与系统性红斑狼疮（SLE）相比，发病年龄跨度大于SLE。中医学认为，过食辛辣，或心脾素有蕴热，复受强烈日光照晒，火热上炎，蒸灼肌肤而发病。本例患者下唇部片状糜烂，伴灼热、瘙痒，口干欲饮，大便干燥。舌质红，苔薄黄，脉数。辨证属于心脾积热型。诚如《诸病源候论》云："脾与胃合，足阳明之经，胃之脉也，其经起于鼻，环于唇，其支脉入络于脾。脾胃有热，气发于唇，则唇生疮。"《外科心法要诀》也有类似的见解："猫眼疮名取象形，痛痒不常无血脓，光芒闪烁如猫眼，脾经湿热外寒凝。"《寿世保元》云："《内经》云脾气通于口。又云脾之荣在唇。盖燥则干，热则裂，风则肿，寒则揭。若唇肿起白皮，皱裂如蚕茧，名曰茧唇。有唇肿重出如茧者，有本细末大，如茧如瘤者。或因七情动火伤血，或因心火传授脾经，或因浓味积热伤脾。大要审本病，察兼症，补脾气，生脾血，则燥自润，火自除，风自息，肿自消。"故方选导赤散合清热泻脾散加减。

案2　清热利湿、健脾和胃法治脾虚夹湿之慢性盘状红斑狼疮

杨某，女，58岁，家庭主妇。2008年4月18日初诊。

主诉：嘴唇肿胀瘙痒半年。

病史：自述嘴唇肿胀瘙痒半年，时有黄水渗出，自用金霉素眼膏外涂未见好转，后使用曲安奈德乳膏，症状见好转，但停用又会复发。今来我院寻求中药治疗。症见患者食欲欠佳，腹泻，易疲劳。

检查：下唇肿胀，见约3.0cm×1.0cm红色斑块，中央稍凹陷，表面渗湿，有淡黄色痂皮，唇红缘边界不清，周围有少许短白纹，伴瘙痒。舌

质淡，苔白腻，脉沉缓。

诊断：慢性盘状红斑狼疮。

辨证：脾虚夹湿。

治法：清热利湿，健脾和胃。

处方：三仁汤合参苓白术散加减。薏苡仁15g，杏仁10g，淡竹叶5g，滑石10g，沙参10g，茯苓15g，白术10g，炒麦芽10g，山药10g，牡丹皮10g，荆芥10g，甘草5g，金银花15g。10剂，日1剂，水煎服。

医嘱：注意饮食，防止局部刺激，以减少复发。

二诊（2008年4月28日）：药后下唇肿胀部分消退，斑块表面渗出减少，但仍时有瘙痒。上方去杏仁，加蝉蜕5g，麦门冬10g。10剂，日1剂，水煎服。

三诊（2008年5月8日）：药后下唇肿胀消退，斑块表面干燥，部分痂皮已自行脱落。守上方15剂，日1剂，水煎服。

观察半年，病情稳定。

心得体会

《口齿类要》曰："补中益气汤治中气伤损，唇口生疮。"脾开窍于口，其华在唇。饮食不节，脾气虚弱，运化失司，水湿内停，复受日光炎热暴晒，火热蕴于肌肤而引起。脾虚夹湿型慢性盘状红斑狼疮辨证要点为唇部红肿，有渗出，皮损瘙痒，伴有腹胀腹泻、食欲不振、舌质淡、苔白厚腻、脉沉缓等。治法为清热利湿，健脾和胃。方选三仁汤合参苓白术散加减。

案3　疏肝理气、清热利湿法治肝郁化火之慢性盘状红斑狼疮

张某，女，47岁，工人。2005年8月5日初诊。

主诉：唇部糜烂、流水两个月。

病史：自述今年6月份起出现唇部发烂、流水，有时渗血，灼热疼痛，于当地医院诊断为扁平苔藓，口服白芍总苷胶囊，未见好转。后两颊亦出现红色皮疹，有时渗血。症见情绪急躁易怒，失眠多梦，小便色黄，大便秘结，月经不调。

检查：可见下唇盘状凹陷红斑，中央糜烂，边缘见血痂，周围见白色

花纹，唇红缘界限不清，唇周少许放射状白纹。舌红，苔薄黄，脉弦数。

诊断：慢性盘状红斑狼疮。

辨证：肝郁化火。

治法：疏肝理气，清热利湿。

处方：柴胡疏肝散加减。柴胡10g，陈皮10g，枳壳10g，制香附10g，黄连5g，黄芩10g，金银花15g，栀子10g，生地黄15g，防风10g，牡丹皮10g，甘草5g，郁金10g，连翘10g，蝉蜕5g，百合10g。10剂，日1剂，水煎服。

医嘱：调畅情绪，避免情绪过激。

二诊（2005年8月16日）：药后下唇红斑出血减少，灼热感消失，仍失眠。上方去制香附、栀子、蝉蜕，加柏子仁10g，合欢皮10g。10剂，日1剂，水煎服。

三诊（2005年8月26日）：药后下唇糜烂愈合，原有皮疹变为紫褐色并结痂，睡眠明显改善，大便变软。守上方15剂，日1剂，水煎服。

观察半年，病情稳定。

心得体会

《三因极一病证方论》载："唇者，脾之候也，意舍之所荣。燥则干，热则裂，风则动，寒则揭，气郁则生疮，血枯则沉而无色。治之之法，内则随证调其脾。"《证治准绳》曰："肝经怒火，风热传脾，唇肿裂，或患茧唇，宜柴胡疏肝散。"本病为情志不舒，肝失条达，郁而化火，火热循经上炎，灼伤肌肤而致。临床可见下唇糜烂渗血，伴瘙痒、灼热感，患处见放射状排列白色短条纹，尚有精神抑郁、胸胁满闷不舒、女性月经不调等表现。舌质红、苔薄黄、脉弦数均为肝郁化火之象。治以柴胡疏肝散疏肝理气，清热利湿。

慢性盘状红斑狼疮是一种免疫系统疾病，未经治疗可持续存在，并有发展为系统性红斑狼疮的可能性。若诊治及时，其预后较好。临床应注意与慢性唇炎、扁平苔藓等相鉴别。病情稳定后可服用六味地黄丸、杞菊地黄丸、知柏地黄丸等补肾中药。有研究报道，其能调整体内免疫功能，巩固治疗效果，可供借鉴。

除内服中药外，可选用生地黄、赤芍、黄芩、黄连、防风、蝉蜕、薄荷、甘草等各适量，煎水外敷。

二十七、舍格伦综合征医案五则

舍格伦综合征又称干燥综合征，是一个主要累及外分泌腺体的慢性炎症性自身免疫病。临床表现为唾液腺及泪腺受损、功能下降而出现口干、眼干，同时可出现其他外分泌腺及腺体外其他器官的受累，并可出现多系统损害的症状。实验室检查，血清中有多种自身抗体和高免疫球蛋白血症。本病分为原发性和继发性两类。原发性干燥综合征属全球性疾病，在我国人群的患病率为0.3%～0.7%，老年人群中患病率为3%～4%。本病女性多见，男女比为1∶4，发病年龄多在40～50岁。本病属中医学“燥证”“燥痹”“燥毒证”范畴。

案1　滋阴润燥、生津止渴法治阴液亏虚之舍格伦综合征

易某，女，73岁，退休。2012年6月2日初诊。

主诉：口干1年。

病史：自述口干1年，以夜间为重，进食时需饮水方可吞咽，饮水不解渴，轻微眼干，便秘。失眠，需要口服艾司唑仑片方可入睡。曾于外院就诊，予唇腺活检术，病检报告示符合舍格伦综合征。症见口干，双目干，少气懒言。

检查：精神欠佳，张口可，口腔黏膜干燥、无光泽、色稍白，双侧唾液腺促排无明显分泌物，舌背可见多条浅裂纹。舌淡，少苔，脉沉细弱。

诊断：舍格伦综合征。

辨证：阴液亏虚。

治法：滋阴润燥，生津止渴。

处方：一贯煎合益胃汤加减。生地黄10g，天花粉10g，白芍15g，麦门冬20g，五味子10g，熟地黄20g，黄芪20g，黄精10g，石斛10g，柏子仁10g，玉竹10g，百合10g，黄连3g，甘草5g。10剂，日1剂，水煎服。

医嘱：保持口腔清洁，减少龋齿和口腔继发感染。

二诊（2012年6月13日）：药后口干、眼干、睡眠等症状好转。上方加牡丹皮10g，沙参10g。10剂，日1剂，水煎服。

三诊（2012年6月25日）：药后口干、眼干等症状基本消失。守上方20剂，日1剂，水煎服。

观察1年，病情稳定。

心得体会

《素问·宣明五气论》云：“心为汗，肺为涕，肝为泪，脾为涎，肾为唾，是为五液。”认为燥的发生与内伤脏腑有关，脾胃津不上承则涎少口干，肾阴不足，阴虚津亏，口舌干燥。此外，与肝血虚、肺燥阴伤关系也很密切。大病之后或久病伤阴，或失血失液过多，津阴亏虚；或虚火上炎，灼伤津液，诸窍失去濡养而发病。该型辨证要点：口干舌燥，口渴不欲多饮，进干燥食品需水送下，伴五心烦热，眼干，失眠头晕，舌红少津，少苔，脉细数。治宜滋阴润燥，生津止渴，方选一贯煎合益胃汤加减。阴虚之证，迁延日久，阴损及阳，可致五脏气血阴阳俱虚。本病及时正确中西医治疗，预后良好。

案2　疏肝解郁、理气止渴法治肝郁气滞之舍格伦综合征

赵某，女，52岁，无业。2016年4月21日初诊。

主诉：口干、口苦1年。

病史：自述1年前其丈夫发生车祸后，出现口干、口苦，失眠，且外阴干痒。近半年出现月经紊乱，时常便秘，自用“降火药”（具体不详）又见腹泻。于外院就诊，诊为舍格伦综合征。症见口干、口苦，夜间加重，情绪常低落，失眠，时常便秘，月经紊乱。

检查：面黄，口舌干燥，双侧唾液腺促排减弱，口底黏液池消失。舌质淡少津，苔薄白，脉弦紧。

诊断：舍格伦综合征。

辨证：肝郁气滞。

治法：疏肝解郁，理气止渴。

处方：逍遥散加减。当归10g，白芍10g，茯苓10g，白术10g，柴胡10g，牡丹皮10g，甘草5g，薄荷5g（后下），黄芩10g，石斛10g，芦根10g，麦门冬10g，郁金10g，黄柏10g，柏子仁10g，珍珠母10g。10剂，

日1剂，水煎服。

医嘱：注意情志调节，心情舒畅、豁达有助于该病的恢复。

二诊（2016年5月6日）：药后口干、外阴干痒症状好转，大便通畅，但仍失眠多梦。上方去黄芩、黄柏、牡丹皮，加黄连5g，灵芝10g，丹参10g。10剂，日1剂，水煎服。

三诊（2016年5月16日）：药后口干明显减轻，诸症好转。守上方20剂，日1剂，水煎服。

观察1年，病情稳定。

心得体会

该病起病隐匿，易被忽视，加之病程长，症状繁多，容易被认为是相关疾病而漏诊、误诊。抓住口干眼干这一主要症状，早期诊断、早期治疗十分重要。肝郁化火型辨证要点：情志不舒，肝气郁结于内，气郁化火，火热耗伤津液，诱发内燥，官窍失濡而发病。方选逍遥散加减，以疏肝解郁，理气止渴。

案3　健脾益气、和胃利湿法治脾虚湿阻之舍格伦综合征

刘某，女，52岁，国企高管。1990年10月5日初诊。

主诉：口眼干燥5年。

病史：自述5年前出现口眼干燥，约4年前开始出现关节疼痛，曾诊为类风湿性关节炎。3年前口干、眼干症状加重，经外院检查确诊为干燥综合征。症见口眼干燥，口黏，不欲多饮，饮后胃脘胀满，饮不解渴，纳呆，便溏，倦怠乏力，双下肢酸痛感。

检查：双侧涎腺无肿大，口角及口腔黏膜干燥，涎池消失，有拉丝现象，挤压双侧腮腺及颌下腺有少量分泌。舌淡红，舌体胖大，有齿痕，苔黄白厚腻，脉弦细滑。

诊断：舍格伦综合征。

辨证：脾虚湿阻。

治法：健脾益气，和胃利湿。

处方：参苓白术散合三仁汤加减。党参15g，茯苓10g，炒白术10g，炒鸡内金10g，砂仁6g（后下），山药10g，炒薏苡仁30g，杏仁10g，广藿香10g，厚朴10g，葛根10g，白豆蔻10g，夏枯草10g，甘草5g。7剂，日1剂，水煎服。

医嘱：注意预防感冒；避免劳累。

二诊（1990年10月13日）：药后诸症减轻，口眼干燥改善。上方去广藿香。7剂，日1剂，水煎服。

三诊（1990年10月22日）：服完上方后诸症消失。

观察半年，病情稳定。

心得体会

烦劳过度，损伤脾胃，脾胃气虚，饮食纳化无力，水液失于转输，停于中焦，日久蕴而化热，有碍津液生成，津液不能上承于口面而发病。胃主纳，胃气虚则纳呆，脾主四肢，脾气虚不能运化水湿故四肢浮肿，湿邪内蕴故舌苔黄白厚腻，气虚有湿故脉滑。此型为因虚致实，虚中夹实，治疗上应以健脾益气为主，用药时要注意利湿不伤阴，清热不伤阳，忌用燥湿之品，应在扶助脾胃正气的基础上使燥热渐化。

案4　养血活血、祛瘀润燥法治气滞血瘀之舍格伦综合征

雷某，女，49岁，个体户。2010年9月17日初诊。

主诉：口干不适8个月。

病史：自述口干不适8个月，伴双手指尖麻木感，脸色暗沉，月经量少、色暗，常便秘。于外院就诊，诊为舍格伦综合征。症见口咽部干燥，双手指尖麻木感，月经量少，色暗，便秘。

检查：患者面色黧黑，口腔黏膜干燥，口咽部亦干燥，口底黏液池消失。舌暗紫、尖边有瘀点，舌腹静脉曲张，脉细涩。

诊断：舍格伦综合征。

辨证：气滞血瘀。

治法：养血活血，祛瘀润燥。

处方：桃红四物汤加减。桃仁10g，红花10g，当归10g，生地黄20g，玄参15g，白芍10g，川芎10g，百合15g，沙参10g，麦门冬10g，黄芪15g，天花粉10g，牡丹皮10g，玉竹参20g，甘草5g。10剂，日1剂，水煎服。

医嘱：调整情绪状态，保持心情开朗。

二诊（2010年9月29日）：药后口干等症状明显改善，月经量变多、色红，指尖麻木感好转。上方去川芎，加石斛10g。10剂，日1剂，水煎服。

三诊（2010年10月9日）：药后口干等症状消失。守上方20剂，日1剂，水煎服。

观察1年，病情稳定。

心得体会

《血证论·瘀血》曰："瘀血在里，则口渴，所以然者，血与气本不相离。内有瘀血，故气不得通，不能载水津上升，是以发渴，名曰血渴，瘀血去则不渴矣，四物汤。"病久瘀血阻络，血脉不通；或因肝郁化火，诱发内燥等，累及皮肤黏膜、肌肉关节，深至脏腑而致病。气滞血瘀型辨证要点：口腔干涩不适，舌燥咽干，面色黧黑，或皮肤发斑色暗，或见红色斑点，舌质暗紫，舌尖边有瘀点，津少，脉涩。治宜养血活血，祛瘀润燥，方选桃红四物汤加减。

案5　益气养阴、生津润燥法治气阴两虚之舍格伦综合征

崔某，女，52岁，干部。1989年11月3日初诊。

主诉：口干4年。

病史：自述4年前开始出现口干，口渴，症状逐渐加重，进干性食物需汤水送下，曾于外院就诊，诊为干燥综合征。症见鼻咽干燥，双目干涩，少气懒言，身倦乏力，纳谷不香，五心烦热，头晕耳鸣，平素易感冒，大便干燥、4日一行。45岁绝经，前阴干涩无白带。

检查：口唇干燥，双侧口角皲裂，伴糜烂、结痂，牙齿大部分龋坏。舌瘦质暗，舌苔黄而燥，脉象沉细弦。

诊断：舍格伦综合征。

辨证：气阴两虚。

治法：益气养阴，生津润燥。

处方：增液汤合六味地黄汤加减。太子参15g，麦门冬10g，山药10g，生地黄15g，熟地黄15g，山茱萸10g，黄连6g，玄参10g，茯苓10g，泽泻

10g，牡丹皮 15g，丹参 15g，川牛膝 6g，荆芥 10g。7 剂，日 1 剂，水煎服。

医嘱：保持口腔卫生；避免劳累。

二诊（1989 年 11 月 10 日）：药后诸症减轻，口干改善，睡眠多梦。上方加柏子仁 10g，7 剂，日 1 剂，水煎服。

三诊（1989 年 11 月 20 日）：药后诸症消失。

随访半年，病情稳定。

心得体会

中医学认为，本病病因是“燥”，然燥有外燥、内燥两种，本病以内燥居多。《黄帝内经》云“燥胜则干”。燥邪致使津伤液燥，诸窍失濡。治疗本病大法为滋阴润燥，无论是阴液亏虚，抑或是肝郁化火、气滞血瘀、气阴两虚等证，可选加天门冬、麦门冬、生地黄、玄参、百合、当归、白芍、甘草等，以改善症状，稳定病情。此外，针灸治疗能有效改善唾液流率、泪液分泌量等，有效缓解干燥症状，调节免疫，对提升患者生活质量与心理状态有明显作用。

二十八、猩红热医案一则

猩红热是由于 A 组溶血性链球菌感染而引起的急性呼吸道传染病，临床表现为发热、咽峡炎、口腔及咽喉黏膜出现红疹，全身弥漫性鲜红色皮疹和疹退后明显的脱屑。部分患者患病后由于变态反应而出现心、肾、关节的损害。本病一年四季均可发生，但以冬春季为多。本病主要经空气飞沫传播，患者和带菌者是主要传染源。好发于儿童。本病中医学称之为“烂喉痧”。

疏风清热、凉血解毒法治风火相搏之猩红热

李某，男，9 岁，学生。2005 年 12 月 3 日初诊。

主诉：母代述，高热伴舌上小红点、耳后小红疹两日。

病史：家长述患儿高热两日，舌上有小红点，耳后有小红疹，伴瘙痒。5 日前其同班同学出现过相似症状。症见发热，口渴，饮水不解渴，食欲欠佳，大便干结。

检查：体温38.7℃。患儿意识清楚，舌部充血发红，光滑，舌乳头凸起，似杨梅样。口内黏膜散在米粒样出血点，口咽部充血发红。耳后、颈部及上胸部可见针尖大小的点状红疹及搔痕，手压全部消退，去压后复现。左颌下触及肿大淋巴结。血常规提示白细胞增高。舌质红，苔薄黄，脉浮数。

诊断：猩红热。

辨证：风火相搏。

治法：疏风清热，凉血解毒。

处方：普济消毒饮加减。生石膏10g（先煎），黄芩5g，栀子5g，桔梗10g，金银花10g，射干5g，玄参5g，连翘10g，牛蒡子10g，紫花地丁10g，大青叶5g，桔梗5g，甘草3g，蝉蜕3g，防风10g。5剂，日1剂，水煎服。

医嘱：忌搔抓皮肤，防止继发感染。

二诊（2005年12月8日）：药后烧退，舌部小红点明显减少，身上红疹逐渐消退，未见明显瘙痒。上方去生石膏、栀子、蝉蜕，加芦根10g，石斛5g。5剂，日1剂，水煎服。

三诊（2005年12月15日）：药后口咽疼痛、口渴症状基本消失，身上红疹处脱屑。上方去黄芩、紫花地丁，加麦门冬5g，天门冬5g。5剂，日1剂。服药后病愈。

心得体会

本病发展较快，初期多伴发热或高热，口腔炎症和咽喉肿痛症状明显。发病1天后，全身可遍布红色斑疹。经过积极治疗，口腔及咽喉症状在1周后开始减轻，身热渐降，皮肤开始脱屑；两周后基本病愈。对其治疗，初期宜疏风清热，解毒利咽，选用普济消毒饮加减；邪入气分、营血，宜清气凉营，泻火解毒，选用清营汤加减；后期热耗阴伤，宜养阴清热生津，选用沙参麦冬汤加减。不同阶段，根据各种表现选方施药。本病属传染病，对患病儿童均应施行隔离治疗。冬春流行季节，做好防护。

二十九、疱疹性咽峡炎医案三则

疱疹性咽峡炎是儿童期一种常见病、多发病，好发于夏秋季节。本病多由肠道病毒、柯萨奇病毒感染引起，可经呼吸道飞沫传播、接触传播及粪口传播等，传染性较强，多在5岁以下的儿童中流行或暴发，在成年人中的分布则呈散发形式。发病者临床表现为发热、咽痛，查体可见咽喉部疱疹，小婴儿常表现为烦躁不安、哭闹、拒食、流涎、呕吐等。本病极少有并发症，但幼儿可能会并发高热惊厥。少数患儿可出现脑病、心肌炎等危急重症。本病属中医学“喉痹”范畴。

案1　疏风解表、清热利咽法治风热外袭之疱疹性咽峡炎

肖某，男，5岁。2011年8月10日初诊。

主诉：发热咽痛两天。

病史：母亲代述，患儿两天前从幼儿园回家后出现发热、咽痛，体温最高38℃，咽干灼痛，纳少，口中异味，烦躁哭闹，大便秘结。

检查：患儿咽部红肿，扁桃体I°肿大，疱疹色鲜红，疱浆饱满。舌红，苔薄黄，脉浮数（指纹浮紫）。

诊断：疱疹性咽峡炎。

辨证：风热外袭。

治法：疏风解表，清热利咽。

处方：银翘散加减。金银花10g，连翘5g，大青叶5g，黄芩5g，桔梗3g，薄荷5g，淡竹叶5g，甘草3g，荆芥5g，淡豆豉5g，牛蒡子5g，炒鸡内金5g，炒麦芽5g。3剂，日1剂，水煎服。

医嘱：注意口腔卫生，三餐后漱口；家长和儿童都要勤洗手。

二诊（2011年8月13日）：药后咽部红肿明显消退，咽部疱疹减少，其余症减轻，纳食增加。守上方，3剂，日1剂，水煎服。

三诊（2011年8月16日）：药后咽部疱疹消失。

心得体会

肺外合皮毛，开窍于鼻，外邪通过口鼻进入肺络，导致肺络热盛。

咽喉由肺所主，系肺之门户。足太阴脾经络于胃，上夹咽喉，故咽喉与脾胃亦关系密切。而小儿体禀“纯阳”，素体脾胃之气较盛，外邪侵袭，内犯脾胃，脾胃热盛，热循经而上，与风热邪气汇于咽喉，内外热邪相合，灼伤咽喉血络、肌肉而发病。方选银翘散加减。方中荆芥穗、淡豆豉、薄荷解表透邪，祛邪外出；牛蒡子、甘草、桔梗既轻宣肺气，又清热利咽；金银花、大青叶、黄芩、连翘、淡竹叶解表清热；芦根生津止渴。方以辛凉之品为主，稍佐辛温之品，如荆芥、淡豆豉之类，以增强疏散表邪之力，主功在“透”。临证时仍需根据患者症状表现，进行加减变化。

案2　清热、解毒、利咽法治内热炽盛之疱疹性咽峡炎

赵某，女，5岁。2007年5月10日初诊。

主诉：高热1天伴咽痛。

病史：母亲代述，患儿1天前发热，体温39.0℃，偶咳嗽，有痰，口臭，纳眠差，小便色黄，大便3日未行。

检查：患儿神清，精神欠佳，咽部充血，扁桃体Ⅱ°肿大，咽腭弓见2~4个簇状分布小疱疹，颜色鲜红，周围红晕明显，无脓点。手足、肛门未见疱疹。心率102次/分，腹稍胀，无压痛、反跳痛。血常规提示白细胞上升，中性粒细胞下降，淋巴细胞、单核细胞上升。舌红，苔黄厚，指纹紫滞。

诊断：疱疹性咽峡炎。

辨证：内热炽盛。

治法：清热，解毒，利咽。

处方：普济消毒饮加减。生地黄10g，黄芩5g，黄连3g，玄参5g，柴胡5g，牛蒡子5g，炒麦芽5g，炒鸡内金5g，板蓝根5g，连翘5g，炒枳壳5g，桔梗3g，芦根5g，陈皮5g，炒僵蚕5g，甘草3g，薄荷3g。3剂，日1剂，水煎服。

医嘱：饮食宜清淡；家长和儿童都要勤洗手。

二诊（2007年5月14日）：服药1剂后热退，2剂后咽部疱疹减少，咽痛明显缓解，稍咳嗽，口干，大便稍干。上方加沙参3g，麦门冬5g，石斛5g。3剂，日1剂，水煎服。

三诊（2007年5月18日）：药后无咳嗽咳痰，纳可，大小便正常。嘱其常服梨汤。

心得体会

本例患儿四诊合参，属于内热炽盛，方选普济消毒饮加减。方中黄芩、黄连味苦性寒，清泻上焦头面热毒；牛蒡子、薄荷、炒僵蚕清热利咽，祛风止痛；生地黄、玄参清热凉血，泻火解毒，滋阴清热；甘草、桔梗可清利咽喉；柴胡引诸药达头面而发之；炒麦芽、炒鸡内金、枳壳之品消食导滞。诸药合用，共奏清热解毒利咽之功。

案3 清热、养阴、生津法治肺胃阴伤之疱疹性咽峡炎

马某，男，4岁。2010年7月12日初诊。

主诉：咽部疱疹1周。

病史：母亲代述，1周前患儿高热伴咽痛、拒食，于社区医院就诊，予消炎针（具体不详），高热退去，但是纳少，易汗出，近两日出现低热，大便2～3天1次。症见发热，37.6℃，咳嗽，无痰，纳差，大便干，易汗出。出生时剖宫产，早产。

检查：神清，精神不佳，咽部充血，扁桃体Ⅰ°肿大，咽腭弓见两个簇状分布小疱疹，颜色暗红，无脓点。手足、肛门未见疱疹。心率105次/分，无腹胀。舌红，苔薄黄燥，指纹淡红。

诊断：疱疹性咽峡炎。

辨证：肺胃阴伤。

治法：清热、养阴、生津。

处方：沙参麦冬汤加减。沙参5g，麦门冬5g，玉竹6克，甘草2g，大青叶5g，金银花10g，白扁豆3g，淡竹叶2g，天花粉3g，石斛3g，炒麦芽3g，炒鸡内金3g，山药5g。3剂，日1剂，水煎服。

医嘱：保持口腔卫生；家长和儿童都要勤洗手。

二诊（2010年7月15日）：药后患儿热退，纳眠改善，大便正常。上方去淡竹叶，3剂，日1剂，水煎服。

三诊（2010年7月19日）：药后诸症消失。

心得体会

小儿脏腑娇嫩，以致肺卫不固，易受外邪侵袭。暑热之季患儿易贪凉喜冷，脾常不足，脾失运化，湿热内蕴，时邪疫毒乘虚而入，与内热搏结于咽峡而发病。本例患儿初发高热伴咽痛、拒食，烧退后再次低热，伴咳嗽无痰、纳差、大便干、易汗出等。加之早产，先天不足，后天失养，辨证属肺胃阴伤，故选沙参麦冬汤加减，以清热养阴生津。

疱疹性咽峡炎由于具有自限性，常容易被人忽视。但是部分手足口病患儿早期表现为疱疹性咽峡炎，这导致疱疹性咽峡炎和手足口病很难进行完全的区分，临床上应予重视。教导家长、儿童和患者经常洗手，日常消毒及避免和其他儿童共用餐具、杯具等，这是目前控制疱疹性咽峡炎感染和传播，以及保护儿童的最优方法。

三十、球菌性口炎医案二则

球菌性口炎是一种急性感染性口炎，临床上以形成假膜损害为主要特征，所以又称为膜性口炎。本病是多种球菌同时致病引起的口腔黏膜急性损害，主要致病菌为金黄色葡萄球菌、草绿色链球菌、溶血性链球菌、肺炎双球菌等。本病属中医学“口糜”范畴。

案1　清热导赤、泻火通便法治心脾积热之球菌感染性口炎

张某，女，62岁，退休。1993年9月17日初诊。

主诉：右侧颊黏膜溃疡3天。

病史：自述3天前发现右侧颊黏膜有一糜烂面，疼痛明显，影响进食，曾自行用冰硼散，未见好转。症见自觉发热不适，头痛，烦躁不安，睡眠不佳，大便秘结，小便短赤，口干。高血压病10余年，血压控制可。

检查：体温38℃。右侧颊黏膜见一2.2cm×2.8cm大小糜烂面，表面有较厚黄色假膜，周围黏膜充血明显，触痛明显，唾液多，口臭，颌下淋巴结肿大并有压痛。血常规提示白细胞计数增高。舌红，苔黄厚，脉弦滑。

诊断：球菌性口炎。

辨证：心脾积热。

治法：清热导赤，泻火通便。

处方：凉膈散加减。大黄10g（后下），芒硝5g，栀子10g，薄荷10g（后下），黄芩10g，金银花15g，连翘10g，淡竹叶10g，通草5g，生地黄15g，炒麦芽10g，柏子仁10g，甘草6g。7剂，日1剂，水煎服。

医嘱：注意口腔卫生，中药第3煎漱口，1日3次。

二诊（1993年9月25日）：药后右侧颊黏膜溃疡面明显缩小，自觉症状改善，纳眠可，大小便基本正常。守上方7剂，日1剂，水煎服。

三诊（1993年10月4日）：药后右侧颊黏膜溃疡面基本愈合。嘱平素强身健体。

随访半年，未再复发。

心得体会

口糜是口腔疾病中最早病名之一，出自《黄帝内经》："火气内发，上为口糜。"《素问·气厥论》云："膀胱移热于小肠，膈肠不便，上为口糜。"《杂病源流犀烛·口齿唇舌病源流》云："脏腑积热则口糜。口糜者，口疮糜烂也。心热亦口糜，口疮多赤。"《医学金鉴》指出："口舌生疮糜烂，名曰口糜，乃心脾二经蒸热深也。"脾开窍于唇，心开窍于舌，口炎的发生常与思虑过多、精神紧张、劳累等有一定的关系。本例患者辨证属心脾积热，治宜清热导赤，泻火通便，方选凉膈散加减。

案2　养阴清热、健脾利湿法治虚火上攻之球菌感染性口炎

华某，女，48岁，职员。1990年8月3日初诊。

主诉：左侧颊黏膜溃疡两周。

病史：自述1个月前因工作原因常熬夜加班，两周前出现左侧颊黏膜溃疡，自行用锡类散外用，效果欠佳，溃疡未愈合。症见左颊疼痛，烦躁，失眠多梦，口干，倦怠乏力，食欲不佳，手足心热。月经不调。

检查：体温37.4℃。左侧颊黏膜见一1.8cm×1.5cm大小糜烂面，表面有灰黄色假膜，有触痛，口臭，颌下淋巴结稍肿大并有压痛。舌淡红，少苔，脉濡细。

诊断：球菌性口炎。

辨证：虚火上攻。

治法：养阴清热，健脾利湿。

处方：知柏地黄汤加减。山药 10g，牡丹皮 10g，茯苓 10g，广藿香 10g，淡竹叶 5g，金银花 15g，连翘 10g，泽泻 10g，盐黄柏 10g，盐知母 10g，生地黄 10g，黄连 3g，川牛膝 6g，炒鸡内金 10g。7 剂，日 1 剂，水煎服。

医嘱：外用养阴生肌散；避免劳累、熬夜。

二诊（1990 年 8 月 10 日）：药后左侧颊黏膜溃疡面明显缩小，自觉症状改善。守上方 7 剂，日 1 剂，水煎服。

三诊（1990 年 8 月 17 日）：药后左侧颊黏膜溃疡面基本愈合。

随访半年，未再复发。

心得体会

本例患者心脾受损，阴血暗耗，虚火上攻，因此手足心热、口干、口腔黏膜糜烂病程较久，治宜养阴清热，健脾利湿，方选知柏地黄汤加减。

本病的主要病因是脏腑积热，膀胱湿热，邪热炽盛所引起，故治疗以清热解毒为主，如果热盛便秘可酌加大黄等。同时，应注意气血不足导致的口糜，应严格区分实证与虚证，辨证施治。另外，球菌性口炎的发生往往掩盖了原发病，应当在治疗的同时注意观察有无原发病，以免漏诊，延误病情。

三十一、口腔白色角化症医案四则

口腔白色角化症又名口腔白色角化病、良性角化病、前白斑、厚皮病等，为长期的机械性刺激或化学刺激所造成的口腔黏膜局部白色角化斑块或斑片，多为残根残冠、不良修复体、烟草等刺激所引起，基本上是良性病变。中医没有相应的病名，根据其临床特征，属中医学“斑”的范畴。

案 1　燥湿健脾、化痰消斑法治痰湿凝聚之口腔白色角化症

刘某，男，48 岁，个体户。2011 年 8 月 9 日初诊。

主诉：左侧口腔黏膜发白半月。

病史：自述左侧口腔黏膜发白半个月，近日进食刺激食物时左颊黏膜疼痛不适。有咀嚼槟榔史10余年。因其亲友患口腔癌，担心自己病情，特来诊。症见倦怠，咳痰，口干不欲饮，晨起咽喉黏腻感，大便溏稀，小便正常。

检查：患者体胖，左颊咬合线后份与28、38对应处黏膜呈边界不清白色改变，大小约1.0cm×1.0cm，见28、38颊侧萌出，全口牙齿不同程度磨损。建议拔除28、38，患者不接受，要求中药治疗。舌质淡，苔白腻，脉滑。

诊断：口腔白色角化症。

辨证：痰湿凝聚。

治法：燥湿健脾，化痰消斑。

处方：二陈汤加减。法半夏10g，茯苓15g，陈皮10g，薏苡仁15g，枳实10g，山药15g，白术10g，百部10g，浙贝母10g，夏枯草15g，桑白皮10g，桔梗10g，牡丹皮10g，黄连5g，炒麦芽10g，甘草5g。10剂，日1剂，水煎服。

外治法：调磨28、38。

医嘱：调整情绪，放松心情；忌烟酒、槟榔。

二诊（2011年8月19日）：药后左颊白色病损范围缩窄，咳痰减少，但仍便稀，食纳不佳。上方去夏枯草、桑白皮、枳实，加党参15g，白扁豆10g。10剂，日1剂，水煎服。

三诊（2011年8月29日）：药后全身症状得以改善，左颊白色病损消退而愈。

观察半年，病情稳定。

心得体会

本病乃水湿内停，痰湿阻络而为之，故选用二陈汤加味。方中法半夏燥湿化痰；陈皮、枳实理气燥湿；茯苓、薏苡仁、山药、白术、炒麦芽健脾；百部、浙贝母、桑白皮、桔梗化痰；夏枯草、牡丹皮、黄连清热凉血。诸药合用，共奏燥湿化痰、凉血消斑之功。

案2　补血祛风法治血虚风燥之口腔白色角化症

李某，男，52岁，农民。2012年5月17日初诊。

主诉：两颊粗涩不适1年，加重1周。

病史：自述1年前自觉口腔有粗涩不适感，两颊部较明显，未接受任何治疗。近1周粗涩感加重，伴口干，故来诊。症见面色无华，皮肤干燥，头晕，心悸失眠，大便干结，小便正常。吸烟史30余年，每天20~30支。

检查：患者面色无华，口腔卫生差，全口烟斑，牙结石（++）。两颊可见灰白色斑片，周界模糊，斑片颜色由边缘至中央渐渐加深，表面略有粗涩感，稍干燥，触诊基底无变硬感。舌淡红，苔薄白，脉细缓。

诊断：口腔白色角化症。

辨证：血虚风燥。

治法：补血祛风。

处方：四物汤加减。生地黄15g，熟地黄15g，补骨脂10g，当归10g，川芎10g，姜黄10g，白鲜皮10g，蝉蜕5g，白芍10g，石斛10g，柏子仁10g，太子参10g。10剂，日1剂，水煎服。

医嘱：全口洁治，保持口腔卫生；戒烟。

二诊（2012年5月28日）：已行全口洁治，口腔卫生状况明显好转。双颊白色损害颜色变淡，口腔粗涩感明显缓解，面色较红润。嘱继续保持口腔卫生及戒烟。守上方10剂，日1剂，水煎服。

三诊（2012年6月8日）：药后白色损害基本消失。

观察半年，无复发。

心得体会

口腔白色角化症虽为良性病变，但易与白斑混淆，故及时作出正确诊断是取得良好疗效的前提。如果不予重视和不加干预有可能导致严重后果。血虚风燥型口腔白色角化症辨证要点：口腔白色损害处较干燥，表面略粗糙，舌质淡白，舌苔白，脉细缓。可伴有面色不华、皮肤干燥、头晕眼花、心悸失眠、女性月经量少甚至闭经等全身症状。治疗宜补血祛风，方选四物汤加减。方中生熟地黄、川芎、当归养血润燥；蝉衣、白鲜皮祛风止痒；姜黄活血行气；补骨脂补肾强腰有利生血。头晕，可加太子参、黄芪、党参；口干，可加石斛、枸杞子等。

案3　疏肝补肾法治肝郁肾亏之口腔白色角化症

王某，女，46岁，工人。2013年8月19日初诊。

主诉：双颊黏膜不适伴痛痒感半年余。

病史：自述半年前无明显诱因出现双颊黏膜不适，偶尔有痛痒感，不影响进食，未予重视。近1个月来痛痒感明显。症见病损处时有痛痒感，性急易怒，胸肋不适，口干，目涩，腰膝酸软，月经后期，两乳作胀，睡眠欠佳。

检查：两颊黏膜可见白色斑片和青黑等色素沉着相间杂，边界清楚。舌淡红，苔少，脉弦细。

诊断：口腔白色角化症。

辨证：肝郁肾亏。

治法：疏肝补肾。

处方：逍遥散合六味地黄汤加减。柴胡10g，丹参15g，茯苓10g，白芍10g，白术10g，甘草5g，薄荷3g（后下），灵芝10g，熟地黄15g，山茱萸10g，山药10g，泽泻10g，牡丹皮15g，蝉蜕3g，生姜2片。10剂，日1剂，水煎服。

医嘱：调畅情绪，保持好心情。

二诊（2013年8月30日）：药后双颊黏膜痛痒感明显减轻，睡眠改善。上方牡丹皮改为10g。10剂，日1剂，水煎服。

三诊（2013年9月9日）：药后诸症消失。

观察半年，病情稳定。

心得体会

此型患者常因情绪郁闷、思虑过度、房事过劳等致肝气郁结，肾阴亏虚而发病，治法疏肝补肾。方中柴胡疏肝解郁；白芍柔肝缓急；熟地黄、山茱萸、山药补养肝肾；茯苓、白术、生姜、甘草健脾和中；泽泻、牡丹皮防湿浊；薄荷助柴胡疏解郁遏之气。腰膝酸软、面目浮肿者，可加菟丝子、杜仲、川续断；胸肋窜痛者，可加川楝子、延胡索等。

案4　活血通络法治瘀血阻络之口腔白色角化症

赵某，男，71岁，退休。2010年6月9日初诊。

主诉：口内黏膜发白两年。

病史：自述发现口内黏膜发白两年，曾于外院就诊，服用维生素A丸、氟康唑胶囊等，效果不佳。症见面色黧黑，情绪易急躁，胸肋刺痛，口渴不欲饮，纳差，大便干结，小便正常。冠心病史20余年。已戒烟5年。

检查：口腔卫生欠佳，少许烟斑，牙结石（+）。两颊黏膜见白色斑片，有瘀斑相伴。舌下静脉曲张，舌边有瘀点，脉涩。

诊断：口腔白色角化症。

辨证：瘀血阻络。

治法：活血通络。

处方：复元活血汤加减。柴胡10g，瓜蒌根10g，当归10g，红花10g，桃仁10g，甘草6g，蜈蚣1条，莪术10g，酒大黄10g。10剂，日1剂，水煎服。

医嘱：保持口腔卫生；调节情绪，忌急躁生气。

二诊（2010年6月21日）：用药后两颊白色斑片范围缩窄，胸肋刺痛减轻，大便稍干，纳食欠佳。上方加柏子仁10g，炒鸡内金10g，炒麦芽10g。10剂，日1剂，水煎服。

三诊（2010年7月1日）：药后两颊白色斑片基本消退，仍留有少许瘀点，全身症状缓解。嘱继续服用加味逍遥丸1个月。

随访半年，病情稳定。

心得体会

本例患者病久入络，气滞不畅引起脉络不通，瘀血阻滞，影响肌肤濡养而致病。治宜活血通络，方选复元活血汤加减。方中柴胡理气活血；酒制大黄荡涤败血，引瘀下行；当归活血补血；桃仁、红花活血化瘀；蜈蚣破瘀通络；瓜蒌根消瘀清热消肿。伴有胸肋刺痛者，可加三棱、莪术、乳香；牙龈出血、鼻血者，可加葛根、白及、仙鹤草。

口腔白色角化症多数患者为良性角化，预后良好。发病与相对应牙齿有关，建议调磨乃至将其拔除。如经过治疗不能消退者，应行病理组织检查，以明确诊断。

三十二、口腔红斑病医案二则

口腔红斑是口腔黏膜上出现边界清晰的鲜红色、天鹅绒样斑块，在临床和组织病理学上不能诊断为其他疾病的一种口腔黏膜斑纹类疾病。较少见，属于癌前病变，预后不良，多见于中年以上男女。

案1　泻火通便、清上泄下法治热毒蕴结之口腔红斑病

黄某，男，42岁，个体户。2007年5月16日初诊。

主诉：发现右舌缘鲜红像脱皮样1周。

病史：自述发现右舌缘鲜红，像脱皮样1周，进食稍有刺痛感，平素喜食烫食与辛辣食物。症见口干欲饮，易怒，大便秘结。

检查：舌活动度可，右舌缘见一约2.0cm×1.0cm鲜红斑块，表面似天鹅绒样，边界清晰。舌红，苔黄，脉滑数。

诊断：口腔红斑病。

辨证：热毒蕴结。

治法：泻火通便，清上泄下。

处方：凉膈散加减。大黄15g，栀子10g，淡竹叶10g，黄芩10g，黄连5g，蒲公英10g，金银花15g，连翘10g，生地黄20g，郁金10g，牡丹皮10g，紫草10g，天花粉15g，薄荷5g（后下），甘草5g。10剂。日1剂，水煎服。

医嘱：保持心情舒畅；防止过度疲劳。

二诊（2007年5月26日）：药后舌缘斑块颜色变淡，口干、便秘较前好转。上方去大黄、栀子，加石斛10g，麦门冬10g。10剂，日1剂，水煎服。

三诊（2007年6月6日）：药后舌缘斑块消失，口干、便秘等全身症状明显改善。守上方10剂，日1剂，水煎服。

观察半年，病情稳定。

心得体会

本例患者为火热结聚上、中二焦不散而发病，故选用凉膈散加减。方中大黄、栀子去其结而逐其热；黄芩、黄连、淡竹叶、薄荷清上中焦之火；连翘、金银花、紫草散肌膜络脉之余毒；生地黄、郁金、牡丹皮凉血活血。诸药合用，共奏清热凉血、活血消斑之功。

口腔红斑典型病损不难诊断，但间杂型口腔红斑容易误诊，因此，明确诊断需根据组织病理学的检查结果。临床上还应与局部感染所致的炎性充血鉴别。告知患者饮食宜清淡，忌辛辣肥甘食物。定期口腔检查，以便早期发现、早期治疗。

案2　清热化湿、行气活血法治湿热血瘀之口腔红斑病

焦某，男，72岁，农民。2006年7月12日初诊。

主诉：右侧颊黏膜上红色斑块3年。

病史：自述3年前发现右侧颊黏膜上出现红色斑块，绿豆大小，曾于外院就诊，建议手术切除，因不愿接受手术治疗，故服用中西药至今（具体药物不详）。症见口腔右颊唇黏膜处有数个红色斑点，不痛不肿，进食辛辣等刺激性食物时稍有不适感。时发口腔溃疡，灼痛，嗳腐吞酸，大便黏滞不爽，小便短赤。

检查：右颊唇部有数个红色斑点，如绿豆大小，微凸于黏膜面，舌尖有一圆形溃疡，直径约4mm，周围红肿，中间凹陷，有黄色假膜。舌质红，苔黄腻，脉滑数。

诊断：口腔红斑病。

辨证：湿热血瘀。

治法：清热化湿，行气活血。

处方：清脾除湿饮合桃红四物汤加减。茯苓10g，炒白术15g，炒苍术10g，黄芩10g，生地黄15g，麦门冬10g，栀子10g，泽泻10g，连翘10g，麸炒枳壳10g，甘草6g，广藿香10g，炒鸡内金10g，红花10g，赤芍10g，川牛膝6g。10剂，日1剂，水煎服。

医嘱：忌辛辣肥甘食物，宜清淡、软食。

二诊（2006年7月22日）：药后红斑有的消失，有的颜色变浅淡，口腔溃疡已愈合，嗳腐吞酸减轻，大小便改善。上方去炒苍术、炒白术、茯苓，加三棱10g，莪术10g，半枝莲10g。10剂，日1剂，水煎服。

三诊（2006年8月2日）：药后右颊唇部红色斑点基本消失，偶有嗳腐吞酸，小便正常，大便偶有黏滞感。上方去三棱、莪术，加炒麦芽10g。10剂，日1剂，水煎服。

四诊（2006年8月14日）：药后诸症消失，大小便正常。

随访半年，病情稳定。

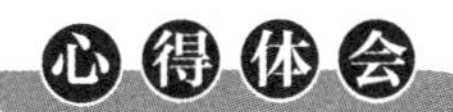

口腔黏膜红斑病由奎来特（Queyrat）最早提出，故也称奎来特红斑。1912年Bowen报道发生在皮肤和龟头、阴道、口腔等部位黏膜的一种原位癌，称为Bowen病。有人认为红斑是Bowen病亚型，有时难以鉴别。红斑只发生在黏膜或黏膜皮肤交界处，Bowen病除黏膜外，可发生于各处皮肤。目前普遍认为红斑是癌变率最高的口腔癌前病变，因此，充分认识、早期发现和早期治疗具有积极意义。本例患者辨证属于湿热血瘀，治宜清热化湿、行气活血，方选清脾除湿饮合桃红四物汤加减。

清脾除湿饮出自《医宗金鉴》，由赤茯苓、炒白术、炒苍术、黄芩、生地黄、麦门冬、栀子、泽泻、连翘、茵陈、枳壳、玄明粉、甘草组成。功效清热泻火，健脾除湿。李元聪教授认为，本方临床可用治口腔颌面部痈肿疮疖、口舌溃烂、口腔黏膜大疱性疾病等。方中茯苓、白术、苍术健脾除湿；茵陈、泽泻、黄芩、栀子清热利湿；连翘清热消肿；生地黄、麦门冬养阴清热；玄明粉润燥软坚；枳壳行气消痰；甘草调和诸药。

三十三、放射性口炎医案二则

放射性口炎（放射性口腔炎）是因放射线辐射引起的口腔黏膜损伤，可发生口腔黏膜炎、溃疡，分为急性放射性口炎和慢性放射性口炎两种。放射性口炎是头颈部肿瘤放疗的常见并发症，发生率46%～78.1%，多发生在照射量达20～30Gy。照射分次量大、并用化疗、照射面积大、一般状况差者，更易并发口炎。消化道黏膜是除骨髓以外更新最快的组织，因此容易受到放射线的损伤。加之头颈照射时腮腺等唾液腺分泌功能受到抑制，机体免疫功能下降，容易引起菌群紊乱和条件致病菌感染，从而诱发和加重口炎。患者感觉口腔疼痛，影响进食，严重者可影响治疗期间患者的生活质量，甚至少数患者不能坚持放疗。

案1　清热解毒法治热毒炽盛之放射性口炎

廖某，男，68岁，退休。2018年5月9日初诊。

主诉：口腔黏膜溃疡疼痛5天。

病史：家属代述，患者5天前因鼻咽部肿瘤行放疗（具体不详），后出现口腔烧灼感、黏膜溃疡，进食减少。症见表情痛苦，口腔溃疡，纳差，口干口渴，喜冷饮，眠差易醒，大便4～5天一行、干结，小便色黄。

检查：痛苦貌，口腔黏膜充血，斑点状溃疡，唾液分泌量可，口腔卫生欠佳，牙结石（+）。舌质红，苔薄黄，脉弦数。

诊断：放射性口炎。

辨证：热毒炽盛。

治法：清热解毒。

处方：甘露饮加减。生地黄15g，麦门冬10g，石斛10g，玄参15g，甘草6g，薄荷6g（后下），浙贝母10g，牡丹皮15g，白芍15g，黄连6g，炒麦芽10g，炒鸡内金10g，连翘10g，淡竹叶5g，半边莲10g，荆芥10g，金银花15g。10剂，日1剂，水煎服。

医嘱：保持口腔清洁卫生；注意营养，放松心情，提高机体免疫力，促进溃疡面愈合。

二诊（2018年5月19日）：药后口腔黏膜溃疡疼痛明显减轻，仍睡眠差，大便稍干。上方去玄参、薄荷，加柏子仁10g。10剂，日1剂，水煎服。

三诊（2018年5月30日）：用药后口腔黏膜溃疡愈合，大小便正常，睡眠改善。

随访1年，病情稳定。

心得体会

放射性口炎在鼻咽癌等头颈部肿瘤的根治性放疗中十分常见，临床多表现为心烦口渴、口干、口臭、口腔糜烂、咽干咽痛等热毒炽盛、阴津受损的证候。热毒与阴虚是头颈部肿瘤放疗最常见的副反应病机。本例患者放疗后出现口腔黏膜溃疡疼痛，根据临床症状属于轻度急性放射性口炎，辨证属热毒炽盛型。治宜清热解毒，方选甘露饮加减。

案 2　益气养阴法治气阴两虚之放射性口炎

韩某，女，65 岁，农民。2016 年 8 月 5 日初诊。

主诉：口腔黏膜干燥、进食疼痛半年。

病史：自述 3 年前发现肺部肿瘤（具体不详），行放化疗，未做手术，定期复查。半年前发现颈部淋巴结肿大，进行放疗之后开始出现口腔黏膜干燥不适，进食疼痛，曾服用过白芍总苷胶囊等，但是效果不明显。症见口干咽燥，食之无味感，目涩无泪，神疲乏力，手足心热，睡眠不佳，小便淡黄，大便干燥。

检查：痛苦貌，口腔黏膜干燥，唾液发黏，双侧腮腺唾液分泌量少，口腔卫生差，牙结石（++）。舌红，苔少、边有齿印，脉细数。

诊断：放射性口炎。

辨证：气阴两虚。

治法：益气养阴。

处方：四君子汤合左归饮加减。太子参 15g，白花蛇舌草 15g，半枝莲 10g，玄参 15g，生地黄 15g，麦门冬 10g，天花粉 10g，炙甘草 6g，熟地黄 15g，山药 10g，茯苓 10g，山茱萸 10g。10 剂，日 1 剂，水煎服。

医嘱：保持口腔清洁；调护脾胃，促进溃疡面愈合。

二诊（2016 年 8 月 15 日）：药后口腔黏膜干燥、进食疼痛明显缓解，纳食增加，神疲乏力改善，仍手足心热，大便干，睡眠欠佳。上方加石斛 10g，柏子仁 10g，黄柏 10g，知母 10g。10 剂，日 1 剂，水煎服。

三诊（2016 年 8 月 26 日）：药后全身症状得以改善，口腔黏膜干燥、进食疼痛基本消除。

随访半年，病情稳定。

心得体会

本例患者辨证属气阴两虚型，治宜益气养阴，方选四君子汤合左归饮加减。四君子汤以益气健脾为主。脾胃为后天之本，气血生化之源，脾胃气虚，受纳与健运乏力，则饮食减少。左归饮源于六味地黄丸，主治真阴不足所致之症。方中重用熟地黄为主，甘温滋肾以填真阴；辅以山茱萸养肝肾，合主药以加强滋肾阴而养肝血之效；佐以茯苓、炙甘草益气健脾，山药益阴健脾滋肾。两方相合，而有滋肾养肝益脾之功。

放射性口炎的预防十分重要，寻找科学的防治及护理方法，对保证放疗的顺利进行有着重要意义。目前本病治疗尚没有特效方法，以综合性预防措施为佳。应重视放疗前做好口腔原有疾病的治疗和放射期间的口腔护理，保持口腔清洁卫生。由于肿瘤患者均有不同程度的心理问题，思想负担重，顾虑多，故应加强心理指导，帮助他们树立战胜疾病的信心，配合医护人员完成各项治疗。

三十四、尖锐湿疣医案四则

尖锐湿疣是由人类乳头瘤病毒感染所致的最常见的性传播疾病之一。目前其发病率已占我国性传播疾病的第二位，仅次于淋病。临床上以皮肤黏膜交界处出现疣状赘生物为特征，具有高度接触传染性。尖锐湿疣的潜伏期长短不一，一般为 3 周至 8 个月，平均为 3 个月。人是 HPV 唯一宿主。传播途径包括直接性接触传染、母婴传染、间接物体传染。本案仅叙述发生于口腔黏膜的疣状赘生物。该病属中医学“疣”“疣疮”“疣目”“臊瘊”等范畴。

案 1　清利肝经湿热法治肝经湿热之尖锐湿疣

贾某，男，28 岁，工人。2015 年 7 月 18 日初诊。

主诉：发现左侧口腔黏膜肿物 3 个月。

病史：自述 3 个月前自觉左侧口腔黏膜不适，后慢慢出现小肿物，无疼痛及瘙痒，不影响进食，未予重视。近 1 个月自觉肿物明显增大，故来诊。症见口苦咽干，尿赤便结，阴囊潮湿，情绪急躁。有旅游史、口交史。吸烟史 10 年，偶有饮酒。

检查：左侧颊黏膜咬合线处见一赘生物，扪及质软，约樱桃大小，色红，表面潮湿，无明显糜烂、渗液。外阴部无皮损。醋酸白试验阳性。舌红，苔黄腻，脉滑数。

诊断：尖锐湿疣。

辨证：肝经湿热。

治法：清利肝经湿热。

处方：龙胆泻肝汤加减。龙胆草10g，黄芩10g，栀子10g，泽泻10g，木通10g，车前子10g，当归10g，生地黄15g，马齿苋15g，土茯苓15g，萆薢10g，生薏仁30g，夏枯草10g，金银花15g，甘草6g。10剂，日1剂，水煎服。

医嘱：忌烟酒；调控情绪，注意防病。

二诊（2015年7月29日）：药后左侧颊黏膜疣状物明显减小，大便稍干，余症缓解。上方加郁李仁10g。10剂，日1剂，水煎服。

三诊（2015年8月10日）：药后疣状物基本消除，诸症缓解。

随访半年，病情稳定。

心得体会

《薛氏医案》曰："疣属肝胆少阳经，风热血燥，或怒动肝火，或肝客淫气所致。"中医学认为，该病的病机为湿、毒、瘀，主要发病原因为房事不洁，或外阴卫生不洁，感受湿热淫毒和秽浊之邪，日久蕴积搏结于皮肤黏膜所致。本例患者素有肝胆湿热，复感邪毒，湿热淫毒侵袭，治宜清利肝经湿热。方选龙胆泻肝汤加减。方中龙胆草上泻肝胆实火，下清下焦湿热；黄芩、栀子苦寒泻火；泽泻、木通、车前子、生薏苡仁清热利湿，导热从小便而出；马齿苋、土茯苓、萆薢解毒除湿；生地黄、当归滋阴养血，使苦寒不伤阴血；甘草味甘微凉，清热解毒，调和诸药；夏枯草软坚散结。诸药合用，共奏清利肝经湿热之功。

案2　行气活血法治气滞血瘀之尖锐湿疣

马某，女，36岁，工人。2019年6月12日初诊。

主诉：发现左舌缘肿物半月。

病史：自述1年前因口腔黏膜尖锐湿疣，行手术切除治疗。约半月前又发现左舌缘肿物，黄豆大小，故来诊。症见时感胸胁刺痛，急躁易怒。月经不调，经色紫暗有块。否认旅游史，有口交史。

检查：患者左舌缘见黄豆大小疣体，暗紫色，表面稍硬，无明显糜烂、渗液。舌质紫暗，舌背瘀点，脉象沉涩。

诊断：尖锐湿疣。

辨证：气滞血瘀。

治法：行气活血。

处方：桃红四物汤加减。川芎 10g，生地黄 15g，当归尾 10g，桃仁 10g，白花蛇舌草 15g，莪术 10g，红花 10g，醋香附 10g，三棱 10g，川牛膝 10g，赤芍 10g，金银花 15g，夏枯草 10g，炒鸡内金 10g，炒麦芽 10g。10 剂，日 1 剂，水煎服。

医嘱：放松心情，注意防病。

二诊（2019 年 6 月 24 日）：药后胸胁刺痛减轻，情绪缓解，左舌缘疣体变为米粒大小。守上方，10 剂，日 1 剂，水煎服。

三诊（2019 年 7 月 5 日）：药后左舌缘疣体消失，诸症消除。

随访半年，病情稳定。

心得体会

尖锐湿疣是人乳头瘤病毒感染的性传播疾病，接触感染后不易察觉，往往在皮肤表面出现可见性皮损后才就医治疗，严重者伴有渗出、糜烂，其高复发率一直是困扰临床治疗的难题。中医药治疗尖锐湿疣用药方便，副作用小，可有效防止复发，弥补单用化学、物理治疗复发率高的不足。

中医学认为，湿热淫毒和秽浊之邪蕴结，搏结于肌肤，致局部气滞血瘀，经络阻塞，凝滞不散，发而为疣目。李元聪教授认为，口腔尖锐湿疣多由口交引起，好发于舌、腭、唇、颊及牙龈等处，表现为单个或多个无痛性疣状结节，可增大融合呈菜花状，患者可有异物感。本例患者辨证属于气滞血瘀型，治宜行气活血，方选桃红四物汤加减。

案 3　健脾益气、除湿化浊法治脾虚湿浊之尖锐湿疣

杨某，男，32 岁，公司高管。2021 年 7 月 5 日初诊。

主诉：右舌缘肿物 1 年。

病史：自述 1 年前发现右舌缘肿物，开始较小，未予重视。1 周前发现肿物变大，表面有少许渗液，伴疼痛不适，故来诊。症见纳呆，神疲乏力，腹胀，便溏，手脚发凉，经常熬通宵，生活不规律。有旅游史、口交史。

检查：右舌缘见淡灰色疣体，约两个黄豆大小，表面少许渗液。舌质淡，苔白腻，脉濡数。

诊断：尖锐湿疣。

辨证：脾虚湿浊。

治法：健脾益气，除湿化浊。

处方：胃苓汤加减。防风 10g，苍术 15g，白术 10g，赤茯苓 10g，陈皮 10g，厚朴 10g，猪苓 10g，栀子 10g，泽泻 10g，滑石 15g（包煎），甘草 6g，炒薏苡仁 30g，苦参 10g，黄芪 15g。10 剂，日 1 剂，水煎服。

医嘱：饮食、起居要规律，注意防病。

二诊（2021 年 7 月 15 日）：药后右舌缘疣体明显变小、颜色变淡，纳呆、神疲乏力、腹胀、手脚发凉等症状改善，大便质软、不成形。上方去苦参，加蒲公英 10g，炒鸡内金 10g。10 剂，日 1 剂，水煎服。

三诊（2021 年 7 月 26 日）：药后右舌缘疣体约绿豆大小，全身症状缓解。上方继服 10 剂，日 1 剂，水煎服。

四诊（2021 年 8 月 6 日）：药后右舌缘疣体基本消失。

随访半年，病情稳定。

心得体会

《诸病源候论·湿病疮》强调：“肤腠虚，风湿抟于血气，生病疮。”邪实是发病的一方面，正虚则是另一重要因素。正虚邪恋，故缠绵难愈，反复发作。现代医家认为，若治疗不当，或反复发作，湿气困脾，或劳累过度，房事不洁，均可导致脾气亏虚，运化失司，不能化湿行水，湿毒难去，缠绵难愈，反复发作。故方选胃苓汤加减。胃苓汤源自《丹溪心法》。方中苍术、厚朴、陈皮、甘草燥湿运脾，行气和胃；白术、泽泻、茯苓、猪苓、肉桂健脾助阳，化气利水渗湿；栀子、木通、滑石清热利湿；少佐防风疏肝健脾，祛风胜湿。诸药合用，共奏健脾益气、除湿化浊之功。

案 4　滋补肝肾法治肝肾亏虚之尖锐湿疣

侯某，男，42 岁，农民。2016 年 8 月 12 日初诊。

主诉：口腔右侧黏膜反复生疮长坨 1 年余。

病史：自述 1 年前因不洁性生活后出现口腔右颊黏膜生疮长坨，之后该坨逐渐增大，无瘙痒、疼痛，于外院就诊，行醋酸白试验（+），诊为尖锐湿疣，予激光及注射治疗（具体不详），但疣体多次反复发作，故来诊。症见咽干不适，头目眩晕，腰膝酸软，盗汗遗精，情绪不佳，睡眠差。有旅游史、口交史。

检查：右颊黏膜见一疣体，大小约7mm×5mm，色红，表面无糜烂及渗出。外阴部无皮损。舌红，少苔，脉细数。

诊断：尖锐湿疣。

辨证：肝肾亏虚。

治法：滋补肝肾。

处方：六味地黄汤加减。熟地黄15g，山药10g，山茱萸10g，牡丹皮10g，茯苓10g，泽泻10g，枸杞子10g，醋龟甲15g（先煎），夏枯草10g，白鲜皮10g，金银花15g，板蓝根10g，炒酸枣仁10g。10剂，日1剂，水煎服。

医嘱：放松情绪，注意防病。

二诊（2016年8月22日）：药后疣体明显变小，约3mm×2mm，咽干不适、头目眩晕、腰膝酸软、盗汗遗精等症状减轻，睡眠有所改善，情绪上时有焦虑感。上方加合欢皮10g，郁金10g。10剂，日1剂，水煎服。

三诊（2016年9月2日）：药后疣体基本消失，全身症状明显减轻。嘱继续服用知柏地黄丸半个月，巩固疗效。

随访1年，病情稳定。

心得体会

中医学认为，导致本病的外因是感染疫毒（温邪热毒），内因是禀赋不足，或房劳过度，或情志所伤，内外因素的相互作用，致使正气受损，肝肾亏虚。本例患者因不洁性行为，经治疗后仍口腔黏膜反复生疮长坨，且全身伴咽干不适、头目眩晕、腰膝酸软、盗汗遗精等，辨证属肝肾亏虚，治宜滋补肝肾，故方选六味地黄汤加减。

本病的治疗原则是：中医清热利湿，清热解毒，健脾益气，滋阴补肾等；西医选用抗病毒药物和免疫调节药物，必要时应手术切除。

三十五、智齿冠周炎医案三则

智齿冠周炎是指智齿萌出不全或阻生时，牙冠周围软组织发生的炎症。临床上以下颌智齿冠周炎最常见，以18～25岁的青年为主要发病人群。本病表现为智齿周围牙龈及龈瓣红肿，甚则腮颊肿痛，牙关紧闭，开合不利，影响进食。本病及时治疗，多能痊愈，如延误治疗，易引起周围组织器官或多间隙感染，严重时形成骨膜下脓肿、下颌第一磨牙区黏膜瘘、面颊瘘及骨坏死。本病属中医学“牙鲛痈”“合架风”“尽牙痈”“角架风”范畴。

案1　疏风清热、消肿止痛法治风热外袭之智齿冠周炎

左某，男，30岁，职员。2004年7月16日初诊。

主诉：右下后牙牙龈肿痛两天。

病史：自述右下后牙牙龈肿痛反复发作多次，最近两天感冒后再次发作。症见轻度头痛，低热（37.8℃），口渴，小便黄，大便干结。

检查：右下智齿周围软组织轻微红肿，有盲袋形成，触及疼痛，有黏性分泌物外溢。舌淡红，苔薄白，脉浮数。

诊断：智齿冠周炎。

辨证：风热外袭。

治法：疏风清热，消肿止痛。

处方：银翘散加减。金银花15g，连翘10g，牛蒡子10g，桑叶10g，桔梗10g，薄荷5g（后下），淡竹叶10g，荆芥穗10g，鲜芦根10g，大黄10g，天花粉10g，甘草6g。5剂，日1剂，水煎服。

医嘱：注意口腔卫生，饭后及睡前以淡盐水漱口；保持大便通畅。

二诊（2004年7月22日）：药后疼痛明显减轻，已不头痛发热。上方去大黄，继服3剂而愈。嘱患者适当时候将右下智齿拔除。

心得体会

牙龈分属于足阳明胃经和手阳明大肠经，阳明经风火凝结，加之内热灼津，风热之邪循经上行，集聚牙咬处而致本病发生。该证辨证要点：多见于病发初期，全身及局部症状均较轻。智齿周围软组织轻微红肿，探痛，或有咀嚼疼痛，头痛低热，全身不适，口渴，舌质微红，舌苔薄白，脉浮数。治宜疏风清热、消肿止痛，方选银翘散加减。

案2　清胃泻火、凉血消肿法治胃肠积热之智齿冠周炎

谢某，女，34岁，教师。2010年5月12日初诊。

主诉：右下牙龈肿痛3天。

病史：自述3天前晚上进食火锅后出现右下牙龈肿痛，并逐渐加重，痛甚时牵涉耳颞部及腮颊部，张口受限，轻微发热（37.3℃），口渴，便秘，食欲不振。自行服用西药抗生素（不详）后出现恶心、呕吐，遂来诊。症见牙龈肿痛剧烈，牵涉耳颞部及腮颊，咽部肿痛，张口受限，口渴，便秘。

检查：右下尽牙牙龈红肿、压痛，盲袋内溢脓，张口度约两指，右颌下淋巴结肿大、压痛。舌红，苔黄腻，脉滑数。

诊断：智齿冠周炎。

辨证：胃肠积热。

治法：清胃泻火，凉血消肿。

处方：清胃散加减。黄连6g，升麻10g，防风10g，生地黄12g，牡丹皮10g，大黄10g，芒硝10g，蒲公英15g，紫花地丁15g，金银花15g，夏枯草10g，生石膏15g，栀子10g，甘草6g。5剂，日1剂，水煎服。

医嘱：避免辛辣刺激，适当进食流软食物。

二诊（2010年5月17日）：药后局部肿痛明显减轻，大便通畅。上方去大黄、芒硝、生石膏、栀子，加石斛10g，土茯苓15g。继服5剂而愈。

心得体会

智齿冠周炎的发生无外乎内外因素夹攻所导致。本例患者饮食不节，过食厚味之品，造成胃肠湿热内蕴，积热循经搏聚于牙咬合处，火热灼腐肌膜，化脓成痈而致本病。辨证属胃肠积热，治宜清胃泻火、凉血消肿，方选清胃散加减。

案3　清肝泻火、消肿止痛法治肝经实火之智齿冠周炎

王某，男，46岁，农民。2002年8月6日初诊。

主诉：左下后牙牙龈肿痛3天。

病史：自述左下后牙牙龈肿痛反复发作多次，最近3天熬夜后又发作，故来诊。症见全身发热、恶寒，体温最高38°，头晕耳鸣，口苦咽干，小便黄，大便不爽，脾气急躁，容易激动。

检查：左下智齿前倾阻生，周围软组织红肿，触痛明显，盲袋少许溢脓。舌红，苔黄，脉弦数。

诊断：智齿冠周炎。

辨证：肝经实火。

治法：清肝泻火，消肿止痛。

处方：龙胆泻肝汤加减。龙胆草10g，栀子10g，黄芩10g，车前草10g，牡丹皮10g，柴胡10g，生地黄15g，天花粉10g，金银花15g，白芷10g，蒲公英10g，防风10g，淡竹叶5g，甘草6g。5剂，日1剂，水煎服。

医嘱：阻生智齿早期拔除；不要熬夜，注意休息。

二诊（2002年8月12日）：药后肿痛减轻，已不发热、口苦。上方去龙胆草、栀子。继服3剂而愈。

心得体会

患者平素肝胆火旺，外热引动内火，循经上扰，聚集于牙龈，导致局部气血壅滞，热盛化腐，形成尽牙处痈肿。治宜清肝泻火，方用龙胆泻肝汤加减。

本病的治疗应采用局部与全身相结合、内治与外治相结合的原则，除口服中药外，应重视局部用药。可用野菊花、金银花、黄芩、淡竹叶、薄荷、甘草各适量煎水含漱；或冰硼散或六神丸（研末）吹入局部等。肿胀甚者，可选用如意金黄散与茶水调匀外敷患处。这些方法皆有清热解毒、消肿止痛之功效。如果局部炎症和全身反应重者，还应给予足量有效的抗生素口服或静脉滴注；脓肿已经形成者，应行切开引流。对于智齿位置较正，有足够的萌出位置，有对殆牙者，待急性炎症消退后或脓肿切开治愈后，可行龈瓣切除术。若施行龈瓣切除术尚不能消除盲袋或位置不正者，应尽早拔除病灶牙。

三十六、颌面部疖痈医案二则

颌面部疖痈是皮肤毛囊及皮脂腺周围组织的一种急性化脓性感染。发生在一个毛囊及所属皮脂腺者称疖，相邻多个毛囊及皮脂腺累及者称痈，多为金黄色葡萄球菌感染。当疖痈发生在颌面部的“危险三角区”内时，如处理不当，易引起海绵窦血栓性静脉炎、脑膜炎、脑脓肿等并发症。本病多发于暑热天，故称“暑疖”“热疖”。本病属中医学“疖”“痈”“疔疮”等范畴。

案1　清热解毒、散结消肿法治暑热蕴结之疖

石某，女，21岁，学生。2019年7月4日初诊。

主诉：右上唇出现小硬结4天。

病史：自述4天前右上唇出现一个小硬结，后逐渐红肿，疼痛，自行用红霉素眼膏外用，效果欠佳。询问病史，以往额头、面颊部亦有此种情况，均自行挑破后愈合。因担心上唇处自行挑破会引起感染故来诊。症见右上唇红肿，发热恶寒，体温最高37.8℃，口渴，大便干结，月经常先期。平素喜辛辣厚味食物。

检查：右上唇峰处红肿，中央见一红色丘疹，丘疹中心见一淡黄色脓点，触之疼痛。舌淡，苔薄黄，脉浮数。

诊断：疖。

辨证：暑热蕴结。

治法：清热解毒，散结消肿。

处方：五味消毒饮加减。金银花15g，野菊花15g，紫花地丁15g，蒲公英10g，连翘10g，黄芩10g，牡丹皮10g，薄荷5g（后下），牛蒡子10g，防风10g，炒白术10g，枳壳10g，甘草5g。5剂，日1剂，水煎服。局部如意金黄散茶调外敷。

医嘱：平素宜清淡饮食；保持大便通畅。

二诊（2019年7月10日）：药后上唇肿胀渐消，疼痛明显减轻。守上方3剂而愈。

心得体会

本病多因天气闷热，汗出不畅，复感暑热之邪，蕴郁肌肤；或恣食辛辣刺激食品，膏梁厚味致脏腑蕴热，火热上逆，熏蒸头面；或蚊虫叮咬，或拔胡须等外伤染毒而致。该患者平素喜辛辣厚味食物，辨证属暑热蕴结（初期），治疗宜清热解毒、散结消肿，方选五味消毒饮加减。

局部治疗，初期禁热敷。可涂布碘酊，或高渗盐水，或选用大黄、虎杖、蒲公英、紫花地丁各适量，煎水，湿敷；或如意金黄散茶调外敷，以促消红退肿。脓栓出现时，可用镊子夹出。发生在“危险三角区”的疖痈，切忌碰撞、挤压，以防感染扩散。

案2　清热解毒、活血消肿法治暑热火毒之痈

周某，男，24岁，工人。2017年8月30日初诊。

主诉：下颌出现硬结5天。

病史：自述5天前下颌出现两个小红点，触摸较硬，轻微疼痛，未予治疗。近两天患处肿势逐渐扩大，局部灼热，疼痛加剧而来诊。症见发热（38.2℃），口渴，喜冷饮，大便干结，小便黄。平素喜辛辣及肉食。

检查：颏部见一红色斑丘疹，约2.0cm×1.5cm，稍隆起，中央见3处较凸出，凸出尖端见小脓点，局部皮温增高，触痛明显，颏下淋巴结肿大。血常规提示白细胞及中性粒细胞计数均增高。舌质红，苔黄，脉数有力。

诊断：痈。

辨证：暑热火毒。

治法：清热解毒，活血消肿。

处方：仙方活命饮加减。当归10g，赤芍10g，白芷10g，浙贝母10g，皂角刺10g，制乳香10g，制没药10g，金银花15g，蒲公英10g，连翘10g，黄芩10g，栀子10g，天花粉15g，防风10g，甘草5g。5剂，日1剂，水煎服。局部淡盐水湿敷。

医嘱：饮食宜清淡，适量进食新鲜蔬菜，保持大便通畅。

二诊（2017年9月4日）：经治颏部肿痛减轻，中央现3个脓栓。上方去制乳香、制没药，加白术10g，生黄芪20g。5剂，日1剂，水煎服。

用消毒镊子夹出脓栓，涂以碘酊。

三诊（2017 年 9 月 11 日）：经治肿痛消退，脓栓口趋愈。

心得体会

本病多发于夏至之后、立秋之前的暑热季节，为暑邪侵袭所致。该患者起病 5 天，肿势逐渐扩大，周围红肿明显，疼痛加剧，按之中软应指，伴发热、口渴、便干尿黄、舌质红、苔黄腻、脉数有力等，辨证属于暑热火毒（中期），治宜活血散结、清热解毒，方选仙方活命饮加减。

颌面部疖痈后期：起病 6 天，肿势局限，脓头破溃，脓液及脓栓随之流出，肿消痛止，发热渐退。舌质淡，苔薄黄，脉数。治宜调补气血，扶正祛邪，方选八珍汤加减。本病及时、正确治疗，预后良好。若失治、误治，可引起局部蜂窝组织炎、海绵窦血栓性静脉炎、脑膜脑炎或脑脓肿等“走黄”危症，乃至死亡。

三十七、面颈部化脓性淋巴结炎医案二则

本病是指口腔颌面部及牙源性感染导致面颈部淋巴结的化脓性炎症，好发于儿童，多有颌面部或牙感染病史。临床表现为局部淋巴结肿大、压痛，可活动，边界清楚。急性期有明显的红、肿、热、痛表现；转入慢性期后，局部可触及一个或多个肿大的淋巴结，病情反复发作或迁延不愈。本病属中医学“夹喉痈”“痰毒”“颈痈”范畴。

案 1　疏风清热、化痰消肿法治风热痰毒之化脓性淋巴结炎

王某，女，10 岁，学生。2003 年 6 月 22 日初诊。

主诉：右侧颌下淋巴结肿痛 3 天。

病史：母亲代述，患儿 3 天前感冒后出现右侧颌下淋巴结肿痛，伴头痛、发热、恶寒、周身不适、咳嗽痰多。当地卫生服务中心诊为感冒并淋巴结炎，予抗感冒和抗生素治疗（具体药物不详），病情未见明显好转，遂来诊。症见右颌下肿痛，伴头痛，发热恶寒，周身不适，咳嗽痰多，便秘。

检查：体温 38℃。右颌下可触及多个肿大淋巴结，压痛，边界清楚，

活动可，颈部皮肤稍有灼热。舌红，苔黄腻，脉浮数。

诊断：化脓性淋巴结炎。

辨证：风热痰毒。

治法：疏风清热，化痰消肿。

处方：牛蒡解肌汤加减。牛蒡子10g，薄荷3g（后下），荆芥10g，连翘10g，牡丹皮5g，石斛6g，玄参6g，夏枯草6g，黄芩5g，金银花10g，甘草3g。5剂，日1剂，水煎服。

医嘱：适量进食新鲜蔬菜及水果，保持大便通畅。

二诊（2003年6月28日）：药后诸症减轻。上方加白术6g，茯苓6g。继服3剂而愈。

心得体会

面颈部化脓性淋巴结炎大多发生在颌面部感染，如牙龈炎、牙周炎、冠周炎、根尖周炎、颌骨骨髓炎、颌面部间隙感染等，或感冒后外感风热毒邪，或内有积热和痰湿，内外互结，聚于经络、阻于颈部而成。本病好发于儿童和青少年。临床表现为局部典型的红、肿、热、痛炎症症状，并可触及肿大的淋巴结。

风热痰毒型辨证要点：颈侧或颌下等处淋巴结肿痛，皮肤灼热，初起活动，逐渐漫肿坚实，伴发热、恶寒、周身不适、头痛、咳嗽。舌质淡红，苔黄，脉浮数。治宜疏风清热，化痰消肿。方选牛蒡解肌汤加减。

案2　清热解毒、托毒排脓法治热毒蕴结之化脓性淋巴结炎

高某，男，22岁，大学生。2009年7月2日初诊。

主诉：左侧颌下区隐隐作痛5天。

病史：自述5天前的一个晚上与同学喝酒后出现左侧颌下区隐隐作痛，后逐渐加重，并出现发热等症，自服阿莫西林后未见缓解，故来诊。症见左颌下区肿痛，伴轻度头痛，发热（38.8℃），口渴，溲黄，大便秘结。

检查：左侧颌下区肿胀，皮肤发红，皮温升高，可触及多个肿大淋巴结。舌红，苔黄腻，脉弦数。

诊断：化脓性淋巴结炎。

辨证：热毒蕴结。

治法：清热解毒，托毒排脓。

处方：凉膈散合五味消毒饮加减。金银花15g，野菊花15g，蒲公英15g，大黄10g，芒硝10g，栀子10g，生石膏15g，黄芩10g，薄荷10g（后下），淡竹叶10g，连翘10g，紫花地丁10g，白术10g，土茯苓15g，甘草6g。5剂，日1剂，水煎服。

医嘱：饮食起居要规律；尽量不要喝酒。

二诊（2009年7月8日）：服药3剂后诸症有所减轻；5剂后头痛、发热、大便干诸症消失，但仍肿痛、轻度口渴、小便稍黄。上方去大黄、生石膏、栀子、芒硝，加石斛10g，玄参10g，浙贝母10g，夏枯草10g。继服3剂而愈。

心得体会

邪热入里，夹湿痰，结聚于经络，阻于颈部成核，引致本病。本病表现为患处红、肿、热、痛，肿势蔓延，疼痛加剧，伴高热口渴，溲黄，大便秘结，舌红，苔黄腻，脉弦数。辨证属热毒蕴结，治宜清热解毒，托毒排脓，方选凉膈散合五味消毒饮加减。

本病局部可外敷如意金黄散，以清热解毒，消肿止痛。全身症状重者，可选用足量、有效抗生素，并酌情补充必需的维生素及液体。

三十八、面颈部结核性淋巴结炎医案一则

面颈部结核性淋巴结炎是指面颈部淋巴结感染结核杆菌引起的一种特异性感染性炎症，好发于儿童及青少年，多有全身结核杆菌感染病史。局部症状多不明显，一般可见病变区多个肿大淋巴结，无明显压痛，脓肿形成后，扪之有波动感，皮肤无红肿热痛，形成冷脓肿，破溃后，皮肤可见瘘口。全身症状多不明显，有时可见低热、盗汗或疲倦等体质虚弱表现。本病属中医学“瘰疬”范畴。

疏肝解郁、理气散结法治气结痰凝之结核性淋巴结炎

陈某，女，15岁，学生。1998年4月20日初诊。

主诉：发现颈部多个硬结1周。

病史：家长代述，发现患儿颈部多个硬结1周，按之坚实，可活动，不热不痛，在西医院诊为颈部淋巴结核。父母考虑抗结核药物治疗副反应大，遂寻求中医治疗。症见体倦，乏力，纳差，少言。月经中时有小血块，无痛经。

检查：颈部可触及多个肿大淋巴结，按之坚实，活动可，无压痛及红肿，皮色不变。舌淡，苔白，脉弦。

诊断：结核性淋巴结炎。

辨证：气结痰凝。

治法：疏肝解郁，理气散结。

处方：贝母瓜蒌散加减。贝母10g，瓜蒌10g，天花粉10g，郁金10g，柴胡10g，茯苓10g，橘红10g，生地黄15g，牡丹皮10g，连翘10g，夏枯草10g，煅牡蛎10g（先煎），昆布10g，海藻10g。10剂，日1剂，水煎服。

医嘱：调畅情绪，心情开朗。

二诊（1998年4月30日）：药后肿大之淋巴结明显缩小，但仍见体倦，乏力，纳差。上方加黄芪10g，党参10g，白术10g。10剂，日1剂，水煎服。

三诊（1998年5月11日）：服药20剂后，颈部肿大之淋巴结渐消，全身症状明显改善，上方去瓜蒌、昆布、海藻，加麦门冬10g，甘草5g。再进20剂，日1剂，水煎服。

半年后随访，病情稳定。

心得体会

面颈部结核性淋巴结炎乃结核杆菌感染所引起的特异性炎症，较轻者仅有淋巴结肿大而无明显全身症状，临床以触及颈部多个无痛性淋巴结为主要表现，确诊以结核菌素试验阳性为准。中医学认为，情志不舒，肝郁犯脾导致肝郁脾虚，水湿不运，湿聚成痰，痰湿随气机上升，郁结于颈部而致本病发生。治疗以疏肝解郁、理气散结为主，辅以健脾化湿之品。对于临床症状较重，全身表现明显者，须结合使用抗结核药物治疗。

本案中柴胡疏肝解郁；贝母、瓜蒌、天花粉化湿祛痰；茯苓健脾渗湿；橘红、桔梗理气化痰；夏枯草、连翘、煅牡蛎、昆布、海藻化痰散结；生地黄、牡丹皮清热凉血活血。诸药合用，共奏疏肝解郁、理气散结之功。

三十九、口腔颌面部间隙感染医案一则

口腔颌面部间隙感染是指颌面部、面颈部、口咽部各筋膜间隙内所发生的化脓性炎症的总称。局限于某一局部的称为脓肿，弥散于某一间隙中的称为蜂窝织炎。口腔颌面部有较大临床意义的间隙主要有颞间隙、颞下间隙、眶下间隙、嚼肌间隙、颊间隙、下颌下间隙、翼下颌间隙、咽旁间隙、舌下间隙、颏下间隙、口底多间隙等 11 大间隙。这些筋膜包裹的富含疏松结缔组织和脂肪组织的潜在间隙相互通连，致病菌引起感染后，很容易在其间发展，造成炎性浸润，软组织肿胀隆起。当间隙内的脂肪组织发生变性后，就会形成脓肿或蜂窝织炎。蜂窝织炎或脓肿常波及数个间隙，导致多间隙感染，引起张口受限、吞咽及呼吸困难等。严重时，炎症会沿组织内的血管、神经束扩散，引起海绵窦血栓性静脉炎、败血症、脓毒血症、脑脓肿等并发症，危及患者的生命。口腔颌面部间隙感染常为混合性感染，多为溶血性链球菌、金黄色葡萄球菌引起的化脓性感染，或为厌氧菌引起的腐败坏死性感染。其临床特征表现为局部红、肿、热、痛和功能障碍以及区域淋巴结肿痛等典型症状。本病属中医学“痈”“疽”“发”的范畴，形成脓肿时称之为“痈”，形成蜂窝织炎时称之为“疽”或“发”。由于颌面部各间隙解剖位置不同，出现症状也不相同，故在中医又有不同的名称，如“颈痈”或“兜腮痈”（颌下及颏下间隙感染）、“颧痈”（颞及颞下间隙感染）、“颊痈”（颊间隙蜂窝织炎）、“锁喉风”（口底蜂窝织炎）、“垫舌痈”（舌下间隙感染）等。

清热凉血、泻火排毒法治脾胃积热之口腔颌面部间隙感染

刘某，女，38 岁，农民。1993 年 9 月 17 日初诊。

主诉：右下牙龈疼痛 5 日。

病史：自述曾有右下牙龈疼痛反复发作史。9 月 12 日感冒后又发作，右下牙龈疼痛，张口受限，影响进食，当时未予重视。3 天后自觉疼痛加

剧，放射到耳颞部，吞咽疼痛，右面颊部、右颌下区肿大，皮肤发红，按之较硬。在当地医院求治，因对青霉素、头孢菌素、红霉素等抗生素过敏，故来诊。症见右下牙龈及右颌下区肿胀疼痛，吞咽疼痛，进食困难，声音嘶哑，张口受限，大便干结，小便色黄。平素喜辛辣、油炸食物。

检查：颌面部外形不对称，右面颊区及颌下区肿大，皮肤发红，紧张光亮，压痛明显，张口度约半指。舌红，苔黄，脉洪数。

诊断：口腔颌面部间隙感染。

辨证：脾胃积热。

治法：清热凉血，泻火排毒。

处方：仙方活命饮加减。金银花 20g，连翘 15g，薄荷 6g（后下），七叶一枝花 10g，生石膏 15g（先煎），贝母 10g，防风 12g，夏枯草 12g，当归尾 10g，穿山甲 10g，天花粉 15g，制乳香 10g，制没药 10g，桔梗 10g，甘草 6g。5 剂，日 1 剂，水煎服。局部用如意金黄散外敷，每天 2 次。

医嘱：饮食宜清淡、均衡。

二诊（1993 年 9 月 22 日）：药后右面颊及颌下区肿胀渐消，守上方 5 剂，每日 1 剂，水煎服。10 剂后基本痊愈。

观察半年，未见复发。

心得体会

本例患者乃素体脾胃蕴热，感冒后风热留于肌表，内外交攻于头面而成，治疗以疏散风热、清热解毒、活血散结为主。方中连翘、薄荷、防风疏散风热；金银花、七叶一枝花、生石膏清热解毒；贝母、夏枯草清热散结；当归尾、穿山甲、制乳香、制没药、天花粉活血排脓；桔梗清热并载药上行，直达病所；甘草调和诸药。

《黄帝内经》中首先记载了痈的成因。如《灵枢·痈疽》说："寒邪客于经脉之中则血泣，血泣则不通，不通则卫气归之，不得复反，故痈肿。"张仲景《金匮要略·疮痈肠痈浸淫病脉证并治》叙述了痈发以后辨脓的方法。其曰："诸痈肿，欲知有脓无脓，以手掩肿上，热者为有脓，不热者为无脓。"窦梦麟《疮疡经验全书》提出了痈肿的外治法："将刀头向上开之，方不伤新肉。取出刀，再燃棉纸条润油度之，使脓水齐会，半日扯出，则脓水易干。”这种切开排脓的方法，无论是当时还是现在都是治疗痈疽的重要外治法之一。

四十、流行性腮腺炎医案二则

流行性腮腺炎是指感染腮腺炎病毒引起的一种急性呼吸道传染病。本病主要通过飞沫传播，好发于儿童和青少年，以2～14岁最为常见，两岁以下的婴幼儿极少发生。本病的发生有明显的接触史，全年均可发病，但以冬、春两季易于流行，以发热、头痛、腮腺肿大为特征。腮腺炎病毒除侵犯腮腺外，尚能引起脑膜炎、睾丸炎及卵巢炎等。感染本病后可获终生免疫。本病属中医学“痄腮”“蛤蟆瘟”“大头瘟”“大头风”“温毒发颐”“时毒”等范畴。

案1　疏风清热、散结消肿法治外感风温之流行性腮腺炎

孙某，男，5岁。1996年5月9日初诊。

主诉：左耳前区轻微疼痛两天。

病史：母亲代述，患儿前天从幼儿园回家后说左耳前区轻微疼痛，父母忙于工作，未予重视。昨天下午开始双侧耳前均疼痛，至晚上发热，体温达38℃，自用儿童退热药美林，症状稍有好转。今晨又发热，遂来诊。症见双侧耳前区肿痛，伴头痛、发热、咽痛、周身不适、不思饮食，大便干，小便色黄。

检查：体温38.2℃。双侧腮部漫肿压痛，皮色正常，皮温不高。舌红，苔薄黄，脉浮数。

诊断：流行性腮腺炎。

辨证：外感风温。

治法：疏风清热，散结消肿。

处方：银翘散加减。生石膏10g，金银花10g，板蓝根10g，大青叶5g，牛蒡子10g，薄荷3g（后下），荆芥10g，连翘10g，桔梗5g，淡竹叶3g，芦根10g，甘草3g。5剂，日1剂，水煎服。局部用如意金黄散外敷，每天两次。

医嘱：饮食以流质、软食、清淡为宜，忌辛辣、厚味。

二诊（1996年5月15日）：药后耳前区肿痛、头痛、咽痛诸症减轻，体温正常。上方去生石膏，加山药5g，白术5g。继服5剂而愈。

心得体会

流行性腮腺炎是由腮腺炎病毒引起的一种急性呼吸道传染病，好发人群以儿童和青少年多见，多有接触史和群发性。因此，本病流行期间应少去公共场所，对有接触史的可疑患者，应进行隔离观察，并口服板蓝根冲剂。临床以耳垂为中心双侧腮腺同时或先后弥漫肿大，本病需与化脓性腮腺炎区别。本病乃外感时邪或饮食不节，素有内热，外邪引动内热，内外相搏，少阳不利，气血壅滞于腮部而发。本案患者以外感风温为主，治疗宜疏风清热，散结消肿，方用银翘散加减。此外，应注意保持患儿口腔清洁，每日用生理盐水多次漱口，鼓励患儿多饮水。

案2　清热解毒、软坚散结法治热毒壅盛之流行性腮腺炎

陈某，男，12岁，学生。1999年3月20日初诊。

主诉：左侧腮部隐隐作痛两天。

病史：自述前天开始出现左侧腮部隐隐作痛，昨天症状加重，双侧腮部肿痛剧烈，拒按，张口咀嚼困难，并伴发热、咽痛、口干等症。自行服用蒲地蓝、板蓝根冲剂等药后未见缓解。症见双侧腮部肿痛，拒按，张口咀嚼困难，伴发热寒战（38.8℃）、咽痛、头痛，口干口渴，纳少，尿赤，便秘。

检查：双侧腮部肿大，压痛明显，皮肤紧张发红，皮温升高。舌红，苔黄，脉滑数。

诊断：流行性腮腺炎。

辨证：热毒壅盛。

治法：清热解毒，软坚散结。

处方：普济消毒饮加减。酒炒黄连3g，黄芩10g，陈皮5g，柴胡5g，桔梗5g，连翘10g，牡丹皮5g，板蓝根10g，马勃5g，牛蒡子10g，薄荷3g（后下），僵蚕3g，大青叶10g，生石膏10g（先煎），知母6g，大黄4g，甘草3g。5剂，日1剂，水煎服。局部用如意金黄散外敷。

医嘱：饮食轻淡、易消化、半流质，温度适宜，多饮水，忌吃酸辣等刺激性食物。

二诊（1999年3月25日）：药后发热、咽痛、头痛明显减轻，局部仍肿痛。上方5剂，日1剂，水煎服。

三诊（1999年4月1日）：药后局部肿胀消退，仍有轻微触痛。上方去生石膏、大黄，加白术5g，茯苓10g。继服5剂而愈。

心得体会

本案患者以热毒壅盛为主，治宜清热解毒，软坚散结，方用普济消毒饮加减。该方清热解毒为主，疏风散邪为辅。方中以酒炒黄连、黄芩清降发于头面热毒，为君药；牛蒡子、连翘、薄荷、僵蚕辛凉，疏散上焦头面风热，为臣药；马勃、板蓝根加强清热解毒之功；配甘草、桔梗，以清利咽喉；知母防止伤阴；陈皮理气疏壅，以散邪热郁结；配柴胡取其疏散风热之功，即火郁发之之意，且黄连、黄芩得柴胡可引药上行，以清头面热毒；柴胡配黄连、黄芩可防止其升发太过，二者相反相成，共奏清热解毒、疏风散邪之功。其效果比其他抗病毒药要好，且能防止各种严重并发症的发生。对于病情较重或有并发症时，应采用抗生素和激素治疗，以控制感染，减轻全身症状。同时，注意口腔清洁，每餐后用生理盐水漱口，清洁口腔，预防继发感染。此外，临床治疗本病须结合外敷药，比如如意金黄散以醋或水调匀，外敷患处，每日两次；或仙人掌去刺洗净后，捣烂如泥，外敷患处，每日两次，以助局部肿胀消退。

四十一、干槽症医案一则

干槽症是指拔牙后拔牙创面感染细菌所引起的一种局限性颌骨骨髓炎。症状为拔牙后2～3天有自发性剧痛，检查可发现牙槽窝内无正常血凝块充盈，或窝内空虚骨质外露，有污秽腐臭，触痛明显。本病病程较长，一般延续10～15天。因此，为了预防干槽症的发生，在拔牙过程中应尽量减少创伤，拔牙后应尽量缩小拔牙创口，应压迫颊、舌侧骨板，使之复位以缩小创口，并应拉拢缝合牙龈。缝合不可过紧过密，以防术后肿胀。拔牙前后可使用抗生素，以预防感染。本病属中医学“骨槽风”范畴。

疏风清热、消肿排脓法治风热蕴结之干槽症

甘某，男，40岁，工人。2009年4月21日初诊。

主诉：拔牙后伤口肿胀疼痛4天。

病史：自述4天前在私人口腔诊所拔除右下颌阻生智齿，之后伤口一直肿胀疼痛，症状不见减轻，从昨天开始，伤口疼痛加剧，痛连腮颊，并伴发热、畏寒、口渴、头痛、纳呆。自服阿莫西林等消炎药未见好转，故今来我科治疗。症见右侧腮颊部肿痛，伴头痛、发热、口渴、纳呆。

检查：体温38.7℃。痛苦面容，右侧腮颊部红肿压痛，皮色稍红，皮温稍高，张口受限，患处创口牙龈红肿，流脓，伤口有臭味。舌红，苔黄厚，脉滑数。

诊断：干槽症。

辨证：风热蕴结。

治法：疏风清热，消肿排脓。

处方：托里消毒散加减。金银花15g，白芷10g，连翘10g，荆芥10g，防风10g，生石膏20g（先煎），藿香10g，黄芪20g，桔梗10g，皂角刺10g，土茯苓15g，制乳香10g，制没药10g，甘草6g。5剂，日1剂，水煎服。同时，清理局部骨创。

医嘱：用中药汤剂第3煎，漱口。

二诊（2009年4月27日）：服药3剂后头痛、发热及局部肿痛明显减轻，5剂后基本好转。上方去生石膏、皂角刺、制乳香、制没药，加蒲公英10g，牡丹皮10g。继服5剂。药后而愈。

心得体会

干槽症是拔牙后创口感染所引起的一种并发症，一般在拔牙后2~3天出现，临床以伤口剧烈疼痛、伤口有臭味为主要特征。本案系风热蕴结所致，治宜疏风清热，消肿止痛排脓，方用托里消毒饮加味。同时，对拔牙骨创进行清理，挖除变色血凝块至局部有鲜血流出为止。临床在口服中药的同时，可选用金银花、黄芩、淡竹叶、薄荷、藿香、甘草各适量煎水含漱；腮颊肿胀者，可选用如意金黄散外敷；肿消脓尽时，则以养阴生肌类中药收口。

四十二、面肌痉挛医案三则

面肌痉挛亦称面肌抽搐症或半面痉挛，为阵发性不规则半侧面部肌肉的不自主抽搐或痉挛。本病发病初期多始于眼部，随后逐渐扩展至口周，直至半侧面部受累，多发生于一侧面部，偶可累及双侧；多中年后发病，没有明显的性别差异。面肌痉挛为西医学病名，古代中医典籍中虽无此病名，但从临床症状看，其散见于“瘛疭”“筋惕肉”“眼睑动”“胞轮振跳”“风证”“口僻”“面风”“振掉”等病证中。

案1　疏风通络、豁痰止痉法治风痰阻络之面肌痉挛

曾某，女，56岁，农民。2000年11月11日初诊。

主诉：左侧面部抽搐、口眼㖞斜4天。

病史：自述4天前劳累汗出后出现左侧面部抽搐、口眼㖞斜，伴麻木感。由于每天需要做家务活，未在意。近两日出现胸闷痞满，口干，头晕故来诊。症见口干，纳差，大便溏，睡眠可。已绝经3年。

检查：左眼下眼睑痉挛，闭眼眼球向外上方运动，口角㖞斜。舌体胖，双舌缘齿痕明显，舌淡红，苔滑腻，脉弦滑。

诊断：面肌痉挛。

辨证：风痰阻络。

治法：疏风通络，豁痰止痉。

处方：二陈汤合六君子汤加减。法半夏10g，陈皮10g，茯苓10g，甘草5g，胆南星10g，白术10g，茯苓10g，陈皮10g，黄芩10g，浙贝母10g，牡丹皮10g，蝉蜕5g，天麻10g。10剂，日1剂，水煎服。

医嘱：起居有常，不要过度劳累。

二诊（2000年11月22日）：药后左面部抽搐、麻木感减轻，闭眼正常，眩晕、口干症状好转。上方去黄芩，加钩藤10g，防风10g。10剂，日1剂，水煎服。

三诊（2000年12月4日）：药后左侧面部已无抽搐。上方继服10剂。

观察1年，病情稳定。

心得体会

《素问·至真要大论》曰："诸风掉眩，皆属于肝。"说明风旺则动，与肝经密切相关。《证治准绳》谓："颤，摇也；振，动也，筋脉约束不住，而莫能任持，风之象也。"其症状表现为风邪所致。另外，也有发汗过度、失血过多、大病久病之后，气血津液损伤，致不能荣养筋脉肌肤，因虚而引起抽搐者。本案患者为劳累后汗出过度引起，属于风痰阻络，治宜疏风通络，豁痰止痉，方选二陈汤合六君子汤加味。

案2　补益气血、通经活络法治气血两虚之面肌痉挛

黄某，女，72岁，农民。1997年3月5日初诊。

主诉：右侧眼睑、口角抽搐3年，加重两个月。

病史：自述右侧眼睑、口角抽搐3年。近两个月加重，伴头晕，身疲乏力，失眠多梦，纳差，大便干结。

检查：面色无华，右眼睁眼困难，右口角抽搐。舌质淡，少苔，脉细弱。

诊断：面肌痉挛。

辨证：气血两虚。

治法：补益气血，通经活络。

处方：八珍汤加减。党参10g，白术10g，茯苓10g，当归10g，川芎10g，白芍10g，熟地黄10g，甘草5g，防风10g，煅龙骨20g（先煎），珍珠母10g（先煎），天麻10g，地龙10g。10剂，日1剂，水煎服。

医嘱：注意补充营养。

二诊（1997年3月15日）：药后口眼㖞斜好转，右侧口角抽搐减轻，夜寐安，无头晕。上方去煅龙骨，加石斛10g，麦门冬10g。10剂，日1剂，水煎服。

三诊（1997年3月26日）：药后面部抽搐明显好转，能正常睁眼。上方增损，10剂，日1剂，水煎服。

观察1年，病情稳定。

心得体会

中医学认为，面肌痉挛的病机是外邪阻滞，内风扰动。该病的发作时间不规律，时发时止，与风邪的致病特点相应。风邪善行数变，易袭阳位。颜面部在人体的上部，而眼睑又处于颜面部的上位，故面肌痉挛发病多从眼睑开始，逐渐向下发展，起始累及一侧眼肌，之后渐及表情肌及口唇部肌肉。本例患者年老体衰，气血两虚，气血虚不能荣养筋脉，故治以补益气血，使气血得以生化，上能荣颜面，下能濡养肝肾，方选八珍汤加味。

案3　滋补肝肾、息风通络法治肝风内动之面肌痉挛

夏某，女，49岁，工人。1996年10月9日初诊。

主诉：左面部抽搐4个月，加重1周。

病史：自述左面部抽搐4个月，近1周症状加重，并出现麻木感，头晕耳鸣。平时易急躁，脾气较大，胁肋胀满，小便黄，大便干燥。月经不调，量少，色暗。

检查：左侧颜面部抽搐，触左颊有麻木感。舌质红，少苔，脉数。

诊断：面肌痉挛。

辨证：肝风内动。

治法：滋补肝肾，息风通络。

处方：左归饮合牵正散加减。熟地黄10g，山药10g，枸杞子10g，炙甘草10g，茯苓10g，山茱萸10g，白附子10g（先煎1小时），僵蚕10g，全蝎3g，柴胡10g，白芍15g，当归20g，赤芍10g，瓜蒌仁10g。10剂，日1剂，水煎服。

医嘱：保持情绪稳定，开朗。

二诊（1996年10月19日）：药后面部麻木感消失，仍有抽搐。上方去白附子、瓜蒌仁，加地龙10g，防风10g。10剂，日1剂，水煎服。

三诊（1996年10月30日）：药后偶尔抽搐，上方增损，10剂，日1剂，水煎服。

观察半年，病情稳定。

心得体会

《温病条辨·痉病瘛疭总论》云："瘛者，蠕动引缩之谓，后人所谓抽掣、搐搦，古人所谓瘛也。"《张氏医通·瘛疭》云："瘛者，筋脉拘急也；

疭者，筋脉弛纵也，俗谓之抽。”治疗肝风内动者，需滋养肝肾，息风通络，方选左归饮合牵正散加味。另外，针刺也是本病常用的治疗方法。《素问·缪刺论》云：“夫邪客大络者，左注右，右注左，上下左右与经相干，而布于四末，其气无常处，不入于经腧，命曰缪刺。”实践证明，针刺疗法具有较好的效果，可以选用。

四十三、面神经麻痹医案四则

面神经麻痹是部分或完全丧失面神经功能，主要表现为面部表情肌群运动功能障碍。根据引起面神经麻痹的损害部位不同，可分为中枢型面神经麻痹和周围型面神经麻痹两种。临床特点为急性起病，一侧面部表情肌瘫痪，额纹消失，鼻唇沟变浅，不能完成皱额蹙眉，眼睑不能闭合或闭合不全等。部分患者起病前有患侧耳后疼痛或压痛等先兆症状。据统计，本病患病率约为425.7/10万。本病相当于中医学的“面瘫”，属“口僻”“口眼㖞斜”等范畴。

案1　疏风散寒、温经通络法治风寒侵袭之面神经麻痹

李某，女，54岁，工人。2008年3月29日初诊。

主诉：左侧口眼㖞斜3天，左侧睁眼困难1天。

病史：自述3天前感冒后突发左侧口眼㖞斜，今晨起左侧睁眼困难，左侧不能鼓漱，伴头痛、畏寒、四肢酸痛。绝经1年。

检查：左侧面部不能运动，不能抬眉，睁眼困难，左侧鼓腮困难、鼻唇沟变浅。味觉正常。舌淡红，苔薄白，脉浮紧。

诊断：面神经麻痹。

辨证：风寒侵袭。

治法：疏风散寒，温经通络。

处方：桂枝汤合牵正散加减。桂枝10g，白芍10g，甘草5g，葛根15g，麻黄10g，防风10g，生姜10g，大枣3颗，白附子10g（先煎1小时），僵蚕10g，牡丹皮10g，全蝎3g。10剂，日1剂，水煎服。

医嘱：加强面部保暖，避免风寒侵袭。

二诊（2008年4月9日）：药后面颊部运动部分恢复，四肢酸痛好转。上方去全蝎、白附子、麻黄，加天麻10g，钩藤10g。10剂，日1剂，水煎服。

三诊（2008年4月21日）：药后面颊部运动基本恢复正常。上方增损，10剂，日1剂，水煎服。

观察半年，病情稳定。

心得体会

《灵枢·经筋》认为寒邪使拘挛。《诸病源候论》谓："风邪入于足阳明、手阳明之经，遇寒则筋急引颊，故使口㖞僻，言语不正，而目不能平视。"说明风邪入侵是本病发生的主要原因。若素体伏有痰饮，风邪则夹痰上扰，窜扰经络，致脉络壅滞而引起口眼㖞斜。此患者受风寒之邪外袭，侵及头面肌表，气血运行失常，阳明脉络失和，肌肉拘急，经脉失荣则口眼㖞斜。方中防风、桂枝、芍药、生姜疏风散寒；白附子辛温燥烈，入阳明经而走头面，以祛风化痰，尤其善散头面之风；全蝎、僵蚕均能祛风止痉，其中全蝎长于通络，僵蚕能化痰，两者合用，既助白附子祛风化痰之力，又能通络止痉。诸药合用，共奏疏风散寒、温经通络之功。

案2　补益气血、舒筋活络法治气血亏虚之面神经麻痹

邓某，女，48岁，自由职业。2007年8月25日初诊。

主诉：右侧口眼㖞斜两天。

病史：自述右侧口眼㖞斜两天，伴神疲乏力，食欲减弱，大便发干，月经不调。

检查：面色萎黄，神色疲倦，焦虑，右侧面部不能运动，鼓腮无力，闭眼右眼球向外上方运动，抬眉运动可。舌质淡，苔薄，脉细弱。

诊断：面神经麻痹。

辨证：气血亏虚。

治法：补益气血，舒筋活络。

处方：八珍汤加减。党参10g，白术10g，茯苓10g，当归10g，川芎10g，白芍15g，熟地黄10g，僵蚕10g，红花10g，生地黄20g，鸡内金10g，炒麦芽10g，防风10g，甘草5g。10剂，日1剂，水煎服。

医嘱：保持良好心态，树立战胜疾病的信心。

二诊（2007年9月7日）：药后面部运动部分恢复，食欲、乏力好转。守上方10剂，日1剂，水煎服。

三诊（2007年9月17日）：药后面部运动基本恢复。上方增损，10剂，日1剂，水煎服。

观察1年，病情稳定。

心得体会

本病病因复杂，临床上应仔细辨证。《类证治裁》认为，本病发生与“血液衰涸，不能荣润筋脉”有关。因阴血不能荣养面部肌肉经脉，故治以补益气血，舒筋活络，方选八珍汤加减。临证可指导患者多进行面肌运动锻炼，脸部可进行一些鼓气、咀嚼、抬眉、双眼紧闭及张大嘴等运动。面神经麻痹患者因自我形象发生紊乱，容易产生焦虑、悲观心理，故应减少不良刺激，嘱患者经常听一些轻音乐。

案3　祛风化痰、通经活络法治风痰阻络之面神经麻痹

李某，男，39岁，职员。2010年12月3日初诊。

主诉：左侧口眼㖞斜两天。

病史：自述两天前加班后出现左侧口眼㖞斜，伴头晕，身重感，胸闷，咳痰，大便黏滞，故来诊。有饮酒史、吸烟史。

检查：左侧额纹消失，抬眉困难，睁眼困难，左侧鼓腮无力。舌体胖大，舌质淡，苔白腻，脉缓。

诊断：面神经麻痹。

辨证：风痰阻络。

治法：祛风化痰，通经活络。

处方：导痰汤合牵正散加减。法半夏10g，制南星10g，枳实10g，荆芥10g，防风10g，茯苓10g，甘草5g，生姜10g，白附子10g（先煎1小时），僵蚕10g，牡丹皮10g，全蝎3g。10剂，日1剂，水煎服。

医嘱：每天对着镜子进行面部训练，如咀嚼口香糖，1天3~5次，每次15分钟。

二诊（2010年12月15日）：药后口眼㖞斜好转，胸闷咳痰减轻。上方去白附子、全蝎，加天麻 10g，浙贝母 10g。10 剂，日 1 剂，水煎服。

三诊（2010 年 12 月 25 日）：药后症状基本消除，已不见明显㖞斜。上方增损，10 剂，日 1 剂，水煎服。

观察半年，病情稳定。

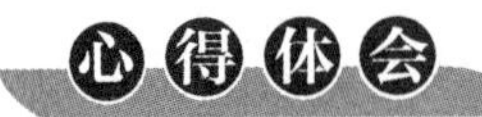

面神经麻痹中医学称面瘫，病因尚不十分清楚。西医学普遍认为与病毒感染、免疫力低下、神经元损伤、微循环障碍等有关，治疗多以提高免疫力、抗病毒、减轻水肿以缓解神经刺激、营养神经以促其功能恢复为主。本案患者加班后出现症状，平素有饮酒史、吸烟史，辨证属风痰阻络，治以祛风化痰，通经活络，方选导痰汤合牵正散加减。另外，针刺治疗本病有较好效果，可考虑选用。也可每天 1 次对太阳、鱼腰、阳白、四白、印堂等穴位进行按摩，以疏经通络，调和气血，增强面部肌肉力量。

案 4　活血化瘀、行气化痰法治痰瘀阻络之面神经麻痹

袁某，女，68 岁，农民。1990 年 4 月 12 日初诊。

主诉：右侧口角㖞斜、味觉减退 1 周。

病史：自述 1 周前感冒后出现右侧口角㖞斜、味觉减退，伴头晕身重、胸脘满闷，未见听力障碍。近两日自觉症状明显，故来诊。有冠心病史、高脂血症。

检查：左侧口角向上㖞斜，右侧口角下垂，不能鼓腮、吹口哨，右唇面沟变浅，右眼流泪，右侧额纹变浅，但尚能皱眉、闭眼。舌淡胖，苔黄腻，脉弦滑。

诊断：面神经麻痹。

辨证：痰瘀阻络。

治法：活血化瘀，行气化痰。

处方：法半夏 10g，制乳香 10g，制没药 10g，陈皮 10g，白附子 10g（先煎 1 小时），地龙 10g，僵蚕 10g，茯苓 10g，生地黄 15g，丹参 10g，黄芩 10g，淡竹叶 5g。10 剂，日 1 剂，水煎服。

医嘱：低脂饮食，注意口腔卫生。

二诊（1990 年 4 月 23 日）：药后口角㖞斜明显缓解，味觉逐渐正常，头晕身重、胸脘满闷及流泪消失。守上方 10 剂，日 1 剂，水煎服。

三诊（1990 年 5 月 7 日）：药后偶尔发作，继服上方 7 剂后，诸症全消。

观察半年，病情稳定。

心得体会

患者素体情志不畅，气郁痰扰，外遇风寒，风痰互结，上扰头面脉络，致脉络壅滞不通而发病。治疗以活血化瘀、行气化痰为主。方中法半夏、陈皮、白附子、天南星、茯苓祛风化痰通络；制乳香、制没药、丹参、地龙活血化瘀通络；生地黄、黄芩、淡竹叶滋阴清热。

四十四、三叉神经痛医案四则

三叉神经痛又称“痛性痉挛”，是指在三叉神经分布区域出现阵发性、针刺样、电击样剧烈疼痛，历时数秒至数分钟，疼痛呈周期性发作，间歇期无症状。《张氏医通》用“面痛……不能开口言语，手触之即痛”来描述三叉神经痛的疼痛程度。临床上常将三叉神经痛分为原发性和继发性两种。原发性三叉神经痛系指无明确原因，无神经损害的阳性体征者；继发性三叉神经痛是指由于机体的其他病变压迫或侵犯三叉神经所致。常见于 50 岁左右的女性，男女比例为 1∶3。据文献报道，其患病率为 182/10 万人，年发病率为 4.7/10 万人。中医虽然没有三叉神经痛病名的记载，但对此病症状表现的认识却由来已久。

《黄帝内经》中有“颔痛”“颊痛”“目外眦痛”“齿唇寒痛”的记载。古籍中“颔痛”“面痛”“头风”等名称均是对本病的描述。因本病发作多为单侧，故又称“偏头风”。因发作急速，疼痛剧烈，故又称“首风”。

案 1　祛风散寒、通络止痛法治寒凝经脉之三叉神经痛

张某，女，50 岁，退休职工。1997 年 1 月 8 日初诊。

主诉：右侧面颊部疼痛 1 月余。

病史：自述右侧面颊部疼痛1月余，疼痛似电击样，疼痛难忍，每次持续时间较短，每日发作数次，遇冷加重，得温稍减。常因外出冷风吹拂而诱发，伴四肢冰冷，畏寒，月经后期。

检查：面色稍发白，两颊黏膜质软湿润，触诊未见明显异常，扪诊未见疼痛，舌活动良好。舌淡，苔薄白，脉浮紧。

诊断：三叉神经痛。

辨证：寒凝经脉。

治法：祛风散寒，通络止痛。

处方：川芎茶调散加减。川芎10g，荆芥10g，白芷10g，羌活10g，甘草5g，细辛3g，牡丹皮10g，防风10g，薄荷5g（后下），地龙10g，熟附片10g（先煎1小时）。10剂，日1剂，水煎服。

医嘱：煎药时加一小撮茶叶，平常注意避免感受风寒。

二诊（1997年1月18日）：药后症状有所缓解，疼痛次数减少，不再恶风畏寒。上方去地龙、熟附片，加钩藤10g，全蝎3g，白芍15g。10剂，日1剂，水煎服。

三诊（1997年1月29日）：药后偶尔疼痛。上方增损，10剂，日1剂，水煎服。

观察1年，病情稳定。

心得体会

面痛病因多与外邪侵袭、肝阳上亢、肝肾阴虚等因素有关。本案患者属于寒邪侵袭。《张氏医通·头痛》认为，本病的病因为外邪入手足三阳经而致气血瘀滞而致疼痛。《难经·六十难》云："手三阳之脉受风寒伏留而不去者，则名厥头痛。"外感寒邪，寒凝经脉，而引起头面痛。治宜祛风散寒，兼通络止痛。方选川芎茶调散加味。可加地龙、全蝎通经活络止痛；遇寒痛甚，可加熟附片、麻黄。另外，针刺疗法对三叉神经痛有较好的效果，可考虑选用。

案2　清肝泻火、通络止痛法治肝经实火之三叉神经痛

刘某，女，64岁，退休教师。2001年5月23日初诊。

主诉：左面颊部阵发疼痛1年余。

病史：自述左面颊部阵发疼痛1年余，放射至头部，伴头晕、口苦、口干，时觉面部发热，心烦易怒，大便干燥。

检查：面色潮红，双颊黏膜稍干燥，软腭稍充血，其余口腔黏膜未见明显异常。舌质红，苔薄黄，脉弦数。

诊断：三叉神经痛。

辨证：肝经实火。

治法：清肝泻火，通络止痛。

处方：龙胆泻肝汤加减。龙胆草10g，栀子10g，黄芩10g，泽泻10g，木通10g，车前子10g，当归10g，赤芍10g，淡竹叶5g，柴胡10g，生地黄15g，生甘草5g，郁金10g，黄柏10g，黄连5g。10剂，日1剂，水煎服。

医嘱：转移注意力，缓解心理压力。

二诊（2001年6月4日）：药后发作次数减少，口苦、口干、心烦症状好转，大便通畅。上方去龙胆草、黄连，加白芍15g，知母10g。10剂，日1剂，水煎服。

三诊（2001年6月15日）：药后偶见面颊疼痛。上方增损，10剂，日1剂，水煎服。

观察1年，病情稳定。

心得体会

头面部是诸阳之会，十二经络皆上于面。《证治汇补》云："面痛皆属于热，但暴病多实，久病多虚。饮食妨碍，皆因膏粱风毒，食卧少安，无非胃虚有火。"本例患者属肝经实火，治以清肝泻火，通络止痛，方选龙胆泻肝汤加味。若面赤、烦躁，可加郁金、黄柏；大便秘结，可加大黄、芒硝（冲服）。

案3　补益肝肾、通络止痛法治肝肾阴虚之三叉神经痛

宋某，男，52岁，农民。1996年8月7日初诊。

主诉：左面颊部抽搐1年余。

病史：自述左面颊部抽搐1年余，近半个月出现短时间的剧烈疼痛，伴口干、耳鸣、心烦，睡眠欠佳。

检查：左颊抽搐，触诊未见异常，扪之引起剧烈疼痛，持续时间短，

双颊质软湿润，双侧唾液腺被动排唾减弱。舌质红，少苔，脉弦细。

诊断：三叉神经痛。

辨证：肝肾阴虚。

治法：补益肝肾，通络止痛。

处方：杞菊地黄汤加减。熟地黄 10g，山茱萸 10g，山药 10g，茯苓 10g，泽泻 10g，牡丹皮 10g，枸杞子 10g，菊花 10g，防风 10g，地龙 10g，僵蚕 10g，酸枣仁 10g。10 剂，日 1 剂，水煎服。

医嘱：告知其治疗成功的案例，嘱保持好心情。

二诊（1996 年 8 月 17 日）：药后面部抽搐减轻，偶见疼痛。耳鸣、口干、心烦、睡眠好转。上方加珍珠母 10g（先煎），灵芝 10g，白芍 15g。10 剂，日 1 剂，水煎服。

三诊（1996 年 8 月 29 日）：药后偶见面部抽搐，未见疼痛。上方增损，10 剂，日 1 剂，水煎服。

观察 1 年，病情稳定。

心得体会

《医林绳墨》云："亦有浮游之火，上攻头目或齿异不定而作痛者。"阐述三叉神经痛的病因为虚火上扰头面所致。治疗上应补益肝肾，并兼顾通络止痛。方选杞菊地黄丸加味，若伴烦热盗汗，可加知母、地骨皮、五味子；若伴心悸、失眠，可加酸枣仁、煅龙骨、珍珠母。

案 4　燥湿清热、通络止痛法治湿热交阻之三叉神经痛

孟某，女，51 岁，职员。2002 年 7 月 8 日初诊。

主诉：三叉神经痛病史 3 年余。

病史：自述三叉神经痛病史 3 年余，间断服用卡马西平，症状基本控制。但今年入夏后加重，就连平常言语都引发疼痛，超量服用卡马西平，仍不能控制。痛如刀割，从右颞部牵及口、眼，伴头昏发重感，恶心欲吐，口黏干苦，不欲饮，大便黏滞，睡眠差。

检查：右颞疼痛，触诊未见异常，扪之引起剧痛，持续时间短，双颊质软湿润，双侧唾液腺分泌尚可。舌质偏红，苔白腻，脉濡数。

诊断：三叉神经痛。

辨证：湿热交阻。

治法：燥湿清热，通络止痛。

处方：藿朴夏苓汤加减。藿香 10g，佩兰 10g，清半夏 10g，厚朴 10g，大黄 5g（后下），茯苓 10g，生薏苡仁 30g，泽泻 15g，猪苓 10g，生姜 3 片，茵陈 10g，珍珠母 10g（先煎），川芎 10g，石决明 15g，蜈蚣 1 条，柏子仁 10g。10 剂，日 1 剂，水煎服。

医嘱：加强锻炼，可以打八段锦等，促进血液循环，提升免疫能力。

二诊（2002 年 7 月 19 日）：药后面部疼痛减轻，头昏发重感、恶心欲吐、口黏干苦、不欲饮、大便黏滞好转，偶尔睡眠差。上方加灵芝 10g。10 剂，日 1 剂，水煎服。

三诊（2002 年 7 月 31 日）：药后偶尔面部疼痛。上方增损，10 剂，日 1 剂，水煎服。

观察 1 年，病情稳定。

心得体会

三叉神经痛是临床常见的脑神经疾病，目前的治疗以西医为主。近年来，中医治疗三叉神经痛的案例逐渐增多，其优势日益显现。中医学认为，三叉神经痛的病因可分为内因和外因。外因除寒邪外，还有湿邪，上袭脾阳，下袭肾阳，导致脾阳不升、肾阳不温，从而致水液代谢失常，久瘀成痰，致气血运行不畅，发为疼痛。藿朴夏苓汤源于《医源·湿气论》，为湿在气分而设。方中藿香、佩兰芳香化湿，发散表邪；与厚朴、清半夏为伍则醒脾理气畅中；泽泻、茯苓、生薏苡仁淡渗利湿，与通腑导滞的大黄相合，使湿邪从二便而解。

四十五、颌面部软组织损伤医案一则

口腔颌面部软组织损伤可分为闭合性损伤和开放性损伤。闭合性损伤包括擦伤、挫伤和蜇伤；开放性损伤包括刺伤、切割伤、撕裂伤和撕脱伤、挫裂伤、砍伤、咬伤、颜面部烧伤等。因颜面部软组织血运丰富，皮下组织疏松，因此，外伤后出血较多，肿胀明显，裂口较大。

活血化瘀、清热消肿法治气滞血瘀之左面部皮肤挫裂伤

王某，男，38岁，工人。2010年8月26日初诊。

主诉：左侧面部被生产工具砸伤两天。

病史：自述前日凌晨不慎被生产工具砸伤左侧面部，当时出血很多，于附近医院就诊，诊为左眉弓皮肤挫裂伤，予清创缝合。现左侧面部仍肿胀疼痛，特来诊。

检查：患者左眉弓上见一长约2cm伤口，缝合5针，周围皮肤肿胀，眶周瘀紫，伴疼痛，左侧口角瘀紫，张口疼痛。我院头部CT示未见明显骨折影像。舌红，苔黄，脉涩。

诊断：左面部皮肤挫裂伤。

辨证：气滞血瘀。

治法：活血化瘀，清热消肿。

处方：桃红四物汤加减。桃仁10g，红花10g，当归10g，生地黄20g，赤芍10g，川芎10g，牡丹皮10g，制没药10g，金银花15g，连翘20g，蒲公英10g，甘草5g。7剂，日1剂，水煎服。

医嘱：注意伤口卫生，避免感染。

二诊（2010年9月3日）：药后皮肤紫斑变为瘀青色，疼痛减轻，伤口前日拆线，无特殊不适。上方去赤芍、川芎、制没药，加黄芪15g，白芍15g，白术10g，陈皮10g。7剂，日1剂，水煎服。

三诊（2010年9月10日）：药后颜面部皮肤肿胀、瘀青消退。守上方5剂，日1剂，水煎服。

1个月后复查，恢复良好。

心得体会

口腔颌面部软组织损伤在检查和治疗时应注意颌面部的特殊解剖结构，如涎腺及其导管、面神经和三叉神经有无损伤，注意保护。开放性损伤应尽早清创缝合。中医治疗宜在伤情稳定后进行。初期局部肿胀疼痛，宜活血化瘀，清热消肿，选用桃红四物汤加清热解毒药；中后期行气活血，祛瘀生新，可选用和营止痛汤加味；失血过多，神疲乏力，头晕目眩者，则补气养血，选八珍汤之类。

四十六、颌面部骨折医案一则

颌骨骨折包括上颌骨骨折和下颌骨骨折。根据骨折创伤是否暴露，可分为开放性骨折和闭合性骨折。上颌骨骨折可单独发生，也可与相邻组织同时遭受损伤。下颌骨面积较大，且位置突出，在面部诸骨中最易骨折。

活血化瘀、消肿止痛法治气滞血瘀之颌面部骨折

王某，女，45 岁，工人。2020 年 7 月 22 日初诊。

主诉：面部骨折复位手术后颜面部肿胀 1 天。

病史：自述 7 月 10 日在路边被一卡车撞伤，面部塌陷，于当地医院就诊，限于条件，当地医院随即转诊至上级医院，诊断为颌面部骨折。眼部检查右眼复视，眼睑运动障碍，治疗 1 周后，7 月 18 日转诊至我院。头面部 CT、三维重建示右侧眉弓骨折，右侧颧弓骨折，Le FortI 型骨折，鼻骨骨折。于 7 月 21 日行面部骨折复位手术。术后生命体征平稳，精神欠佳，颜面部肿胀，大面积瘀紫，右眼睑闭合障碍，伴疼痛、口干。全身情况稳定，即日起辅以中药治疗。

检查：生命体征平稳。精神欠佳，颜面部肿胀，大面积瘀紫，右眼睑闭合障碍。

诊断：颌面部骨折。

辨证：气滞血瘀。

治法：活血化瘀，消肿止痛。

处方：复元活血汤加减。柴胡 10g，天花粉 10g，当归 10g，红花 10g，牡丹皮 10g，甘草 5g，金银花 15g，菊花 10g，大黄 10g，桃仁 10g，三七 3g（研末，冲服），制乳香 10g，制没药 10g，郁金 10g，制香附 10g。10 剂，日 1 剂，水煎服。

医嘱：注意避免伤口感染。

二诊（2020 年 8 月 3 日）：药后面部肿胀消退，疼痛减轻。上方去制乳香、制没药、制香附，加黄芪 15g，党参 15g，白芍 15g，白术 10g，骨碎补 10g。10 剂，日 1 剂，水煎服。

三诊（2020 年 8 月 14 日）：药后面部肿胀基本消退，视力逐渐恢复，仍有轻微疼痛。上方去桃仁、红花、柴胡、大黄，加熟地黄 20g，续断 10g，桑寄生 10g，枸杞子 10g。15 剂，日 1 剂，水煎服。

3 个月后复查，恢复良好。

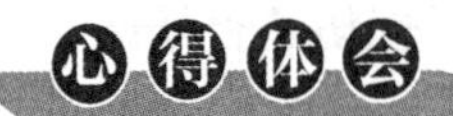

中医治疗颌面部骨折，宜在伤者全身情况稳定后进行。两周内局部肿胀、疼痛，功能障碍等症状较重，治疗应以活血化瘀、消肿止痛为主，方选复元活血汤加味。伤后 3～4 周，进入损伤中期，肿胀消退，疼痛减轻，此期应和营生新，接骨续筋，选加黄芪、党参、白术、骨碎补、白芍之类。骨折 4 周以后，肿胀疼痛消失，形体消瘦，面色无华，此时应调补气血，强筋壮骨，可选八珍汤加减治疗。不同时期症状表现、身体状态不同，治疗时应随症施药，切不可以一方治全程。

四十七、磨牙症医案五则

白天磨牙症是指白天无意识磨牙，夜间磨牙症是指睡眠中上下牙齿自相磨切，嘎嘎作响。本病随着时间推移往往逐渐加重，是咀嚼系统的一种功能异常运动。长期磨牙可引起牙体、牙周、颞下颌关节及咀嚼肌等组织损伤。其中白天磨牙症多见于成年人。本病属中医学“齿龂”“痉证”范畴。《说文解字》曰：“龂，齿相切也。”《兰台轨范》云：“齿龂者，睡眠而齿相磨切也。”

案 1　疏肝解郁、养心安神法治肝郁气滞之白天磨牙症

戴某，女，62 岁，退休工人。1981 年 3 月 12 日初诊。

主诉：白天磨牙 6 年余。

病史：自述白天磨牙 6 年余。1974 年 9 月到某医院口腔科补牙后，翌日即出现白天磨牙。开始为间断性，后来发展为持续性。病延六载，屡医无效。近年来面色无华，形体消瘦。症见胃脘、胸胁部胀痛，时轻时重，少食，嗳气不舒，头晕目眩，失眠多梦。

检查：静息状态下上下颌不自主摩擦发出“吱吱”声。双侧颞下颌关节区影像学检查无异常，双侧咀嚼肌区触诊无异常。舌淡，苔薄，脉弦紧。

诊断：磨牙症（白天）。

辨证：肝郁气滞。

治法：疏肝解郁，养心安神。

处方：逍遥散加减。柴胡10g，当归10g，白芍15g，牡丹皮10g，白术10g，鸡内金10g，炒麦芽10g，茯苓15g，郁金10g，柏子仁10g，合欢皮10g，防风10g，煅龙骨20g（先煎），薄荷5g（后下），甘草5g，蝉蜕5g。7剂，日1剂，水煎服。

医嘱：调节情绪，改善睡眠，保持好心情。

二诊（1981年3月20日）：药后白天磨牙次数减少，食欲可，胸胁胀痛、嗳气好转。上方去薄荷、柴胡，加续断10g，菟丝子10g。10剂，日1剂，水煎服。

三诊（1981年3月30日）：药后诸症减轻。上方增损，15剂，日1剂，水煎服。

观察半年，病情稳定。

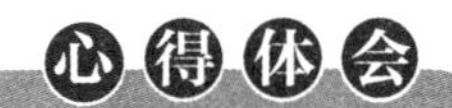

白天磨牙症在口腔门诊偶可见到，多发于成年人，发病原因多由于受到某种不良刺激使情志不遂，或精神抑郁，或精神过度紧张所致。治疗原则是疏肝解郁，养心安神，方选逍遥散加减。常用药有柴胡、当归、白芍、枳壳、陈皮、制香附、僵蚕、防风、蝉蜕、酸枣仁、珍珠母、柏子仁、煅龙骨、煅牡蛎等。李元聪教授认为，治疗该病要注意调节肝之气血阴阳，并加以运动舒缓精神压力，兼顾饮食养护与情绪调节，改善睡眠和生活质量，维持良好的精神状态，以防止并发症。

案2　疏肝理脾、泻火息风法治肝火上扰之白天磨牙症

曾某，女，47岁，教师。1993年7月5日初诊。

主诉：白天磨牙1月余。

病史：自述白天磨牙1月余。今年5月13日在某医院拔牙，拔牙后半月出现白天磨牙，不能自行控制，情绪激动可使症状加重。症见静息时磨牙，伴头痛目涩、两颧潮红、心烦、失眠多梦、口苦，喜食辛辣厚味。有高血压病史。

检查：静息时磨牙，双侧咀嚼肌区触诊无异常。舌红，苔薄黄，脉弦数。

诊断：磨牙症（白天）。

辨证：肝火上扰。

治法：疏肝理脾，泻火息风。

处方：丹栀逍遥散加减。牡丹皮 10g，栀子 10g，当归 10g，茯苓 10g，白芍 10g，菊花 10g，钩藤 10g，僵蚕 10g，郁金 10g，防风 10g，煅牡蛎 10g（先煎），柴胡 10g，白芍 10g，薄荷 5g（后下）。10 剂，日 1 剂，水煎服。

医嘱：少食辛辣厚味，避免胃腑积热上冲。

二诊（1993 年 7 月 16 日）：药后白天磨牙次数明显减少，头痛目涩减轻。上方去钩藤、薄荷，加柏子仁 10g，珍珠母 15g（先煎）。15 剂，日 1 剂，水煎服。

观察半年，病情稳定。

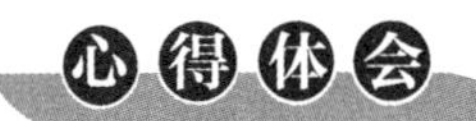

《灵枢·经脉》曰："脉为营，筋为刚。"若肝血不足以养筋，虚而生风则表现为手足肢体拘挛、震颤等，故反复磨牙。除牙齿本身受损外，会伤及颞下颌关节。中医学认为，本病与筋、肝密不可分。疏肝行气泄热时，需配伍健脾、养阴息风的药物，故予丹栀逍遥散加减。本方即逍遥散加牡丹皮、栀子而成。方中逍遥散疏肝解郁，养血健脾；牡丹皮清热凉血，活血祛瘀；栀子泻火除烦，清热利湿，凉血解毒。诸药合用，共奏疏肝理脾、泻火息风之功。

案 3　清胃泻火法治胃腑积热之夜间磨牙症

陈某，女，12 岁，学生。2003 年 10 月 18 日初诊。

主诉：夜间磨牙 3 年，加重 1 个月。

病史：母亲代述，患儿夜间间断磨牙 3 年，近 1 个月磨牙频率增多，声音响亮，几乎每晚发作。曾就诊，服用中药（具体方药不详），症状时有缓解。症见夜间磨牙症状加重，消食易饥，睡眠不宁，口臭，口干喜冷饮，小便正常，大便秘结。平素挑食，喜肉食，不吃青菜。

检查：双侧颞下颌关节区影像学检查无异常，双侧咀嚼肌区触诊无明显疼痛。舌质红，苔黄，脉数。

诊断：磨牙症（夜间）。

辨证：胃腑积热。

治法：清胃泻火。

处方：清胃汤加减。生石膏15g（先煎），黄芩10g，黄连3g，牡丹皮5g，生地黄10g，升麻3g，防风10g，枳壳5g，灵芝5g，麦门冬10g，石斛5g。7剂，日1剂，水煎服。

医嘱：饮食均衡，不能挑食。

二诊（2003年10月28日）：药后磨牙频率减少、声音降低，睡眠有所改善。守上方，7剂，日1剂，水煎服。

三诊（2003年11月5日）：药后磨牙基本消失。

观察5个月，病情稳定。

心得体会

夜磨牙症的发病机制尚不明确，亦无公认有效的特异性治疗方法。青少年磨牙会引起颞下颌关节和肌肉劳损，导致内部结构紊乱，张嘴和咀嚼时关节或肌肉疼痛、弹响，影响睡眠质量，甚至阻碍生长发育。此外，长期存在磨牙症状的儿童，易出现头面部疼痛、张口困难或疼痛等症状，增加负面情绪的产生，进而影响心身健康。有研究显示，存在磨牙症状的儿童易出现好发脾气、易激惹、咬指甲、紧张、情绪低落等行为问题。清·程杏轩《医述》认为："咬牙者，胃热走络也。"《杂病源流犀烛·唇舌病源流》曰："齿龂乃睡中上下齿相摩有声，由胃热故也。"本案患者平素挑食，消食易饥，口臭，口干喜冷饮，大便秘结，辨证属胃腑积热，故治宜清胃泻火，方选清胃汤加减。

案4　益气补血法治气血两虚之夜间磨牙症

胡某，女，39岁，教师。1998年6月12日初诊。

主诉：夜晚间断磨牙5年余，近两周加重。

病史：自述早产，从小体弱多病，夜间间断磨牙。近两周工作繁忙，压力大，磨牙逐渐加重，几乎每晚发作，令家属难以入睡。曾就诊，服用消食及维生素类药物，疗效不佳。症见夜间磨牙症状加重，面色无华，少寐多梦，咬肌疼痛不适，纳差，倦怠乏力，饮食稍有不慎便腹泻，完谷不化，月经量少。

检查：双侧颞下颌关节区影像学检查无异常，双侧咀嚼肌区触诊酸痛。牙龈颜色淡，舌质淡，舌体胖大，苔薄白，脉细弱。

诊断：磨牙症（夜间）。

辨证：气血两虚。

治法：益气补血。

处方：八珍汤加减。人参10g（另煎，兑服），白术10g，茯苓10g，当归15g，川芎10g，白芍15g，熟地黄15g，甘草6g，防风10g，蝉蜕5g，荆芥10g，合欢皮10g。10剂，日1剂，水煎服。

医嘱：调节工作压力，放松心情。

二诊（1998年6月22日）：药后磨牙次数减少，声音较前低微，睡眠改善，近两日大便稍干。上方加麦门冬10g，10剂，日1剂，水煎服。

三诊（1998年7月3日）：药后偶尔夜间磨牙。上方增损，10剂，日1剂，水煎服。

观察半年，病情稳定。

心得体会

《诸病源候论·牙齿病诸候》云："齘齿者……由血气虚，风邪客于牙车筋脉之间，故因睡眠气息喘而邪动，引其筋脉，故上下齿相磨切有声，谓之齘齿。"本案患者自幼脾胃虚弱，饮食稍有不慎便腹泻，完谷不化，结合舌象、脉象及兼症，可知气血两虚明显，而虚亦可生风动齿。加之现代都市的快节奏生活方式导致人们的心理压力不断加大，故夜间磨牙症状加重。治宜益气补血，以八珍汤加减。

案5　益胃养阴法治胃阴不足之夜间磨牙症

贾某，男，7岁。1991年3月12日初诊。

主诉：夜间间断磨牙1年余，伴加重1个月。

病史：母亲代述，患儿夜间间断磨牙1年余，近1个月逐渐加重，几乎夜夜发作，声高有力，咯咯作响。曾就诊于多家医院，服消食、驱虫及镇静药物，效果不佳，遂来诊。症见唇燥口干，时干呕呃逆，喜饮，纳差，食后胸膈不适，大便干结，小便短少。平素喜食油炸、肉食类食物。

检查：双侧颞下颌关节区影像学检查无异常，双侧咀嚼肌区触诊稍疼痛。舌中心绛干，地图舌，脉细数。

诊断：磨牙症（夜间）。

辨证：胃阴不足。

治法：益胃养阴。

处方：益胃汤加减。生地黄10g，麦门冬5g，北沙参5g，玉竹5g，冰糖1块，法半夏5g，炒麦芽10g，槟榔5g，竹茹5g，淡竹叶3g，柏子仁5g，灵芝5g，茯苓10g。7剂，日1剂，水煎服。

医嘱：避免过食肥甘厚味。

二诊（1991年3月20日）：药后磨牙次数减少、声音减低，食欲可，大便好转。守上方。7剂，日1剂，水煎服。

三诊（1991年3月27日）：药后诸症基本消失。上方增损，10剂，日1剂，水煎服。

观察半年，病情稳定。

心得体会

小儿正处于生长发育时期，各脏腑功能尚未完善，磨牙常导致睡眠不宁，从而影响正常的生长发育。胃火炽盛、脾胃湿热或热性病热盛伤津，均可损耗胃津，胃阴不足，虚热内生，胃燥则不能上滋口舌而致磨牙。中医学认为，阳入于阴则寐，小儿生理特点本为阳常有余而阴常不足，脾胃炽热、胃阴虚而阳不受阴制，则于睡中出现磨牙。治疗宜益胃养阴，方选益胃汤加减。方中生地黄、麦门冬味甘性寒，养阴清热，生津润燥，为甘凉益胃之上品；北沙参养阴生津，以加强生地黄、麦门冬益胃养阴之力；玉竹、冰糖濡养肺胃，调和诸药；干呕呃逆者，加半夏；打嗝嗳气者，加竹茹；小便黄赤者，加淡竹叶；大便干燥，可加麻子仁；夜眠不安，可加柏子仁、茯苓；消食驱虫，可加炒麦芽、槟榔等。

四十八、颞下颌关节紊乱综合征医案三则

颞下颌关节紊乱综合征是口腔颌面部的常见病，主要表现为关节区疼痛、运动时关节弹响、下颌运动障碍等。本病多属关节功能失调，预后良好，但极少数病例也可发生器质性改变。本病多见于青壮年，女性多于男性。本病属中医学“痹证”范畴，中医学称之为“颊车骱痛”“颌痛”“口欠”等。

案1　祛风散寒、除湿通络法治风寒湿痹之颞下颌关节病

宋某，女，26岁，公司职员。2018年10月22日初诊。

主诉：右侧耳前区胀痛1个月。

病史：自述右侧耳前区胀痛1个月，张口轻微疼痛，热毛巾外敷可缓解。症见张口可，纳可，睡眠多梦，大小便正常，平素易感冒，月经正常。

检查：体瘦，颌面部对称，张口可，未闻及明显杂音。双侧耳屏前触诊右侧稍有压痛。双侧外耳道触诊及双侧颞下颌关节MRI检查未见明显异常。舌淡，苔薄白，脉弦紧。

诊断：颞下颌关节病。

辨证：风寒湿痹。

治法：祛风散寒，除湿通络。

处方：蠲痹汤加减。黄芪10g，姜黄10g，甘草5g，防风10g，羌活10g，独活10g，海风藤10g，秦艽10g，桑枝10g，桂枝10g，制乳香10g，制没药10g，当归10g，赤芍10g，薏苡仁10g。10剂，日1剂，水煎服。

医嘱：注意颞下颌关节区保暖。

二诊（2018年11月2日）：药后颞下颌关节区胀痛减轻。上方去制没药、制乳香，加防己10g。10剂，日1剂，水煎服。

三诊（2018年11月12日）：药后颞下颌关节区胀痛消失，张口自如。守上方10剂，日1剂，水煎服。

观察1年，未见复发。

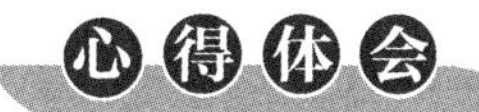

心得体会

颞下颌关节病的发病机制多为素体虚弱，卫外不固，风、寒、湿、热等外邪乘虚而入；或劳累之后，汗出当风，病邪外袭，侵袭肌腠经络，或内伤情志，肝肾不足，骨节失养，导致经脉气血运行不畅，经脉痹阻，经筋失养，从而致关节拘急疼痛、张口受限。本例患者平素易感冒，辨证属风寒湿痹，予蠲痹汤加味治疗。方中羌活、独活、秦艽、海风藤、桑枝祛风除湿散寒；当归、制乳香养血活血止痛，行血除风寒湿。诸药合用，共奏祛风散寒、除湿通络之效。

案2　滋补肝肾、养血舒筋法治肝肾阴虚之颞下颌关节病

林某，女，35岁，会计。2016年10月8日初诊。

主诉：双侧耳前区酸胀感3周。

病史：自述双侧耳前区酸胀感3周，伴张口疼痛，咀嚼时牙齿酸软无力。症见颌面部对称，张口可，腰膝酸软，失眠多梦，经常加班熬夜，急躁易怒，大小便正常。

检查：颌面部对称，张口可，未闻及明显杂音，双侧耳屏前触诊稍有压痛，双侧外耳道触诊未见明显异常。全口牙Ⅰ°松动。双侧颞下颌关节MRI未见明显异常。舌质淡，少苔，脉细。

诊断：颞下颌关节病。

辨证：肝肾阴虚。

治法：滋补肝肾，养血舒筋。

处方：虎潜丸加减。黄柏10g，醋龟甲10g（先煎），知母10g，熟地黄10g，生地黄15g，茯苓10g，白芍10g，当归10g，桑寄生10g，续断10g，锁阳10g，牛膝10g，山茱萸10g，枸杞子15g，甘草5g。10剂，日1剂，水煎服。

医嘱：注意起居规律，不要熬夜。尽量调整情绪，心情开朗。

二诊（2016年10月19日）：药后双侧颞下颌关节区疼痛减轻，但仍睡眠欠佳。上方去黄柏、锁阳，加酸枣仁15g，合欢皮10g，黄连3g。10剂，日1剂，水煎服。

三诊（2016年10月29日）：药后双侧颞下颌关节疼痛消失，睡眠好

转。守上方10剂，日1剂，水煎服。

观察1年，未见复发。

心得体会

精神心理因素对颞下颌关节病的发生发展具有重要影响。学界普遍认为，焦虑、抑郁等情绪可对人的行为产生负面影响，而伴有这类症状的人易发生肌肉不自主阵挛，导致神经、肌肉功能失调，继而引发关节结构与功能紊乱。日常生活中，许多精神紧张者常出现咬牙、磨牙等刻板动作，而这将导致肌肉疲劳与颞下颌关节损伤，诱发颞下颌关节病。本例患者经常加班熬夜，急躁易怒，辨证属于肝肾不足，骨节失养，筋脉挛急疼痛。治以虎潜丸加减。方中重用黄柏，配合知母以泻火清热；熟地黄、醋龟甲、白芍滋阴养血；锁阳温阳益精。诸药合用，共奏滋补肝肾、养血舒筋之功。

案3　疏风清热、利湿通络法治风热湿阻之颞下颌关节病

陶某，男，43岁，农民。1992年7月10日初诊。

主诉：左侧耳前区疼痛1周。

病史：自述左侧耳前区疼痛1周，咀嚼时疼痛明显，疼不可触，开合不利。症见颌面部对称，张口疼痛，得冷稍舒，伴发热、口渴、心烦、喜冷恶热、大便干，小便正常。

检查：颌面部对称，张口可，未闻及明显杂音。双侧耳屏前触诊左侧稍有压痛。双侧外耳道触诊及双侧颞下颌关节MRI检查未见明显异常。舌质红，苔黄干燥，脉滑数。

诊断：颞下颌关节病。

辨证：风热湿阻。

治法：疏风清热，利湿通络。

处方：白虎加桂枝汤加减。知母10g，石膏30g（先煎），粳米10g，桂枝10g，甘草6g，金银花10g，连翘10g，黄柏10g，防己10g，姜黄10g，地龙10g。10剂，日1剂，水煎服。

医嘱：避免咬硬物，纠正单侧咀嚼、过大张嘴等不良习惯。

二诊（1992年7月20日）：药后疼痛明显减轻，大便仍稍干。上方改

石膏15g（先煎），加柏子仁10g。10剂，日1剂，水煎服。

三诊（1992年7月30日）：药后诸症消失。

观察半年，未见复发。

心得体会

本案患者左侧耳前区疼痛，伴发热、口渴、心烦、喜冷恶热、大便干等，辨证属于风热湿阻，治以白虎加桂枝汤加味。方中石膏、知母既可清热，又可生津；桂枝是通经之要药。白虎加桂枝汤走里以清化，热盛者，可加金银花、连翘、黄柏；湿重者，可加防己、威灵仙；风重者，可加防风；疼痛甚者，可加姜黄、地龙。全方共奏疏风清热、利湿通络之功。

风、寒、湿、热邪是发病的外因，正气不足或肝肾阴虚是致病的内因。因此，平常应强身健体，抵御风、寒、湿、热邪侵袭，保护好关节。另外，中药外敷、推拿、针灸亦是治疗本病的有效方法。如果存在关节实质性损害，达到手术适应证时，建议手术治疗。

四十九、下颌下腺炎医案二则

下颌下腺炎指腺体或导管内因涎石阻塞，或口底因损伤引起瘢痕挛缩、导管狭窄，致唾液排出受阻，继发感染引起的急性或慢性炎症，以慢性下颌下腺炎最为多见，表现为下颌下腺肿大，质地较硬，不能完全消退。部分患者表现为下颌下腺反复肿胀，进食时肿大，停止进食后缓慢消退。该病好发于20~40岁的青壮年，男性多于女性，病程短则数日，长者数年甚至数十年。本病属中医学“颈痈”“喉痈”范畴。

案1　清热解毒、活血消肿法治热毒上攻之下颌下腺炎

李某，男，38岁，市场经理。2007年5月7日初诊。

主诉：左侧下颌肿大10月余。

病史：自述左侧下颌肿大10个多月，无明显进食梗阻史，有消长史，消炎治疗可缓解，但肿大不能完全消退，近两日发热，故来诊。症见发热（37.5℃），口渴，进食时颌下区反复肿胀，口有异味，大便干结，小便黄赤。有饮酒史、吸烟史。

检查：左侧下颌下腺增大，扪及质硬，口内下颌下腺导管口红肿，按压腺体，导管口可见稀脓分泌物自导管口溢出。双合诊可触及下颌下腺主导管呈条索状增粗。下颌下区彩超示腺体增大，回声均匀，形态不规则，边界欠清楚，腺体内未见明显肿物影。舌红，苔黄，脉数。

诊断：下颌下腺炎。

辨证：热毒上攻。

治法：清热解毒，活血消肿。

处方：普济消毒饮加减。黄芩10g，黄连6g，牛蒡子10g，连翘10g，薄荷6g（后下），僵蚕10g，玄参10g，马勃6g，板蓝根10g，甘草6g，桔梗10g，陈皮10g，升麻6g，柴胡10g，石膏20g（先煎），夏枯草10g，浙贝母10g。7剂，日1剂，水煎服。

医嘱：适量服用一些酸性食物，以利唾液分泌。

二诊（2007年5月15日）：药后左侧下颌肿大减轻，无发热及口渴。守上方，7剂，日1剂，水煎服。

三诊（2007年5月23日）：药后诸症缓解。

随访半年，病情稳定。

心得体会

下颌下腺是三大唾液腺之一，具有自主分泌唾液的功能，是静止性唾液的主要来源（60%～65%），是人体重要的功能器官，对于维持口腔和全身健康发挥着重要作用。因此，保护下颌下腺功能器官十分重要。中医学认为，脾胃素有积热，加之外感风热之邪，内外合邪，热毒循经上攻，结于颌下而致肿核。治以清热解毒，治血消肿。方用普济消毒饮加减。方中黄芩、黄连清热泻火，祛上焦热毒；牛蒡子、连翘、薄荷、僵蚕辛凉疏散风热；玄参、马勃、板蓝根清热解毒；甘草、桔梗清利咽喉；陈皮理气；升麻、柴胡疏散风热；生石膏退热；颌下硬痛，故加夏枯草、贝母。便秘，可加大黄、芒硝；若已成脓，可加皂角刺、穿山甲。

案2　清热化痰、活血消肿法治痰热蕴结之下颌下腺炎

兰某，男，45岁，公务员。2002年9月18日初诊。

主诉：双侧颌下区肿胀发硬半年。

病史：自述双侧颌下区肿胀发硬半年，开始时有消长史，消炎治疗可缓解，但肿大不能完全消退，近1个月进食后肿痛不能消退。症见颌下区肿核，触之稍硬，灼热感，疼痛，发热（37.8℃），大便干结，伴里急后重，睡眠差。

检查：双侧下颌下腺增大、质硬、表面光滑、与周围组织无粘连。口内下颌下腺导管口红肿，按压腺体，导管口可见稀脓分泌物自导管口溢出。双合诊可触及下颌下腺主导管呈条索状增粗，导管内可触及小硬块。舌质红，苔黄腻，脉滑数。

诊断：下颌下腺炎。

辨证：痰热蕴结。

治法：清热化痰，活血消肿。

处方：仙方活命饮加减。金银花15g，当归10g，赤芍15g，制乳香10g，制没药10g，橘皮10g，白芷10g，防风10g，皂角刺10g，花粉10g，夏枯草10g，浙贝母10g，甘草6g，黄连6g，生地黄15g。7剂，日1剂，水煎服。

医嘱：适量服用一些酸性食物，以利唾液分泌和涎石排出。

二诊（2002年9月26日）：药后颌下区肿胀发硬减轻，仍睡眠差。上方加酸枣仁10g，合欢皮10g。7剂，日1剂，水煎服。

三诊（2002年10月7日）：药后诸症缓解。

随访半年，病情稳定。

心得体会

慢性下颌下腺炎约半数以上由涎石阻塞引起，另有少数患者因口底导管损伤、周围组织炎症或手术瘢痕挛缩等导致导管狭窄而引起。中医学认为，内有痰湿，外感风热之邪，痰热相搏，蕴结颌下；或口内不洁，或导管损伤，或异物堕入，涎液排出不畅，郁久生痰化热，痰热煎熬，凝结成石，结石阻塞导管，水道不通而致肿痛，日久则化腐成脓。方中金银花清热解毒，消散疔疮；当归、赤芍、制乳香、制没药、橘皮行气通络，活血散瘀；白芷、夏枯草、防风疏风解表，散结消肿；皂角刺通行经络；花粉、贝母清热化痰排脓；甘草调和诸药。诸药合用，共奏清热化痰、活血消肿之功。

五十、黏液腺囊肿医案一则

黏液腺囊肿为口腔黏膜小唾液腺导管阻塞后分泌液潴留而形成的浅表囊肿，是常见的口腔黏膜病。多由于轻微外伤使唾液腺导管破裂，涎液蛋白溢入组织内所致。常见于下唇及舌尖腹面，且多发生有咬唇习惯者。囊肿位于黏膜下，呈半透明状小疱，表面覆盖正常黏膜，数日后可因食物等摩擦，囊膜破裂而消失，但不久又可出现，多次复发后黏膜产生瘢痕组织，使半透明水疱变成白色硬结。中医学认为，其由脾虚运化失司，痰湿内阻而成。本病属中医学“痰包”范畴。

健脾益气、燥湿化痰法治脾虚湿盛之黏液腺囊肿

徐某，女，8岁，学生。1999年7月7日初诊。

主诉：发现舌尖下长水疱半月。

病史：家长代述，半个月前患者舌尖背面长一水疱，讲话进食时被咬破，有黏稠液体流出，今年4月、5月分别行下唇黏液腺囊肿手术摘除术各1次。症见体瘦面黄，从小体弱多病，舌尖腹面有一圆形肿物，凸起于黏膜面，纳差，大便溏烂。

检查：体瘦面黄，舌尖腹面近系带旁见一大小约0.5cm×0.5cm的圆形肿物，凸起于黏膜面，半透明质软，表面光滑，无明显触痛，不影响舌体运动。舌淡、有齿痕，苔白腻，脉滑。

诊断：黏液腺囊肿。

辨证：脾虚湿盛。

治法：健脾益气，燥湿化痰。

处方：二陈汤合参苓白术散加减。法半夏5g，橘红5g，茯苓10g，党参5g，白术5g，鸡内金5g，夏枯草5g，浙贝母5g，黄芩5g，黄连3g，薄荷5g，柴胡5g，牡丹皮5g，陈皮5g，甘草3g。10剂，日1剂，水煎服。

医嘱：注意养护脾胃，日常适量食用山药、胡萝卜等。

二诊（1999年7月17日）：药后舌尖腹面肿物消退，食欲可，大便软。上方去橘红、黄连。10剂，日1剂，水煎服。

三诊（1999年7月28日）：药后舌尖腹面恢复如常。上方再进10剂，日1剂，水煎服。

观察1年，未见复发。

心得体会

本病以儿童居多，因素体脾虚，运化不健，复加饮食不当，或感外湿，饮邪留于肠胃，化生痰湿，痰湿上蒸于口舌，而形成痰包。本病好发于下唇，位于黏膜下，位置表浅，呈半透明、浅蓝色小疱，质软有波动感，一般无明显不适感。有反复发作史，破裂后流出透明无色较稠的似蛋清样黏液。治宜健脾益气，燥湿化痰，方选二陈汤合参苓白术散加减。常用药有法半夏、陈皮、茯苓、白术、浙贝母、柴胡、黄芩、牡丹皮、夏枯草、生地黄、薏苡仁、土茯苓、藿香、甘草等。采用这些药物治疗，常常能收到良好效果。

五十一、舌下腺囊肿医案二则

舌下腺囊肿又称蛤蟆肿，是一种常见的唾液腺黏液囊肿，是口腔黏膜下黏液腺导管阻塞或破裂，使分泌物潴留逐渐膨胀而形成的囊肿。本病好发于舌下区，临床表现为质软、无痛的肿块，口底区病变表面黏膜呈浅蓝色或粉红色。舌下腺囊肿一般无明显症状，对咀嚼和发音的影响与肿胀的大小和部位有关。根据舌下腺囊肿发生部位及延伸范围，临床上将其分为单纯型、口外型和哑铃型，多见于儿童及青少年。中医学认为，其因脾虚痰凝，痰湿胃热，痰湿留阻舌下而成。本病属中医学“痰包”范畴，名为“舌下痰包”“匏舌”。

案1　健脾和中、燥湿化痰法治脾虚痰凝之舌下腺囊肿

张某，女，12岁，学生。2019年1月8日初诊。

主诉：右侧舌下起一肿物半月。

病史：家长代述，患者右侧舌下起一肿物半月，伴肿胀感，进食时增大，平时较小。当地医院诊为舌下腺囊肿，建议手术治疗。患者家属欲保守治疗，特来诊。症见患者纳差，大便溏。

检查：体瘦，右侧舌下区隆起，色淡紫，触及一大小约 1.0cm × 0.7cm × 0.7cm 的包块，表面光滑有囊性感，无明显触痛。舌淡，苔白腻，脉滑。

诊断：舌下腺囊肿。

辨证：脾虚痰凝。

治法：健脾和中，燥湿化痰。

处方：二陈汤合参苓白术散加减。法半夏 5g，陈皮 5g，黄芩 5g，茯苓 10g，党参 10g，白术 5g，山药 10g，薏苡仁 10g，夏枯草 10g，金银花 10g，牡丹皮 5g，鸡内金 5g，炒麦芽 10g，广藿香 5g，浙贝母 5g，甘草 3g。10 剂，日 1 剂，水煎服。

医嘱：注意养护脾胃，日常适量食用山药、胡萝卜等。

二诊（2019 年 1 月 18 日）：药后舌下肿胀逐渐缩小，进食时会增大。食欲可，大便软。上方去法半夏、夏枯草。10 剂，日 1 剂，水煎服。

三诊（2019 年 1 月 28 日）：药后舌下肿胀完全消退，食欲好。守上方 10 剂，日 1 剂，水煎服。

观察 1 年，未见复发。

心得体会

《灵枢·经脉》曰："脾足太阴之脉……连舌本，散舌下。"脾气健旺，则水湿循常道周而复始运行。脾气虚弱，运化失司，湿痰内停，凝聚舌下，则生痰包。患者舌质淡、苔白腻、脉滑为脾虚痰凝证。治宜健脾和中，燥湿化痰，方选二陈汤合参苓白术散化裁。

案 2　燥湿化痰、清热消肿法治痰湿胃热之舌下腺囊肿

林某，27 岁，男，职员。2019 年 11 月 9 日初诊。

主诉：发现左舌下肿物 1 个月。

病史：自述发现左舌下肿物 1 个月，进食时增大，伴轻微疼痛。自服维生素类及抗生素药物未见好转。就诊于外院，建议手术治疗，患者拒绝，欲保守治疗而来诊。症见口渴、口臭、大便秘结。平素喜食辛辣燥热之品，尤其爱吃夜宵。

检查：颌面部对称，左侧舌下见一肿物，大小约 1.5cm × 1.0cm × 1.0cm，表面呈淡紫色透明样，表面黏膜少许充血，触及表面光滑、质软、有囊性感、轻微疼痛，口腔异味明显。舌红，苔薄黄，脉弦数。

诊断：舌下腺囊肿。

辨证：痰湿胃热。

治法：燥湿化痰，清热消肿。

处方：二陈汤合清胃散加减。法半夏 10g，陈皮 10g，土茯苓 20g，生地黄 20g，黄连 5g，牡丹皮 10g，黄芩 10g，夏枯草 10g，浙贝母 10g，金银花 10g，连翘 10g，淡竹叶 10g，广藿香 10g，薏苡仁 10g，甘草 5g。10 剂，日 1 剂，水煎服。

医嘱：注意饮食起居，不要熬夜。

二诊（2019 年 11 月 20 日）：药后舌下肿物明显减小，进食未见明显增大，大便较前好转。上方去黄连、浙贝母。10 剂，日 1 剂，水煎服。

三诊（2019 年 11 月 30 日）：药后舌下肿物消失，口腔异味明显好转，大便可。土茯苓易茯苓 10g。10 剂，日 1 剂，水煎服。

观察 1 年，未见复发。

心得体会

《医宗金鉴·外科心法要诀·舌部·痰包》云：“痰包每在舌下生，结肿绵软似匏形，通胀舌下妨食语，火稽痰涎流注成。”其因脾胃积热，湿热循经上攻于舌下而致。舌质红、苔薄黄、脉弦数为痰湿胃热证。治宜燥湿化痰，清热消肿，方选二陈汤合清胃散加减。本病标在口腔，本在脾胃，病因为痰湿。无论脾虚所致，还是胃热引起都离不开燥湿化痰，然健脾、清胃乃杜绝生痰之源，故痰化肿消。

五十二、口臭医案八则

口臭是指从口腔或其他空腔，如呼吸道、消化道，所散发出的臭气。口源性口臭多因龋齿、根尖周炎、牙周病、唾液腺疾病、食物嵌塞等引起；非口源性口臭多因鼻窦炎、扁桃体炎、慢性咽喉炎、肺部疾病或消化性溃疡等上呼吸道和消化道疾病，或糖尿病等引起。临床非口源性口臭居多，好发于青壮年。本病中医典籍中以“息臭”“口气臭”“口气秽”等病名出现。口臭一名最早出自《诸病源候论·唇口诸病》。云：“口臭，由五脏六腑不调，气上胸膈。然腑脏气臊腐不同，蕴积胸膈之间，而生于热，冲发于口，故令臭也。”

案1　辛凉透表、清热解毒法治风热外袭之口臭

安某，男，25岁，公司职员。1999年6月2日初诊。

主诉：口臭半年。

病史：自述半年前工作调动，因压力较大，不知不觉出现口臭，曾于当地医院就诊，服用中药（具体用药不详），症状改善不明显。因影响社交，越发焦虑。症见口干口渴，喜冷饮，咳嗽，无痰，咽喉疼痛，小便短赤，大便稍干，睡眠差。

检查：口腔异味明显，口腔卫生尚可，少许软垢，牙龈稍红。未见龋齿。咽后壁充血，扁桃体无肿大。舌质红，苔薄微黄，脉弦数。

诊断：口臭。

辨证：风热外袭。

治法：辛凉透表，清热解毒。

处方：银翘散加减。连翘15g，金银花15g，桔梗10g，薄荷10g（后下），淡竹叶10g，生甘草6g，荆芥10g，淡豆豉10g，牛蒡子15g，柏子仁10g，佩兰10g，广藿香10g，芦根10g。10剂，日1剂，水煎服。

医嘱：调整情绪状态，放松心情。

二诊（1999年6月14日）：药后口臭减轻，睡眠改善，仍觉压力大。上方加合欢皮10g，郁金10g。10剂，日1剂，水煎服。

三诊（1999年6月25日）：药后口臭及伴随症状基本消失。

随访半年，未见复发。

心得体会

中医学认为，“口者，五脏六腑之所贯通也。脏腑有偏胜之疾，则口有偏胜之症”。口为脾窍，是经脉循行的要冲，手足阳明经、少阴经、少阳经、足太阴脾经、足厥阴肝经，以及督脉、任脉、冲脉均循行于此。口齿唇舌，通过经络的运行，与脏腑密切地联系起来。脾升胃降合和，水谷得以腐熟，津液得运，各行其道，则神清体健，口气正常。反之，外感六淫邪气等使得脾胃升降失司，浊阴不降，上泛而为口臭。本案患者风热外袭，治宜辛凉透表，清热解毒，方选银翘散加减。方中金银花、连翘芳香清解，既轻宣透表，又清热解毒；薄荷、牛蒡子辛凉宣散，疏散风热，清利头目；豆豉、荆芥辛而微温，透邪外出，两药虽为辛温解表药，但辛而不烈，温而不燥，配伍在辛凉药中，可增强透表之力；桔梗宣肺止咳，竹叶清上焦热，芦根清热生津，同为佐药；甘草调和诸药。本方的配伍特点，一是于辛凉之中配伍少量辛温之品，既有利于透邪，又不违辛凉之意；二是疏散风热与清热解毒相配，既外散风热，又解毒辟秽，从而构成清疏兼顾，以疏为主之剂，为“辛凉平剂”。

案2　清胃泻火法治胃热火盛之口臭

王某，男，28岁，工程师。2021年3月3日初诊。

主诉：口臭1年。

病史：自述口臭1年余，不能近人，多次于外院服用中药治疗（具体用药不详），效果不佳。曾查碳13呼吸试验（－）。症见胃脘部烧灼感，口臭，口干喜冷饮，口苦，心情烦躁，纳差，睡眠欠佳，小便调，大便干结。平素嗜食辛辣。

检查：口腔异味明显，口腔卫生欠佳，少许软垢，牙龈色红。口内未见龋齿。咽后壁稍充血。舌质红，苔黄稍腻，脉弦数。

诊断：口臭。

辨证：胃热火盛。

治法：清胃泻火。

处方：清胃散加减。生地黄15g，牡丹皮10g，黄连6g，升麻10g，蒲公英10g，连翘10g，芦根10g，麦门冬10g，石斛10g，柴胡10g，白芍15g，广藿香10g，佩兰10g。10剂，日1剂，水煎服。

医嘱：饮食宜清淡。

二诊（2021年3月15日）：药后口臭减轻，睡眠改善，大便仍稍干。上方加柏子仁10g。10剂，日1剂，水煎服。

三诊（2021年3月26日）：药后口臭基本消失。

观察半年，未见复发。

心得体会

《圣济总录》谓："口者脾之候，心脾感热，蕴积于胃，变为腐臊之气，腑聚不散，随气上出，熏发于口，故令臭也。治口臭，去热毒。"李元聪教授认为，现代人口臭主要责之于脾胃，湿、热、虚为主要病理因素。本案患者平素嗜食辛辣，饮食失度，心情烦躁，睡眠欠佳等使得脾胃升降失司。脾气不升、胃不通降日久，气机不畅，水谷津液不能健运，或郁而生火，日久致虚，虚实夹杂。浊气产生而不能沉降，上出于口，令人闻及口臭。治疗宜清胃泻火为主，方选清胃散加减。

案3　宣畅气机、清热利湿法治胃腑积热之口臭

王某，男，31岁，公司职员。2013年7月3日初诊。

主诉：口臭1年余。

病史：自述口臭1年余。2012年春节后觉口腔有异味，且逐渐加重，到消化内科就诊几次，曾口服清热降火类药物，然疗效欠佳。症见口干，口渴，喜冷饮，食欲可，易饥饿，大便干燥。有吸烟史、饮酒史。

检查：口腔异味明显，口腔卫生一般，见少许软垢，牙龈色稍红，口内未见龋齿，咽后壁稍充血。舌红，苔黄少津，脉滑数。

诊断：口臭。

辨证：胃腑积热。

治法：宣畅气机，清热利湿。

处方：三仁汤加减。滑石15g（包煎），白豆蔻10g，淡竹叶10g，薏苡仁15g，法半夏10g，炒麦芽10g，白术10g，厚朴10g，藿香10g，佩兰10g，山楂10g，牡丹皮10g，黄连5g，甘草5g。7剂，日1剂，水煎服。

医嘱：养护脾胃；戒烟酒。

二诊（2013年7月10日）：药后口臭好转，大便变软，仍口干易饥。原方去滑石、法半夏，加石斛10g，麦门冬10g。7剂，日1剂，水煎服。

三诊（2013年7月17日）：药后偶尔口臭，其他症状明显好转。守上方10剂，日1剂，水煎服。

观察1年，病情稳定。

心得体会

外感湿热多因居于气候炎热、多雨的季节和地区，湿热之邪从外感受。加之现代人生活节奏快，嗜食肥甘辛辣之品，困遏脾胃，脾胃失健，水谷滞于中，积腐化热，津液停于中而化生湿浊，湿热搏结，壅聚中焦。脾胃湿热内盛，运化腐熟水谷功能失常，则腐热之气上行出于口，而致口气臭秽。三仁汤具有宣畅气机、清热利湿之效。方中杏仁宣上焦肺气；白豆蔻芳香化湿，行气宽中；法半夏、厚朴行气化湿，散结除痞；薏苡仁健脾利湿；通草清热利湿；淡竹叶清热除烦，通利小便。诸药合用，可使胃脘积热从三焦透发而去。

案4 健脾燥湿法治脾虚湿困之口臭

徐某，男，14岁，学生。2012年6月20日初诊。

主诉：口臭1年。

病史：母亲代述，患儿平时好食辛辣香燥之品，大小便正常，余无特殊症状。

检查：体稍胖，口腔卫生可，未见龋齿、口腔黏膜烂、充血等。舌体胖大，舌边尖红，苔薄白，脉细滑。

诊断：口臭。

辨证：脾虚湿困。

治法：健脾燥湿。

处方：二陈汤加减。柴胡10g，白芍10g，苍术10g，茯苓10g，白术10g，陈皮9g，法半夏10g，淮山药10g，神曲10g，炒鸡内金10g，枳壳10g，甘草3g，佩兰10g。7剂，日1剂，水煎服。

医嘱：饮食清淡而富于营养。

二诊（2012年6月27日）：药后口臭减轻，但时有少腹不适。上方加升麻5g，藿香9g。7剂，日1剂，水煎服。

三诊（2012年7月6日）：药后诸症消失。

观察半年，病情稳定。

心得体会

《世医得效方》云："口之味，热胜则苦……劳郁则口臭。"脾开窍于口，口的辨味功能和唇的色泽能反映脾胃的虚弱。小儿脏腑娇嫩，肺、脾、肾常不足，饮食不知饥饱，好食辛燥香甜之品，长期如此，致脾胃不和，运化失健，出现脾胃疾病等，通常脾胃疾病等治愈后，口臭也就消失了。患者舌体胖大、舌边尖红、苔薄白、脉细滑，提示脾胃虚弱。脾喜燥而恶湿，方用苍术二陈汤加减。方中柴胡、白芍、淮山药滋阴，升麻引药上行，神曲、鸡内金、藿香等健脾消食和胃，枳壳行气。诸药合用，共奏健脾燥湿之功。

案5　清肝利胆、化湿和胃法治肝胆蕴热之口臭

刘某，男，47岁，个体户。2008年3月6日初诊。

主诉：口臭3个月。

病史：自述口臭3个月，不愿与人交谈。半个月前于外院就诊，行牙周治疗术后稍好转，不几日又出现口臭。症见口苦，心烦易怒，失眠多梦，小便黄，大便不爽。

检查：口腔卫生可，未见龋齿和口腔黏膜溃烂。舌质红，苔厚腻，脉弦数。

诊断：口臭。

辨证：肝胆蕴热。

治法：清肝利胆，化湿和胃。

处方：龙胆泻肝汤合保和丸加减。柴胡10g，黄芩10g，龙胆草10g，栀子5g，茵陈10g，白术10g，茯苓10g，法半夏10g，枳壳10g，炒麦芽10g，山楂10g，牡丹皮10g，甘草5g。7剂，日1剂，水煎服。

医嘱：调整心情，缓解不良情绪。

二诊（2008年3月13日）：药后口苦未见，口臭好转，仍心烦失眠。上方去龙胆草、栀子、法半夏，加柏子仁15g，黄连5g，百合10g，鸡内金10g。7剂，日1剂，水煎服。

三诊（2008年3月20日）：药后口臭明显好转，偶尔失眠。上方加珍珠母10g（先煎），灵芝10g。10剂，日1剂，水煎服。

观察1年，病情稳定。

心得体会

《医原·百病提纲论》云："思虑过度则气结，气结则枢转不灵而成内湿。"《景岳全书》云："若无火脉火证而臭如馊腐，或如酸蚌，及胃口吞酸，饮食嗳滞等证，亦犹阴湿留垢之臭，自与热臭者不同。"工作繁忙压力大、情志不舒畅等七情内伤可致肝失疏泄，气机郁滞，脾胃内伤，脾弱不能化食。治疗宜清肝利胆，化湿和胃，方选龙胆泻肝汤合保和丸加减。

案6　益气清肺法治肺热壅盛之口臭

杨某，男，42岁，国企经理。2019年6月3日初诊。

主诉：口臭3个月。

病史：自述口臭3个月，曾去消化内科就诊，查胃镜提示慢性浅表性胃炎伴糜烂，幽门螺杆菌阴性。服用制酸药（奥美拉唑），未见明显效果。症见口鼻干燥，偶有干咳，无痰，咽部异物感，易生气，小便发黄，便秘、3~5日一行。平时工作紧张，压力较大，睡眠差。有吸烟史、饮酒史。否认高血压、糖尿病等病史。

检查：口腔卫生尚可，牙龈、口腔黏膜未见溃烂，口咽部稍充血，咽后壁淋巴滤泡无增生。舌质红，苔黄腻，脉弦数。

诊断：口臭。

辨证：肺热壅盛。

治法：益气清肺。

处方：防风通圣散加减。防风10g，大黄10g（后下），荆芥10g，栀子10g，滑石10g（包煎），白芍15g，连翘10g，甘草6g，桔梗10g，桑叶10g，生地黄15g，石膏20g（先煎），薄荷6g（后下），黄连6g，白芷10g，白术10g。7剂，日1剂，水煎服。

医嘱：戒烟酒；调节情绪；改善睡眠；养成定时排便习惯，保证大便通畅。

二诊（2019年6月10日）：药后口臭减轻，睡眠改善，情绪有所缓解，大便仍稍干。上方加柏子仁10g。7剂，日1剂，水煎服。

三诊（2019年6月17日）：药后口臭及伴随症状基本消失。

随访5个月，未见复发。

心得体会

《杂病源流犀烛》云“或肺为火烁亦为口臭……”肺主皮毛，外邪易从皮毛而入，直击肺脏。若外邪袭肺，郁久化热；或素体痰盛，复受热邪，痰热蕴结成痈，热腐成脓，腐臭之气上冲出于口，则会引发口中秽气。治宜益气清肺，方选防风通圣散加减。方中防风、荆芥、薄荷轻清升散，疏风解表，使风热之邪从汗而解；大黄泄热通便，栀子、滑石清热利湿，使里热从二便而出；更以石膏、黄连、桑叶、连翘清解肺胃之热；生地黄、芍药养血和血清热；白术、甘草健脾和中。诸药合用，汗不伤表，下不伤里，共奏疏风解表、泄热通便之功。王旭高评本方时说：“此为表里气血三焦通治之剂。”

案7　清肺泄热、养阴和中法治肺胃郁热之口臭

张某，女，41岁，工人。2006年7月8日初诊。

主诉：口臭、口辣5个月。

病史：自述口臭、口辣5个月，曾去呼吸内科就诊两次，也曾服用消炎药（药物不详），未见明显效果。症见口鼻干燥，干咳少痰，咽部似有物梗，胸胁满闷，无胸痛及肩背放射痛，小便正常，大便黏滞感。月经常先期。

检查：口腔卫生稍差，牙龈发红，触之易出血，口腔黏膜未见溃烂，口咽部充血，咽后壁淋巴滤泡增生。舌红，少苔，脉数。

诊断：口臭。

辨证：肺胃郁热。

治法：清肺泄热，养阴和中。

处方：养阴清肺汤加减。生石膏15g（先煎），黄芩10g，桑白皮10g，金银花15g，知母10g，浙贝母10g，厚朴10g，法半夏10g，生地黄20g，玄参10g，桔梗10g，紫苏梗10g，沙参10g，麦门冬10g，牡丹皮10g，白芷10g，甘草5g。7剂，日1剂，水煎服。

医嘱：保持良好的口腔卫生习惯，早晚刷牙，三餐后漱口。

二诊（2006年7月15日）：药后口臭口辣好转，干咳及咽部症状有改

善。上方去生石膏、法半夏，加炒麦芽10g、山楂10g。7剂，日1剂，水煎服。

三诊（2006年7月22日）：药后偶见口臭，其他症状明显减轻。守上方10剂，日1剂，水煎服。

观察1年，病情稳定。

心得体会

口臭为胃不能降浊气而上达口中所致。浊气属阴，为沉降的、郁滞的，芳香之物属阳，为辛散的、调畅的，故可借香味中药以祛其臭。李元聪教授临证常用石菖蒲、佩兰、藿香、白芷等药，借其芳香之味以辟臭气。《本草求真》言白芷之功："通窍行表，为足阳明经祛风散湿主药。故能治阳明一切头面诸疾……皆能温散解托，而使腠理之风悉去，留结之痈肿潜消，诚祛风上达，散湿火要剂也。"辛可散风，温燥除湿，芳香上达通窍，能散胃、大肠、肺三经风湿之邪，而以胃经为主。临证用白芷疗口臭，香味达而臭味自除。

案8　健脾益气、升阳举陷法治脾胃气虚、清阳不升之口臭

赵某，男，36岁，销售员。2004年7月5日初诊。

主诉：口臭两个月。

病史：自述两个月前进食辛辣火锅等食物较多，后来出现口臭，家人提醒方知晓。使用漱口水等可使口臭短暂改善。因从事销售工作，平时与人交流较多，故口臭影响其与人交流的心情及质量，甚至影响工作效率。症见口臭，大便日3次，溏烂不成形，便前腹痛，便后痛解，轻微中腹胀感。平时进食生冷等食物后易腹泻不适。食欲稍差，易困倦乏力。有吸烟史、饮酒史。

检查：口腔卫生差，牙龈发红，触之易出血，口腔黏膜未见溃烂，口咽部无充血。舌淡红，苔薄白，脉细。

诊断：口臭。

辨证：脾胃气虚，清阳不升。

治法：健脾益气，升阳举陷。

处方：升阳益胃汤加减。黄连6g，生地黄15g，黄芪15g，炒白术

15g，党参15g，防风10g，陈皮10g，法半夏6g，升麻6g，柴胡10g，黄芩10g，炒白扁豆15g，白芍15g，甘草6g，茯苓15g。10剂，日1剂，水煎服。

医嘱：保持口腔卫生；戒烟酒；忌生冷、辛辣之品。

二诊（2004年7月15日）：药后口臭明显减轻，大便仍日2~3次。上方加鸡内金10g，山药15g。10剂，日1剂，水煎服。

三诊（2004年7月26日）：患者述与家人交流时，对方未觉口臭。后随访，言用药后诸症消失。

心得体会

《太平圣惠方》云："夫口臭者，由五脏六腑不调，壅滞之气上攻胸膈，然脏腑之燥腐不同，蕴积胸膈之间而生热，冲发于口，故令臭也。"本例患者口臭，伴平素大便频次多、不成形，劳累后困倦乏力，此乃脾胃虚弱，清阳不升。生冷、辛辣刺激后更伤脾胃之气，故而症状加重。治疗选用升阳益胃汤加减。方中重用党参、黄芪，合陈皮、半夏、白术、茯苓、甘草六君子健脾胃，兼运化，利湿浊，重在治脾气亏虚之本，恢复脾胃之功；以柴胡、升麻、防风升阳，发散郁滞之气；黄芩清热燥湿；茯苓、白扁豆健脾除湿止泄；白芍、白术、防风、陈皮，合痛泻要方之意，缓急止痛。二诊时加鸡内金、山药，增强消食健脾益气之功；泽泻利小便，实大便。诸药合用，共奏健脾益气、升阳举陷兼清利湿热之功。有升有降，气足而阳升，邪去而正安，口臭自除。

五十三、口腔癌医案四则

口腔癌是指发生在口腔颌面部的恶性肿瘤的总称，发病率占全身恶性肿瘤的8.2%，近年来，其发病率有所上升。口腔癌多发展迅速，或由良性病变经过长期不良刺激而引发。其肿块常影响进食和语言，如位于舌根，甚至可引起窒息。由于颌面部局部解剖复杂，手术治疗难度大，且颌面部器官具有呼吸、饮食、语言、味觉及美观等多种功能需求，故术后患者生活质量普遍较差，但是极少部分患者拒绝手术治疗。口腔局部血运和淋巴回流丰富，故口腔癌易转移。为防止病情加重和癌肿扩散转移，一经诊断就应选择手术治疗。中医治疗可全程参与，中西结合可提高治疗效果。本病属中医学“舌岩”“口菌”范畴。《图注喉科指掌》述“舌痟之症恶非常，心脾火毒积中央，初如豆大渐如菌……串延项颔核滋昌，名为瘰疬风难治，百人患此百消亡”。

案1　清热解毒、散结消肿法治热毒蕴结之左舌高分化状鳞癌

洪某，女，69岁，个体户。2018年8月1日初诊。

主诉：发现舌部肿物两个月。

病史：自述发现舌部肿物两个月。肿物逐渐增大，1个月前肿物表面出现溃疡，疼痛不适，影响进食。于外院就诊，行左舌肿块活检术，病检报告示左舌高分化状鳞癌，建议手术治疗，患者及家属拒绝手术治疗，特来诊。症见左舌部肿物，伴口臭、口干，性格急躁易怒，大便干结。

检查：颌面部对称，张口度及口型正常，左舌中份见0.5cm×0.5cm大小肿块，呈菜花样凸出于表面，质中偏硬，表面溃烂，触痛明显，舌体活动尚可。未触及颌下明显肿大淋巴结。舌红，苔黄腻，脉滑。

诊断：左舌高分化状鳞癌。

辨证：热毒蕴结。

治法：清热解毒，散结消肿。

处方：五味消毒饮加减。金银花15g，野菊花15g，蒲公英15g，紫花地丁15g，黄连3g，生地黄15g，石斛10g，百合10g，牡丹皮10g，郁金10g，半枝莲15g，夏枯草10g，全蝎3g，防风10g，连翘10g，藿香10g，薏苡仁15g，甘草5g。15剂，日1剂，水煎服。

医嘱：调整情绪，保持心情舒畅。

二诊（2018年8月17日）：患者来电告知，药后局部溃烂、疼痛明显好转，又能正常进食，嘱其按上方于当地买药。15剂，日1剂，水煎服。

三诊（2018年9月3日）：精神状况好于之前，心情平和，正确面对，食欲正常，大便通畅，局部轻微肿痛。检查见舌部肿块明显缩小，触痛轻微，局部溃烂逐渐缩窄。上方去野菊花、蒲公英、紫花地丁，加白花蛇舌草15g，玄参10g，麦门冬10g。20剂，日1剂，水煎服。

四诊（2018年9月24日）：肿物未见明显增大。守上方继服之。后随症调方，定期复查。

五诊（2020年1月6日）：觉舌部肿块有增大迹象，特前来复查。检查见左舌肿块增大约1cm×1cm大小，质硬，表面溃疡，触痛明显，颈部未触及肿大淋巴结。舌质红，苔黄腻，脉滑。上方加桃仁10g，红花10g，川芎10g，蜈蚣1条，醋鳖甲10g（先煎）。20剂，日1剂，水煎服。

药服完后，遇上新冠肺炎疫情，口腔门诊停诊，患者于2020年2月21日于外院行左舌鳞癌手术切除。术后病检报告：左舌中-低分化鳞状细胞癌，颈部淋巴结未见转移。术后仍接受中药治疗，病情稳定。

心得体会

口腔癌治疗临床主要以手术为主，配合放化疗和中药治疗。只要具备手术指征，应建议尽早手术切除。口腔癌形成，可因外邪侵袭，客于经络，结聚不散；或因情志郁结，气机不畅，气滞血瘀；或因正气不足，气血两虚，功能失调引发病证；或因饮食失节，损伤脾胃，生湿生痰，痰湿聚结和不良嗜好刺激（槟榔、烟、酒）等诸多因素，使毒邪聚结不散，日久形成肿块。随着病情发展，邪正相争，临床症状也会出现相应变化。因此，在口腔癌的某一阶段，可能为单一证型，也会出现多种证型并存，为此需根据具体情况详细分析，及时调整处方用药。如局部红肿明显，要加重黄芩、黄柏、黄连、栀子、金银花、连翘等的用量；疼痛甚，可加露蜂房、郁金、田三七等；溃烂出血者，可加侧柏叶、白茅根、紫草根、荆芥炭等；腐臭甚者，可加马勃、白及、白芷等；张口及舌运动障碍者，可加地龙、蜈蚣、穿山甲等。同时，鼓励患者正视病情，树立战胜疾病的信心。

案2　疏肝解郁、活血化瘀法治肝郁血瘀之右舌腹鳞状细胞癌

龚某，男，68岁，退休干部。2011年10月15日初诊。

主诉：发现右舌肿块4个月。

病史：自述发现右舌肿块4个月。10月11日于某院行肿块活检术，病检报告示（右舌腹）鳞状细胞癌。患者与家属商议，放弃手术治疗和化疗，寻求中药治疗。症见胸胁胀痛，平时急躁易怒，失眠多梦。

检查：右舌腹触及1.5cm×1.5cm大小肿块，质地较硬，边界不清，

肿块表面溃疡，触痛明显，右侧颌下触及多个肿大淋巴结，较大者约0.5cm×0.5cm，质中偏硬，活动度差，有压痛。舌苔厚腻，脉弦数。

诊断：右舌腹鳞状细胞癌。

辨证：肝郁血瘀。

治法：疏肝解郁，活血化瘀。

处方：柴胡疏肝散合桃红四物汤加减。柴胡10g，川芎10g，制香附10g，郁金10g，枳实10g，桃仁10g，红花10g，生地黄20g，赤芍10g，半枝莲15g，白花蛇舌草15g，陈皮10g，金银花15g，连翘10g，淡竹叶10g，黄连5g，夏枯草10g，甘草5g，全蝎3g，僵蚕10g。15剂，日1剂，水煎服。

医嘱：调畅情绪，改善睡眠。

二诊（2011年11月2日）：药后疼痛改善，睡眠欠佳，肿块大小无明显变化。上方加柏子仁10g，珍珠母10g（先煎），百合10g。15剂，日1剂，水煎服。后每月定期复查，随症加减用药。

三诊（2012年6月25日）：疼痛较前加重。检查右舌肿块增大，约2.0cm×1.5cm，颌下肿大淋巴结无明显变化。上方加制没药10g，制乳香10g，炮山甲10g。15剂，日1剂，水煎服。后电话联系，随症加减，定期复查诊治。

2013年9月，患者终因病情进展去世。患者在我处中药治疗达两年之久，尽管未能挽救其生命，但中医治疗延长了他的临床生存期。

心得体会

由于口腔局部血运和淋巴回流丰富，使得口腔癌易发生转移，手术切除难度大，因此，在治疗方案上强调综合序列治疗，其中中医药治疗是一种有效的辅助治疗手段。《寿世保元·血气论》曰："盖气者，血之帅也，气行则血行，气止则血止，气温则血滑，气寒则血凝，气有一息之不运，则血有一息之不行。"《血证论》亦谓："气结则血凝。"情志郁结，气机不畅，血行瘀滞，肝经瘀阻，日久形成肿块。本例患者胸胁胀痛、平时急躁易怒、失眠多梦、脉弦，辨证属肝郁血瘀型，治疗宜疏肝解郁，活血化瘀，方选柴胡疏肝散合桃红四物汤加减。另外，应对患者进行适当的心理疏导，鼓励其正视病情，树立战胜疾病的信心。及时复诊，按要求服药，以控制病情发展。

案3　燥湿软坚、清热化痰法治痰浊凝滞之右舌腹鳞状细胞癌

彭某，男，70岁，退休教师。2019年8月16日初诊。

主诉：右舌肿块伴溃疡疼痛3个月。

病史：自述发现右舌肿块伴溃疡疼痛3个月，来院就诊行右舌肿块活检术，术后病检报告示（右舌腹）鳞状细胞癌。患者及家属商议后决定放弃手术和化疗，故来诊。症见右舌腹肿块，肿块表面稍糜烂，睡眠差，纳差，胸闷体倦，口干咽痛。

检查：张口度及张口型基本正常，右舌腹可触及1.0cm×1.0cm大小肿块，质地稍硬，边界不清，肿块表面稍糜烂，触痛明显。右侧颌下触及多个肿大淋巴结，较大者约0.3cm×0.3cm，质中等，活动度稍差，按压疼痛不明显。舌苔厚而白腻，脉滑。

诊断：右舌腹鳞状细胞癌。

辨证：痰浊凝滞。

治法：燥湿软坚，清热化痰。

处方：茯苓丸合普济消毒饮加减。法半夏10g，茯苓15g，枳壳10g，陈皮10g，浙贝母10g，黄芩15g，夏枯草15g，陈皮10g，甘草10g，柴胡10g，桔梗10g，连翘10g，板蓝根10g，马勃10g，牛蒡子10g，薄荷6g（后下），黄连3g，僵蚕10g。15剂，日1剂，水煎服。

医嘱：正视病情，树立战胜疾病的信心。

二诊（2019年8月31日）：药后疼痛、糜烂较之前好转，肿块大小无明显变化。守上方继进15剂，后每月定期复查。

三诊（2019年11月4日）：睡眠及胃口改善，肿块稍减小，约0.7cm×0.7cm，颌下肿大淋巴结无明显变化。上方中加西红花1g。15剂，日1剂，水煎服。

后电话联系，随症加减，每月定期复查诊治，病情稳定。

心得体会

本病多见于邪聚不散的口腔癌中期，症见口腔肿物糜烂，边界不清，流涎有恶臭味；或伴胸闷体倦、嗜睡乏力；颌下及颈部常可触及肿大淋巴结，舌苔厚而黄腻，脉滑数。治宜燥湿软坚，清热化痰。方选茯苓丸合普济消毒饮加减。方中法半夏燥湿化痰，亦有抗肿瘤之效；茯苓健脾渗湿化痰；枳壳、陈皮理气宽中，气顺则痰消；黄连、黄芩清上焦热毒；牛蒡子、薄荷、连翘、僵蚕、板蓝根、马勃、桔梗、甘草清热解毒；浙贝母清热解毒，化痰散结。

案4　益气养血、解毒固本法治正虚邪实之右腭黏液表皮样癌

肖某，男，33岁，会计。2010年5月8日初诊。

主诉：右腭黏液表皮样癌术后创面不愈合伴出血两个半月。

病史：自述2010年2月16日因右腭肿块行肿块活检术，诊为右腭黏液表皮样癌。2月17日行肿瘤局部扩大切除术，术后近两个半月上腭创面不见愈合并伴疼痛，有出血症状。症见右腭创面处溃疡，伴面色萎黄，头晕眼花，少气懒言。

检查：张口度及张口型正常，右腭创面处溃疡约6.0cm×4.0cm大小，表面有黄白色渗出物覆盖，触痛，偶有出血，双侧颌下、颏下及颈部未触及明显肿大淋巴结。舌淡，苔白，脉虚细。

诊断：右腭黏液表皮样癌。

辨证：正虚邪实。

治法：益气养血，解毒固本。

处方：八珍汤加减。西洋参5g（单煎，兑服），白术10g，生黄芪30g，生地黄15g，白芍15g，当归10g，茯苓15g，甘草5g，白花蛇舌草10g，蒲公英10g，黄芩10g，淡竹叶5g，夏枯草15g，连翘10g，金银花10g，广藿香10g，薏苡仁15g。15剂，日1剂，水煎服。

外治法：自拟漱口方含漱，每日4~5次，清热解毒化浊。

医嘱：注意营养均衡，不适随诊。

二诊（2010年5月24日）：药后疼痛明显减轻，溃疡面积明显减小，疼痛减轻。守上方继服15剂，漱口方含漱同上。

三诊（2010年6月10日）：药后上腭创面逐渐愈合，其他症状明显好转。上方去夏枯草、淡竹叶、黄芩，加麦门冬10g，石斛10g。30剂，日1剂，水煎服。

观察1年，病情稳定。

心得体会

《素问·调经论》云："人之所有者，血与气耳。"恶病消耗，气血两伤，则脏腑经络、形体官窍失之濡养，各种功能失之推动及调节。李元聪教授认为，口腔癌为恶性肿瘤，久病消耗人体正气，致气血两虚。此类证型多见于口腔癌晚期或术后、放化疗后，临证见面色无华，身体消瘦，头晕目眩耳鸣，口腔癌块溃烂，触之出血，舌体伸展受限，口干咽燥，舌质淡而舌体胖，脉沉细无力或虚细。治宜益气养血，解毒固本。方选八珍汤加减。常用药如人参、白术、茯苓、当归、川芎、白芍、熟地黄、甘草、丹参、黄芪等。

口腔癌的治疗以手术治疗为主，配合放疗，辅以中药。对于患者，只要具备手术指征，李元聪教授均建议手术切除。但求诊癌患者及家属多强烈拒绝手术，存在不同程度的防御心理，并对自己的病情不能全面了解，且盲目持有悲观态度，这与口腔癌患者焦虑、抑郁或负性情绪的发生密切相关。李元聪教授除临床用药外，还会对患者进行心理疏导，通过对病情的悉心讲解，加强患者对疾病的认识，鼓励患者正视病情，树立战胜疾病的信心。通常经过数次诊治后，患者多能正视其病情，采取最适合病情的治疗方法。

五十四、流涎症医案四则

西医学认为，流涎症即唾液不自觉地溢出口角，多由吞咽障碍或涎腺分泌旺盛等引起，常于脑血管病变影响脑干与吞咽功能相关的脑神经后发生。本病在《黄帝内经》《伤寒论》《金匮要略》等古籍中均有记载，属中医学"涎下""口吐涎""多涎症""滞颐"等范畴，多责之湿热、寒、气虚及脾肾功能失调。

案1　清热祛湿、健脾养阴法治脾胃湿热之流涎症

王某，女，6岁。1989年9月18日初诊。

主诉：流涎频发两个月。

病史：母亲代述，患儿既往无流涎史，两个月前感冒，发热3天，热退后开始出现流涎。曾就诊于当地儿童医院，检查无器质性病变，转诊过中医科，服用汤药效果不佳，遂来诊。症见频发流涎，以晨起及晚间明显，常浸湿衣襟，擦拭频繁，见下颌部皮肤红肿。伴纳少，口渴，小便黄，大便干结。

检查：口唇发干，唇周及下颌部皮肤红肿，口腔内黏膜未见明显异常，四末不温。舌质红，苔白厚腻，脉滑。

诊断：流涎症。

辨证：脾胃湿热。

治法：清热祛湿，健脾养阴。

处方：三仁汤加减。杏仁 5g，滑石 5g（包煎），通草 5g，白蔻仁 3g，淡竹叶 3g，厚朴 5g，薏苡仁 10g，法半夏 5g，陈皮 10g，党参 5g，茯苓 10g，甘草 3g。7 剂，日 1 剂，水煎服。

医嘱：注意口腔局部卫生。

二诊（1989 年 9 月 26 日）：药后每天流涎次数减少，胃纳改善，大便稍干。上方加石斛 5g。7 剂，日 1 剂，水煎服。

三诊（1989 年 10 月 6 日）：药后痊愈。

随访半年，未见复发。

心得体会

小儿口中流涎《诸病源候论》名曰“滞颐”。“滞颐之病，是小儿多涎唾流出，滞于颐下……”《灵枢·口问》云：“胃中有热……故涎下。”小儿脏腑娇嫩，形气未充，病邪易由表入里。患儿病发于外感高热后，热入阳明。口为脾之窍，涎溢于口。涎为脾液，脾胃热蒸，上迫廉泉，津液外溢，则流涎不止。脾失健运，水湿内聚，则苔腻、脉滑；热邪深伏于里，阳气不能布达于四肢，故四末不温。三仁汤宣畅气机，清利湿热，用于治疗中焦脾胃湿热证。涎多必伤津，故用石斛养胃津，生津液；苡仁、茯苓、陈皮健脾祛湿。李元聪教授认为，此病虚实夹杂，清热祛湿时要兼顾健脾养阴。小儿脏气清灵，随拨随应，只要辨证用药得当，病可快速康复。

案 2　泻脾胃伏火法治脾胃积热之流涎症

徐某，男，8 岁。1997 年 9 月 17 日初诊。

主诉：口流涎液5年余。

病史：母亲代述，患儿自幼流涎，中西药物均用过，然效果不显。入学后口涎增多，患儿自卑，影响学习。症见形体肥胖，闷闷不乐，口角糜烂，口涎滴下颌，口气秽臭。自幼食欲好，常饱餐无度。脐腹疼痛拒按，大便4~5天1次。

检查：体温37.8℃。体胖，口角糜烂，下颌部皮肤色红肿胀。血常规、肝功能化验正常，胸部X线摄片正常。舌暗红，舌体胖大，苔黄厚腻，脉滑数。

诊断：流涎症。

辨证：脾胃积热。

治法：泻脾胃伏火。

处方：泻黄散加减。大黄5g（后下），栀子5g，全瓜蒌5g，生石膏10g（先煎），知母10g，藿香5g，甘草5g，防风10g，槟榔3g，金银花10g，淡竹叶5g，连翘10g，生地黄10g。7剂，日1剂，水煎服。

医嘱：饮食有节，不要过度饱餐。

二诊（1997年9月25日）：体温36.5℃，精神好转，口角糜烂好转，大便两天1次，苔腻减，脉滑。上方去全瓜蒌，加石斛5g。7剂，日1剂，水煎服。

三诊（1997年10月8日）：患儿目光有神，口角糜烂愈合，下颌肿胀消退，口涎明显减少，饮食有节，腻苔去，脉涩。上方根据病情增损，调治1个月，痊愈。

随访半年，未见复发。

心得体会

脾在液为涎，涎为口津。脾气通于口，脾和则能知五味。脾为后天之本，主运化水谷，生津布散全身。脾津充足，涎液化生适量，上布于口而不溢出口外。患儿自幼饮食饱餐无度，脾胃乃伤，失其和降，湿浊积久化火，熏蒸不化，致口涎丛生，属脾胃积热，治以清泻脾胃伏火，方用泻黄散加味。方中栀子和石膏泻脾胃之积热；藿香理气；佐防风疏散伏火；合生地黄、知母滋阴凉血；大黄、槟榔通腑泄热；甘草解毒，调和诸药。待腑通热除，则活血通络，见效后缓慢停药，则不复发。

案3　温中祛寒、健脾开胃法治脾胃虚寒之流涎症

赵某，女，9岁。1995年11月17日初诊。

主诉：流涎6年余。

病史：母亲代述，患儿自幼流涎，多方医治未愈。入学以来口涎增多明显，常污脏书本，孩子变得不爱讲话，十分苦恼。症见患儿肌肉不实，张口口涎即淋沥下颌，两口角稍糜烂。自幼挑食，大便不调。

检查：体瘦，精神不振，口腔内黏膜未见明显异常。舌体胖、有齿痕，苔白而润，脉沉细。

诊断：流涎症。

辨证：脾胃虚寒。

治法：温中祛寒，健脾开胃。

处方：理中汤加味。党参10g，焦山楂5g，炒鸡内金5g，炒白术10g，茯苓10g，干姜5g，石斛5g，槟榔3g。7剂，日1剂，水煎服。

医嘱：注意口腔局部卫生，不要挑食，营养要均衡。

二诊（1995年11月25日）：药后口涎减少，食量增加，但嗜卧懒动。上方加黄芪5g，升麻3g，陈皮5g，甘草3g，生姜2片，大枣5枚。7剂，日1剂，水煎服。

三诊（1995年12月4日）：药后口涎明显减少，饮食、大便基本正常，嗜卧懒动好转。上方再进7剂。

四诊（1995年12月12日）：口涎已止，口角、下颌皮肤恢复正常。精神振作，言语流利，痊愈。

随访半年，未见复发。

心得体会

《诸病源候论》云："水病无不由脾肾虚所为。"患儿自幼饮食乏味，厌食，大便不调，舌淡胖，苔白滑润，脉沉细，证属脾胃虚寒。脾失健运，不能散布水津，水津循脾脉上溢于口中，故口中涎多。治以理中汤温中祛寒，健脾开胃。方中重用白术振奋脾阳，后以补中益气、健脾升提为主，使脾阳振，水津四布，流涎病愈。

案4　益气、补肾、滋阴法治肾气不足之流涎症

韩某，男，4岁。2013年12月4日初诊。

主诉：流涎半年，加重两周。

病史：母亲代述，患儿1年前入幼儿园后经常感冒生病，半年前出现流涎，开始没在意，以为会慢慢好起来，后流涎频发。曾就诊于儿童医院，检查无器质性疾病，服用益生菌、消食片等药物，效果不佳。近两周流涎加重，故来诊。症见频发流涎，经常擦拭，下颌部皮肤红肿，神清，语利，无呛咳，纳可，怕冷，容易出汗，小便清长，偶尔尿床，大便可。患儿早产。

检查：身材较同龄矮小，精神可。唇周及下颌部皮肤红肿，口腔黏膜未见明显异常，四末不温。舌淡嫩，苔白，脉细。

诊断：流涎症。

辨证：肾气不足。

治法：益气，补肾，滋阴。

处方：玉屏风散合六味地黄汤加减。熟地黄3g，生地黄5g，山药10g，山茱萸3g，茯苓10g，牡丹皮3g，泽泻3g，桂枝3g，石斛5g，炒白术5g，防风5g。7剂，日1剂，水煎服。

医嘱：注意口周皮肤卫生，养护脾胃。

二诊（2013年12月12日）：药后流涎明显减少，出汗减少。守上方15剂，日1剂，水煎服。

两个月后随访，患儿痊愈。

心得体会

《难经》云："肾主液，入肝为泣，入心为汗，入脾为涎，入肺为涕，自入为唾。"明代儿科名医万全提出小儿肾常虚，肾在液为唾，为封藏之本，体现在气血、津液、二便等方面，封藏失职则涎水外溢。"肾者水脏，主津液"，肾阴的滋润宁静、肾阳的温煦推动，对涎水的敛藏和吞咽具有重要的调控作用。且肾藏元阴元阳，肾阳久虚必致脾阳虚，不能温化水液。本例患儿早产，入幼儿园后经常感冒生病，先天不足加上后天失养，故治疗宜益气、补肾、滋阴，方选玉屏风散合六味地黄汤加减。

附录一　口腔疾病常用方剂

一画

一贯煎（《柳州医话》）　北沙参　麦门冬　当归　生地黄　枸杞子　川楝子

二画

二陈汤（《太平惠民和剂局方》）　制半夏　陈皮　茯苓　甘草

二妙散（《丹溪心法》）　黄柏　苍术

八珍汤（《正体类要》）　人参　白术　茯苓　当归　川芎　白芍药　熟地黄　甘草

三画

三仁汤（《温病条辨》）　杏仁　滑石　白通草　白蔻仁　竹叶　厚朴　生薏苡仁　半夏

口腔愈疡冲剂（自拟方）　桃仁　红花　丹参　当归　生地黄　黄连　牡丹皮　黄芪　金银花　郁金　甘草

川芎茶调散（《太平惠民和剂局方》）　川芎　荆芥　白芷　羌活　甘草　细辛　防风　薄荷

大补阴丸（《丹溪心法》）　熟地黄　龟甲　黄柏　知母

大承气汤（《伤寒论》）　大黄　厚朴　枳实　芒硝

四画

六君子汤（《妇人良方》）　人参　白术　茯苓　甘草　陈皮　半夏

六味地黄丸（《小儿药证直诀》）　熟地黄　山茱萸　干山药　泽泻　牡丹皮　白茯苓

五味消毒饮（《医宗金鉴》）　金银花　野菊花　蒲公英　紫花地丁

紫背天葵

五苓散（《伤寒论》） 猪苓　茯苓　白术　泽泻　桂枝

贝母瓜蒌散（《医学心悟》） 贝母　瓜蒌　花粉　茯苓　橘红　桔梗

丹栀逍遥散（《妇人良方》） 当归　白芍　柴胡　茯苓　炒白术　牡丹皮　栀子　炙甘草

牛蒡解肌汤（《疮疡心得集》） 牛蒡子　薄荷　荆芥　连翘　山栀子　牡丹皮　石斛　玄参　夏枯草

丹玄口康含片（自拟方） 丹参　玄参　红花　白花蛇舌草　金银花　薄荷

双解通圣散（《医宗金鉴》） 防风　荆芥　当归　白芍　连翘　白术　川芎　薄荷　麻黄　栀子　黄芩　煅石膏　桔梗　甘草　滑石

天王补心丹（《校注妇人良方》） 人参　茯苓　玄参　丹参　桔梗　远志　当归　五味子　麦门冬　天门冬　柏子仁　酸枣仁　生地黄

升阳益胃汤（《内外伤辨惑论》） 黄芪　半夏　人参　炙甘草　独活　防风　白芍　羌活　橘皮　茯苓　柴胡　泽泻　白术　黄连

五画

平胃散（《太平惠民和剂局方》） 苍术　厚朴　陈皮　炒甘草

玉女煎（《景岳全书》） 石膏　熟地黄　麦门冬　知母　牛膝

玉屏风散（《究原方》） 防风　黄芪　白术

左归丸（《景岳全书》） 熟地黄　山药　枸杞子　山茱萸　菟丝子　鹿胶　龟胶　川牛膝

左归饮（《景岳全书》） 熟地黄　山药　枸杞子　炙甘草　茯苓　山茱萸

右归丸（《景岳全书》） 熟地黄　山药　山茱萸　枸杞子　鹿角胶　菟丝子　杜仲　当归　肉桂　制附子

龙胆泻肝汤（《医方集解》） 龙胆草　栀子　黄芩　泽泻　木通　车前子　当归　柴胡　生地黄　甘草

四君子汤（《太平惠民和剂局方》） 人参　白术　茯苓　甘草

四物汤（《太平惠民和剂局方》） 白芍　当归　熟地黄　川芎

四物消风饮（《外科证治全书》） 生地黄　赤芍　当归　川芎　荆芥

蝉蜕 薄荷 柴胡 黄芩 甘草

归脾汤（《济生方》） 白术 黄芪 茯神 人参 龙眼肉 酸枣仁 木香 炙甘草 当归 远志 生姜 大枣

仙方活命饮（《校注妇人良方》） 白芷 贝母 防风 赤芍 当归尾 甘草 皂角刺 穿山甲 天花粉 乳香 没药 金银花 陈皮

甘露饮（《普济方》） 黄芩 生地黄 天门冬 麦门冬 枇杷叶 茵陈 石斛 桔梗 甘草 枳壳

龙胆泻肝汤（《医方集解》） 龙胆草 栀子 黄芩 车前子 泽泻 木通 当归 生地黄 柴胡 甘草

白虎汤（《伤寒论》） 石膏 知母 粳米 炙甘草

白虎加桂枝汤（《金匮要略》） 知母 炙甘草 石膏 粳米 桂枝

失笑散（《太平惠民和剂局方》） 五灵脂 蒲黄

丹参饮（《时方歌括》） 丹参 檀香 砂仁

生脉散（《医学启源》） 人参 麦门冬 五味子

六画

托里消毒散（《外科正宗》） 人参 白术 甘草 当归 川芎 白芍 金银花 白芷 桔梗 黄芪 皂角刺 茯苓

导赤散（《小儿药证直诀》） 生地黄 木通 甘草 淡竹叶

导痰汤（《妇人良方》） 半夏 南星 枳实 茯苓 橘红 甘草 生姜

防风通圣散（《黄帝素问宣明论方》） 防风 连翘 麻黄 薄荷 荆芥 白术 栀子 川芎 当归 白芍 大黄 芒硝 石膏 黄芩 滑石 桔梗 甘草

竹叶石膏汤（《伤寒论》） 竹叶 石膏 半夏 麦门冬 人参 炙甘草 粳米

地黄饮子（《圣济总录》） 熟地黄 干地黄 巴戟天 山茱萸 石斛 肉苁蓉 附子 五味子 官桂 茯苓 麦门冬 石菖蒲 远志

当归补血汤（《内外伤辨惑论》） 黄芪 当归

七画

沙参麦冬汤（《温病条辨》） 沙参 玉竹 生甘草 冬桑叶 生扁豆

天花粉　麦门冬

补中益气汤（《脾胃论》）　黄芪　党参　白术　陈皮　炙甘草　当归　升麻　柴胡

补肾固齿方（自拟方）　知母　黄柏　熟地黄　生地黄　茯苓　泽泻　牡丹皮　骨碎补　补骨脂　藿香　甘草

补虚促愈方（自拟方）　生地黄　熟地黄　黄芪　白术　茯苓　当归　白芍　陈皮　白及　地骨皮　炙甘草

杞菊地黄汤（《医级》）　熟地黄　山茱萸　山药　茯苓　泽泻　牡丹皮　枸杞子　菊花

附桂八味丸（《金匮要略》）　附子　肉桂　熟地黄　山药　山茱萸　泽泻　牡丹皮　茯苓

麦门冬汤（《金匮要略》）　麦门冬　半夏　甘草　人参　粳米　大枣

启脾丸（《增补内经拾遗方论》）　人参　白术　茯苓　甘草　陈皮　山药　莲子　炒山楂　六神曲　炒麦芽　泽泻

扶正消毒饮（《中西医结合皮肤病学》）　黄芪　当归　野菊花　金银花　蒲公英　紫花地丁　连翘

八画

泻心导赤散（《小儿药证直诀》）　木通　生地黄　黄连　灯心草　甘草

泻黄散（《小儿药证直诀》）　藿香　栀子　石膏　甘草　防风

泻心汤（《圣济总录》）　石膏　芍药　葛根　黄芩　大黄　黄连

泄热败毒方（自拟方）　生石膏　黄芩　防风　藿香　金银花　竹叶　玄参　大黄　甘草

虎潜丸（《丹溪心法》）　黄柏　龟甲　知母　熟地黄　陈皮　白芍　锁阳　干姜　虎骨（犬骨代替）

知柏地黄丸（《医宗金鉴》）　山茱萸　山药　茯苓　泽泻　牡丹皮　熟地黄　知母　黄柏

参苓白术散（《太平惠民和剂局方》）　人参　茯苓　白术　山药　莲子肉　薏苡仁　缩砂仁　桔梗　白扁豆　甘草

八味肾气丸（《金匮要略》）　熟地黄　山药　山茱萸　茯苓　牡丹皮

泽泻　桂枝　制附子

九画

养血化斑方（自拟方）　生地黄　当归　白芍　柴胡　郁金　白鲜皮　牡丹皮　竹叶　蝉蜕　甘草

养血祛风方（自拟方）　当归　川芎　桃仁　红花　白芍　防风　蝉蜕　僵蚕　生地黄　桑叶　甘草

养阴清肺汤（《重楼玉钥》）　生地黄　麦门冬　甘草　玄参　贝母　牡丹皮　薄荷　炒白芍

养阴清热方（自拟方）　生地黄　熟地黄　麦门冬　石斛　黄柏　知母　白芍　牡丹皮　金银花　大青叶　甘草

牵正散（《杨世家藏方》）　白附子　僵蚕　全蝎

复元活血汤（《医学发明》）　柴胡　瓜蒌根　当归　红花　甘草　穿山甲　大黄　桃仁

香砂六君子汤（《医方集解》）　人参　白术　茯苓　甘草　陈皮　半夏　香附　砂仁

保和丸（《丹溪心法》）　山楂　六神曲　半夏　茯苓　陈皮　连翘　莱菔子

胃苓汤（《丹溪心法》）　甘草　茯苓　苍术　陈皮　白术　官桂　泽泻　猪苓　厚朴

荆防败毒散（《摄生众妙方》）　羌活　独活　柴胡　前胡　枳壳　茯苓　荆芥　防风　桔梗　川芎　甘草

茯苓丸（《全生指迷方》）　茯苓　黄芩　五味子　半夏　橘皮　桔梗

十画

消肿止痛方（自拟方）　金银花　蒲公英　紫花地丁　芙蓉叶　薄荷　紫草　冰片

凉膈散（《太平惠民和剂局方》）　大黄　芒硝　甘草　栀子　薄荷　黄芩　连翘　淡竹叶

益胃汤（《温病条辨》）　沙参　麦门冬　生地黄　玉竹　冰糖

桂枝汤（《伤寒论》）　桂枝　白芍　甘草　生姜　大枣

桃红四物汤（《医宗金鉴》）　桃仁　红花　生地黄　当归　赤芍

川芎

逍遥散（《太平惠民和剂局方》） 柴胡　当归　白芍　白术　茯苓　甘草　薄荷　煨姜

柴胡疏肝散（《景岳全书》） 柴胡　芍药　枳壳　陈皮　甘草　川芎　香附

健脾丸（《医方集解》） 人参　白术　陈皮　炒麦芽　山楂　枳实

桑杏汤（《温病条辨》） 桑叶　象贝母　香豉　栀皮　梨皮　杏仁　沙参

十一画

清心泄热方（自拟方） 黄芩　黄连　黄柏　生地黄　大青叶　山豆根　大黄　芒硝

清胃散（《兰室秘藏》） 黄连　升麻　生地黄　牡丹皮　当归

清胃汤（《医宗金鉴》） 石膏　黄芩　黄连　生地黄　牡丹皮　升麻

清热泻脾散（《医宗金鉴》） 栀子　石膏　黄连　生地黄　茯苓　灯心草

清热解毒方（自拟方） 金银花　野菊花　蒲公英　紫花地丁　连翘　黄芩　大青叶　牡丹皮　防风　淡竹叶　甘草

清脾除湿饮（《医宗金鉴》） 赤茯苓　炒白术　炒苍术　黄芩　生地黄　麦门冬　栀子　泽泻　甘草　连翘　茵陈　枳壳　玄明粉

清瘟败毒饮（《疫疹一得》） 石膏　生地黄　水牛角　栀子　桔梗　黄芩　知母　赤芍　玄参　连翘　竹叶　甘草　牡丹皮　黄连

银翘散（《温病条辨》） 金银花　连翘　淡豆豉　牛蒡子　甘草　桔梗　薄荷　淡竹叶　荆芥穗　鲜芦根

黄连解毒汤（《外台秘要》） 黄连　黄芩　黄柏　栀子

理中汤（《伤寒论》） 人参　干姜　炙甘草　白术

十二画及以上

普济消毒饮（《东垣试效方》） 黄芩　黄连　陈皮　甘草　玄参　柴胡　桔梗　连翘　板蓝根　马勃　牛蒡子　薄荷　僵蚕　升麻

疏风清热方（自拟方） 金银花　连翘　黄芩　生地黄　薄荷　麦门冬　桑叶　白术　土茯苓　牛蒡子　甘草

解毒利咽方（自拟方）　金银花　连翘　生地黄　柴胡　桔梗　牛蒡子　射干　板蓝根　蒲公英　桑叶　甘草

增液汤（《温病条辨》）　玄参　麦门冬　生地黄

燥湿化浊方（自拟方）　法半夏　陈皮　茯苓　藿香　佩兰　厚朴　神曲　薄荷　甘草

藿朴夏苓汤（《医原》）　藿香　川厚朴　姜半夏　赤苓　杏仁　薏苡仁　白蔻仁　猪苓　淡豆豉　泽泻　通草

蠲痹汤（《百一选方》）　黄芪　姜黄　甘草　防风　羌活　当归　赤芍

附录二　患者感谢信

湖南中医药大学附属第一医院：

我叫范继明，是一名口腔肿瘤患者。今年11月12日来贵院口腔科李元聪教授处就诊。

说实话，来贵院之前，我就去过两家大医院，人家一检查就是要切片……

我对口腔肿瘤心存恐惧。我妹夫59岁，抗越老兵，口腔肿瘤去了大医院，一切片，一开刀，没说过一句完整的话，没吃过一顿像样的饭，颈部烧得黑黑的，头肿得很大，不到10个月就死了，他死得很惨。

来到贵院，李元聪教授亲切地为我诊视，他说他72岁，比我还小1岁。我向他说了我不愿切片、开刀的原因，李元聪教授安慰我后，并开了20剂中药。

回家后，我按李元聪教授的吩咐吃了20剂中药。这20天我过得很好，吃喝正常，病况稍有缓解。我很高兴，心里充满了感激之情，我今年七十有三，一生还有多少个20天呢？

为了表达感激之情，我第二次就诊时就备了个1000元的小红包，趁上厕所没有他人看到的机会，塞到李元聪教授手里。

回到诊室，李元聪教授把钱塞给我女儿（我女儿也是学医的）。他说，治病救人是我们医生的责任，你们的心情我理解，但红包是绝对不能收的。

李元聪教授从抽屉里拿出他的名片递给我，说有什么新情况可以给他打电话。

我很感动，给李元聪教授深深地鞠了一躬。

有人说，在市场经济条件下，金钱至上，世风日下。在李元聪教授这里，我看到了他的高尚品德和人格魅力，医者仁心，宅心仁厚。他发扬中医药学的传统美德，在我们患者心中树起了一面高高的旗帜。

我感谢李元聪教授。

感谢湖南中医药大学和第一附属医院，因为只有这片丰厚的沃土，才能长出参天大树；医院有良好的医德医风，才能培养出这样品德高尚的济世良医。

此致

敬礼

范继明

2022 年 12 月 28 日